普通高等学校医学人文教育教材

# 医学生医患沟通教程

## （第2版）

主　　审　王锦帆

主　　编　刘江华　贺　军

副 主 编　唐惠芳　陈国栋　刘幼硕

编　　者（以姓氏笔画为序）

| | |
|---|---|
| 朱　艳（南华大学） | 郑　军（南华大学） |
| 刘　进（四川大学） | 郑爱明（南京医科大学） |
| 刘幼硕（中南大学） | 赵　衡（南华大学） |
| 刘江华（南华大学） | 胡红娟（南华大学） |
| 刘志军（南华大学） | 禹正杨（南华大学） |
| 阳智波（南华大学） | 贺　军（南华大学） |
| 李君君（南华大学） | 唐志晗（南华大学） |
| 李勇坚（南华大学） | 唐惠芳（南华大学） |
| 吴　洁（南华大学） | 彭忠田（南华大学） |
| 吴　静（中南大学） | 曾　国（南华大学） |
| 陈志伟（南华大学） | 曾国华（广州医科大学） |
| 陈国栋（南华大学） | 戴小明（南华大学） |

编写秘书　李骄阳（南华大学）

U0244360

人民卫生出版社

·北　京·

**图书在版编目（CIP）数据**

医学生医患沟通教程 / 刘江华，贺军主编. —2 版
. — 北京：人民卫生出版社，2021.7
ISBN 978-7-117-31805-1

Ⅰ. ①医… Ⅱ. ①刘… ②贺… Ⅲ. ①医药卫生人员
-人际关系学-医学院校-教材 Ⅳ. ①R192

中国版本图书馆 CIP 数据核字(2021)第 138455 号

| | | |
|---|---|---|
| 人卫智网 | www.ipmph.com | 医学教育、学术、考试、健康，<br>购书智慧智能综合服务平台 |
| 人卫官网 | www.pmph.com | 人卫官方资讯发布平台 |

## 医学生医患沟通教程
Yixuesheng Yihuan Goutong Jiaocheng
### 第 2 版

主　　编：刘江华　贺　军
出版发行：人民卫生出版社（中继线 010-59780011）
地　　址：北京市朝阳区潘家园南里 19 号
邮　　编：100021
E - mail：pmph @ pmph.com
购书热线：010-59787592　010-59787584　010-65264830
印　　刷：廊坊一二〇六印刷厂
经　　销：新华书店
开　　本：787×1092　1/16　　印张：13
字　　数：308 千字
版　　次：2010 年 4 月第 1 版　　2021 年 7 月第 2 版
印　　次：2021 年 9 月第 1 次印刷
标准书号：ISBN 978-7-117-31805-1
定　　价：39.00 元

打击盗版举报电话：**010-59787491　E-mail：WQ @ pmph.com**
质量问题联系电话：**010-59787234　E-mail：zhiliang @ pmph.com**

# 前　言

　　随着医学模式由单纯生物模式向生物-心理-社会模式的快速转变，人们希望在医疗活动中获得以人为本的人性化服务的愿望越来越强烈。"以患者为中心"实施医患沟通，是各级医疗机构在适应当今社会经济快速发展过程中形成的全新服务模式。有效的医患沟通可提高患者的满意度，增加其对医疗的理解及对医嘱的遵从，增强其战胜疾病的信心，也可使许多医疗纠纷得以化解或者消除在萌芽之中。医学生具备交流沟通技能是全球医学教育基本要求之一，也是医学生在即将从事的医疗活动中赢得患者的信任和理解、取得配合、改善医疗效果与提高医疗服务质量的基本条件。西方国家的医学院非常重视培养医学生的医患沟通能力，普遍通过开设医患沟通系列课程，以传授相关的知识与技能。而在我国，医患沟通技能教育工作才刚起步，尚未作为一门必修课程在医学院校普遍开设。部分院校开设的课程，医患沟通内容比较简单，重点不突出，临床应用性不强，以致医学生进入临床后沟通技能不足，不能适应复杂医患关系处理之所需。因此，很有必要编写一本适合医学院校易教易学的教程，以便对医学生进行系统、规范的医患沟通教育。因此，南华大学在国内较早编写了人文素质教育系列丛书，尤其是《医学生医患沟通教程》的出版获得了很好的评价。但随着执业医师资格考试大纲的更新及国家医学教育最新标准的颁布，为了更好地适应临床医学认证的要求，我们对第 1 版进行了全面的修订。

　　本书主要定位于医学院校临床医学专业的医学生，系统介绍了临床医患沟通的技巧与方法，本版较第 1 版更加突出了以下三个基本要求：内容适用、形式灵活、学生获益，并具有三个显著的特色：一是针对性明确（适用于医学生，每章具体内容得到较好体现）；二是适用性强（医学生学习后能应用，对见习、实习有帮助）；三是覆盖面广（修订后包含了现实各类医患沟通内容）。全书共分为十章，相较第 1 版增加了医疗保险制度方面医患沟通的内容；增加了有关医疗局限性、不可治愈情形下的沟通；增加了出院后随访沟通（康复、临终关怀）；增加了健康教育沟通；增加了老年护理沟通；增加了利用现代化手段信息化、网络化沟通；更新了医患沟通案例及解析；创新性地增加了第十章"医患沟通效果的评价"。同时各章节均加入国内外最新相关知识及进展，包括最新理念、制度、方法、技巧；为适应留学生教育，每章节末增加了英文摘要；对每章新增了思考题，以帮助学生深入理解与领会，提高自主学习的能力。

　　本书是在人民卫生出版社的组织与指导下完成的。参与该书编写的作者均是在临床一线工作的具有博士或硕士学位的高年资临床医师。他们不仅理论基础扎实，而且具有丰富的临床医患沟通实践经验。相信本书会对医学生临床医患沟通能力的提高有所裨益，有效避免医患矛盾的发生及提高医疗服务的质量。

　　本书虽几经修改，但由于时间和编写经验有限，书中难免仍有欠妥之处。为了不断改进和完善，我们恳切希望广大读者批评指正。

　　本书的编写得到全国教育科学"十三五"规划课题（批准号：BIA170177）的大力支持，一并致谢！

刘江华　贺　军<br>2021 年 8 月

# 目　录

# 第一章　医患沟通的概述

## 第一节　医患沟通的概念

### 一、人际关系与医患关系

**(一)人际关系**

1. 人际关系的概述　　人际关系(interpersonal relationship)是人们在社会交往实践中形成和发展起来的人与人之间相互依存和相互联系的社会关系。人际关系的本质是人与人之间相互吸引与排拒的心理关系,它反映了个体或群体满足其社会需要的心理状态,它的发展变化取决于交往双方社会需要满足的程度。人际关系以情感为纽带、以需要为基础、以交往为手段、以自我暴露为标志逐渐加深。

人际关系的主要内容包括物质关系和精神关系。物质关系是指针对生产劳动、产品交换、生活互助所发生的交往关系;精神关系是指针对思想、感情、语言交流所发生的交往关系。在现代社会中,物质关系和精神关系相互关联,密不可分。

2. 人际关系的分类　　现代社会人际关系错综复杂。根据不同的分类标准和方法,人际关系的类型可以有不同的划分,根据人际交往的内容来划分的如师生关系、同事关系、买卖关系等;根据交往的主体情况来划分的如个人与个人的关系、个人与群体的关系、群体与群体的关系等;根据人们对人际交往的需求不同来划分的如情感需求关系、经济需求关系等。这里主要介绍根据人际关系联结的纽带来划分的人际关系的基本类型。

(1)血缘关系:是指以婚姻或生育产生的、以血缘关系为基础而形成的社会关系,包括直系亲属关系以及由直系亲属派生的其他亲属关系。直系亲属一般包括四代,如祖父母、父母、兄弟姐妹、子女等;其他亲属关系包括叔、舅、姑、姨、侄、甥等。血缘关系是人先天的与生俱来的关系,在人类社会产生之初就已存在,是最早形成的一种社会关系。

(2)地缘关系:是指以地理位置为联结纽带,由于在一定的地理范围内共同生产、生活而相互交往产生的人际关系,如同国、同省、同市、同县、同乡等。在同一个地方生活的人往往有相似的地方性的生活习惯、文化、风俗、方言等。在离开本土范围后,有着地缘关系的人可以"老乡"身份相互联系,重新建立新的人际关系。

(3)业缘关系:是指以职业、行业、专业或事业为纽带而结成的人际关系,如行业内部的上下级关系、同事、同级关系,行业之间的合作关系、伙伴关系、竞争关系、制约关系等。业缘关系不是与人类社会一起产生的,而是在血缘和地缘关系的基础之上由人们广泛的社会分工形成的复杂的社会关系。在人类社会历史上,几次大的分工促进了经济的发展,也促进了业缘关系的发展。随着人类社会发展节奏的加快和分工的细密,不同行业人们的业缘关系更趋复杂。现代社会中人与人的交往,占支配地位的是这种以职业为纽带的业缘关系。

(4)趣缘关系:是指人们在社会生活中由于情趣相投而相互交往,进而建立的人际关系。随着社会经济的不断发展,人们在满足基本物质生活需求的基础上产生了越来越多的精神需求,趣缘关系的建立满足了人们的这种精神需要,如游戏伙伴关系、舞伴关系、棋友关系、牌友关系、驴友关系等。趣缘关系的特点是结构松散,交往活动时间分散,一般在节假日、周末或其他闲暇时间进行。因趣缘关系进行的各种娱乐性活动对于保持人们的身心健康、增进彼此友情具有重要意义。

(5)网缘关系:是指通过网络虚拟空间建立的新型人际关系。随着互联网的广泛普及和虚拟空间的发展,网络社会对人们现实生活的影响越来越广泛,网缘关系已成为人们与网络社会联系的纽带。健康友好的网络人际关系有利于提高个体的素质和促进个体的发展。但是,由于网络交往双方主要是通过网络语言和符号传递信息,一般不发生直接的、面对面的接触,因此人与人之间很难建立亲密的、真诚的人际关系;同时在网络交往中,现实中的法律道德约束力较弱,可能接触到不良医疗信息、观念和事件,从而对个体带来负面影响。

**(二)医患关系**

1. 医方(医者)　狭义的医方指医务人员,也就是经过卫生行政机关批准或承认取得相应资格的各级、各类卫生技术人员,包括医疗防疫人员、护理人员、管理人员、检验人员等。广义的医方不仅指医务人员,还包括医院、医疗机构和其他医疗管理部门。本文使用的概念为狭义的医方概念。

2. 患方(患者)　狭义的患方指患者本人,也就是直接接受医院检查治疗的人。广义的患方不仅指患者本人,还包括患者的直系亲属、近亲属、代理监护人以及患者所属的单位、组织或保险机构。本文使用的概念为广义的患方概念。

3. 医患关系(doctor-patient relationship)　是一种特殊的业缘关系,是指医方与患方之间的关系,是医务工作者为消除患者疾病、促进患者健康而建立起来的一种特殊人际关系。它以医疗职业行为为基础、医疗职业道德为核心、相关法律法规制度为准绳。医患关系分为技术性和非技术性两个方面。技术方面是指医患双方产生的与疾病诊治、预防本身有关的相互关系,非技术性方面是指医患双方在彼此交往中的社会、心理、伦理、道德、法律等方面的关系。医患关系既是伦理道德关系,也是一种法律关系,它涵盖了患者就医时所形成的医患双方的权益和义务。

(1)医患关系是一种伦理关系:医患关系是指在医学实践活动中,医方与患方建立的一种特殊的人际关系。患方要求医方治疗疾病、获得健康,在知情同意的前提下配合医方的诊治方案并支付医疗费用;医方为了挽救患者生命、解除患者病痛,在患方知情同意的前提下对患者进行诊断和治疗。医学活动的全过程,既贯穿着诊疗技术的实施和效果,又包含着医患双方的心理活动及伦理道德。患者出于对医方的信任和尊重,把自己的生命健康交付给医方,希望由其帮助自己恢复健康;另一方面,医方也信任和尊重患者,相信患者是出于对医生的信任和尊重才来就医,并且对病情的诉说是真实的,是能够配合医疗的,同时对于患者的疾病充满同情和仁爱之心。所以,医患之间是一种以信任为基础、充满仁爱的和谐关系。

（2）医患关系是一种法律关系：医患关系是医患双方两个平等主体之间的关系，其共同的客体是疾病和健康。医患两个主体之间所产生的医疗服务与被服务，是医患双方对医疗问题达成的一种约定，带有契约的性质。医方依照医疗程序和法律规定对患者进行医疗行为并遵循相应的医疗道德，患方尊重医方的劳动并按照相关规定支付相应的医疗费用，因此，医患关系是一种法律关系。

随着法制社会的建立和完善，现代的医患关系越来越依赖法律的调节力量，有越来越多的医患交往中的细节被纳入了法律规约的范畴。目前，我国调整医疗行为的法律法规很多都带有公法的性质。《中华人民共和国执业医师法》规定："医师应当具备良好的职业道德和医疗执业水平，发扬人道主义精神，履行防病治病、救死扶伤、保护人民健康的神圣职责。"这就是从公法的角度规定了医师应具备的职业道德。《中华人民共和国执业医师法》还从许多方面规定了医师违反职业道德的法律责任。

医患关系的法律性质存在几种主要的学说。①医患双方具体平等的法律地位，医患关系属于民事法律关系。这是目前法律界对医患关系的主流认识，目前中国的医患诉讼中主要依据的也是民事法律。②医患关系属于消费者与服务者的关系，故也能属于消费法律关系的适用范围，但医患服务不同于简单的消费行为，故不能完全用消费法律来评判。③在中国公立医疗机构提供的医疗服务实质是在履行政府的职责，即行政法律关系，但只适用于卫生行政部门，医师的诊疗行为并不在其中。④随着中国医保范围逐渐面向每一个普通民众，医患关系与社保机构及社会保障法律体系也密切相关。

医患关系的法律性质还体现在医方的医疗行为有时带有强制性，强制性包括对医方和患方的强制。对医方的强制性行为包括：①医生不能因为患者无力支付医疗费而拒绝对患者的治疗；②医方在任何情况下无权拒绝患者的治疗要求，如患者病情超出医生的专业或治疗能力，医生应指示患者转诊；③《中华人民共和国执业医师法》和《突发公共卫生事件应急条例》规定在发生严重威胁人民生命健康的紧急情况时，医师应当服从县级以上人民政府卫生行政部门的调遣。上述规定是公法赋予医生的公共职责，医方在行使以上行为时和患者的关系是一种行政法律关系。医方的医疗行为对患方的强制主要体现在对特殊患者的强制性治疗，如《中华人民共和国传染病防治法》规定了医生对甲类传染病或疑似传染病的患者必须实行强制性治疗和强制性隔离。

## 二、人际沟通与医患沟通

### （一）人际沟通

1. 人际沟通的概述　　人际沟通（interpersonal communication）是信息、思想和情感在个人之间或者群体间传递的过程或行为，通过人与人之间、人与群体之间思想与感情的传递和反馈，以达成思想一致和感情通畅的状态，并形成共同协议。人际沟通包括三个要素：沟通的明确目标；达成共同的协议；沟通的信息、思想和情感。只有三方面的要素均具备，才能达到有效沟通。

2. 人际沟通的方式　　根据信息载体的不同，人际沟通可分为语言沟通和非语言沟通。

语言沟通是最直接、最广泛使用的一种表达和沟通方式，通过口头语言和书面语言的形式进行交流。非语言沟通通过动作、表情和目光等形式，利用空间、声音和触觉等方式产生，可以伴随着语言沟通而发生，内容包括面部表情、眼神、运动、身体姿态、语调语速、步态、抚摸及人与人之间的位置以及距离等。语言沟通着重沟通的信息，非语言沟通更善于沟通的是人与人之间的思想和情感。

**（二）医患沟通**

1. 医患沟通的概述 医患沟通（doctor-patient communication）是一种特殊的人际沟通，包括广义和狭义的医患沟通。医患沟通属于人际沟通的范围，但医患之间的关系比较特殊，医患之间的沟通也有相应的特定内容和形式及目的，遵循的原则也与普通人际沟通有所不同，沟通的效果常常也受到情感和技能的影响。

广义的医患沟通是指各类医务工作者、卫生管理人员、医疗卫生机构和医学教育工作者围绕医疗卫生和健康服务的法律法规、政策制度、道德与规范、医疗技术与服务标准以及医学人才培养等方面，以非诊疗服务的各种方式与社会各界进行的沟通交流，如制定新的医疗卫生政策、修订医疗技术与服务标准、公开处理个案和健康教育等。广义的医患沟通可产生巨大的社会效益和长久的现实意义，它不仅有利于医患双方个体的信任合作及关系融洽，更重要的是它能推动医学发展和社会进步。

狭义的医患沟通是指在医疗卫生和保健过程中，医务人员用语言、行为和神态等方法与患者进行信息交流、思想交流和情感交流，医患双方围绕疾病的诊疗、健康教育及相关因素等主题，以医方为主导，通过多种方式和多种途径的全方位的交流，科学指引诊疗患者疾病，使医患双方达成共识并建立信任合作的关系，共同达成维护人类健康、促进医学发展和社会进步的目的。通过有效的医患沟通，可以提高诊疗技术与人文服务水平，取得患者和社会的信任与合作，促进医学事业与社会文明进步和发展。本文中的医患沟通是指狭义的医患沟通。

医患沟通作为一种特殊的人际沟通，主要由医患沟通信息的特殊性决定。医患沟通内涵的信息不仅仅是患者的疾病信息、医者的诊疗信息和相应的健康教育，还包括与之相关的法律规章、情感意志、文化背景、价值信念、道德伦理、经济利益、文化习俗和社会心理等，这些复杂的信息共同组成了医患沟通既具有专业特点又具有人际个性的信息特点，并通过语言、行为及环境以多途径多形式进行传递。

2. 医患沟通的方式 医患沟通的方式可分为语言沟通和非语言沟通，两者相互配合，达到最佳的沟通效果。

（1）语言沟通（verbal communication）：包括口头语言和书面语言。口头语言是最基本、发生频率最高的医患交流方式，包括礼貌性语言、告知性语言、安慰性语言、解释性语言、鼓励性语言、暗示性语言、保密性语言和模糊性语言等；书面语言是临床医疗过程中以书面形式记录病情、诊断和处置意见的专业语言，可作为医患沟通的形式和法律依据，包括知情同意书、病重及病危通知书等。

（2）非语言沟通（nonverbal communication）：包括静态非语言沟通和动态非语言沟通。静态非语言沟通包括医生的容貌修饰、衣着打扮、风度仪表和精神状态等；动态非语言沟通包括医生动作、手势、眼神、体态和面部表情等。医患沟通中非语言沟通形式具有特殊意义，对于语言沟通有重要的补充作用，有利于提高沟通的效果甚至起到语言沟通所不能达到的效果。当患者患病使语言交往受到限制的时候，非语言沟通是唯一重要的表达方式。

3. 医患沟通的类型 医患沟通按不同的分类标准可以分成不同的类型，以下进行具体介绍。

（1）按沟通符号分类：医患沟通按沟通符号分类分为语言沟通和非语言沟通。

语言沟通是人们运用语言符号进行信息交流，传递思想、情感、观念和态度，达到沟通目的的过程。语言沟通是医患沟通中最重要的一种形式，大多数的信息编码都是通过语言进行的。按沟通所使用的语言方式又分成三类。

1）口头沟通（oral communication）：指采用口头语言进行的信息传递。在面对面的沟通中，人们多数采用口头沟通的方式。临床医患沟通的口头沟通表现为医师与患方进行病情解释及相关信息传达。口头沟通的优点：信息发送者与信息接收者当面接触，有亲切感，并可运用体语、手势、表情和语气、语调等增强沟通的效果，使信息接收者能更好地理解、接收所沟通的信息。口头沟通的缺点：沟通范围有限；沟通过程受时间限制，对信息传递者的口头表达能力要求比较高。

2）书面沟通（written communication）：指采用书面文字形式的沟通，如病历、知情同意书等。在间接沟通过程中，书面语言用得比较多，在临床中可表现为对患者进行书面形式的宣教等。书面沟通的优点：严肃、准确、权威、不易歪曲；信息接收者可反复阅读；不受时空条件的限制，便于保留，所以沟通的信息不容易造成失误，沟通的准确性和持久性都较高；同时，由于人们通过阅读接收信息的速度通常高于通过听讲接收信息的速度，因而在单位时间内书面语言沟通的效率会较高。书面沟通的缺点：书面语言沟通往往缺乏信息提供者的背景资料，所以对靶目标的影响力不如口头沟通高，应变性较差，只能适应单向沟通。

3）书面口头混合沟通：指在沟通中既有书面信息，又有口头沟通，以使信息接收者理解和接收。书面口头混合沟通具有书面、口头两种沟通方式，兼顾了口头沟通与书面沟通的优点，不足之处是沟通人需具有较高掌控能力，书面口头混合沟通是目前医疗环境下最常见的一种医患沟通模式。

非语言沟通是指不使用词语，而以人体行为作为载体，即通过人的目光、表情、动作、空间距离，还包括发型、肌肤、体态、音质、音色等非语言信息作为沟通媒介进行交流信息和沟通的过程。非语言沟通具有广泛性、沟通性、模糊性、持续性、隐喻性等特点，在沟通达到的效果中占有重要地位。语言沟通在沟通中虽然有方向性及规定性的作用，而非语言沟通才能反映出人的思想及情感。美国心理学家认为，整体喜欢的程度＝55％肢体语言＋38％语调声色＋7％语言内涵。在临床医患沟通中，非语言沟通具有表达情感、验证语言信息、显示关系的作用。

非语言沟通的类型主要有以下几种：

1）表情（expression）：学会辨认表情所流露的真情实感，是人类社会化过程的主要内容，医生可以通过患者的表情来阅读患者的心理。

2）眼行为（eye behavior）：临床查房时，医务人员首先应环顾整个病房，继而与患者作短暂眼神交流，使每位患者都感到被关心、重视，从而愿意接受询问和检查。

3）身体语言（body language）或身体动作（body movement）：在临床工作中，医师可采用身体姿势或身体动作与别人交流信息、传达情感。一个搀扶动作，一个轻拍肩膀的鼓励，一套动作轻柔、标准有序的检查手法，都会拉近与患者的距离，增进与患者的感情。

　　4）服饰（clothing）：从服装的质地、款式、新旧上往往可以看出一个人的身份、地位、经济条件、职业方向和审美品位等，这说明服饰可以为沟通者传达信息，也可以起到交流的作用。对服饰的了解有利于医务人员更加全面地了解患者，这也适应生物-心理-社会医学模式的要求。

　　5）讲话风格（speaking style）：有声语言包括许多社会符号，它在沟通过程中起着重要作用。它告诉我们在什么背景下什么人在对什么人说什么。因此，对于不同文化、社会地位或者不同年龄的患者，要求医师使用不同的讲话风格，以达到良好的沟通效果。

　　6）人际空间（interpersonal space）：人与人之间的距离也是表露人际关系的语言，能传递大量的情感信息。人际空间传达的意义也具有文化特色，受环境的限制，有的民族喜欢双方保持近距离，而另一些民族则与之相反。在门诊，常常看到这样的情境：患者坐下后，一般都会下意识地把椅子向医生所在的方向移一下。这个动作传递出来的信息很明显，渴望得到帮助和抚慰。

　　（2）按沟通渠道分类：医患沟通按沟通渠道分为正式沟通和非正式沟通。

　　1）正式沟通：是一种通过正式的程序或组织所规定的正式渠道进行的沟通，是沟通的一种主要形式。其优点为沟通信息量大，具有权威性；沟通效果好、严肃可靠、约束力强、易于保密。正式沟通的缺点是速度一般较慢。在临床医疗中各种知情同意书的签订过程属于正式沟通。

　　2）非正式沟通：是指不受正式组织约束的组织成员之间的信息沟通渠道。非正式沟通的优点：沟通方便、内容广泛、方式灵活、沟通速度快、可用以传播一些不便正式沟通的信息；而且，由于非正式沟通比较容易把真实的思想、情绪、动机表露出来，因而能提供一些正式沟通中难以获得的信息。非正式沟通的缺点：沟通比较难以控制，传递的信息往往不确切，易于失真、曲解，受沟通者表达能力的限制。在临床工作中应注意防止和克服非正式沟通消极的一面，以达到更好的沟通效果。在临床工作中医师对患者的病情介绍、口头的嘱托等大多采用非正式沟通。

　　（3）按沟通目的分类：医患沟通按沟通目的分为征询性沟通、告知性沟通与说服性沟通。

　　1）征询性沟通：是指以获得期待的信息为目标的沟通，一般通过提问的方式进行。医患之间征询性沟通的主要表现形式是评估性交谈，即医师收集患者相关信息的过程。医师通过征询性沟通可以获得患者的既往健康问题、家族史，患者目前的健康、精神、心理状况，患者住院的主要原因和对医师的主要需求，患者的日常生活方式和自理能力等信息。这些信息的获得可以为医师明确诊断和制订治疗方案提供可靠的依据。

　　2）告知性沟通：是指以告知对方自己的意见为目标的沟通，通常采用语言沟通的方式。医师可以通过告知性沟通方式为患者提供信息，如进行自我介绍、病情介绍、医院环境、规章制度介绍等。

　　3）说服性沟通：是指以改变对方态度为目标的沟通，主要采用说理的方式进行。因说服性沟通是以改变他人的观点、态度、思想、情感为目的的，而不是简单的信息传递过程，因此难度较大。医患之间的说服性沟通常以指导性交谈的形式出现，即由医师（指导者）向患者（被指导者）指出健康问题的原因，提出解决问题的方法，患者采取有利于健康的行为方式。临床上常见的说服性沟通还有规劝、批评和调解等形式。

4. 达到医患双方均满意的沟通的方式　以肾病综合征为例，介绍使双方都满意的沟通的方式。

（1）了解患者目前的心理状态：了解患者的心理状态是实现医患沟通的重要基础。如肾病综合征患者具有以下心理特点：①多虑、恐惧：当肾病综合征患者第一次被确诊，或已经怀疑为肾病综合征时，由于其心理应激引起的矛盾冲突容易产生焦虑、恐惧、绝望、束手无策的情绪。②自卑、敏感：肾病综合征患者需长期服用激素药物。当激素药物引起体态变化时，患者常怕别人瞧不起自己，自尊心受到挫折，自我价值感丧失，会变得心情沮丧，因此对周围的事物也特别敏感，对别人的好言相劝有时将信将疑，既渴望了解肾病综合征的有关信息，又对听到的一些解释抱有怀疑，甚至曲解别人的意思。③害怕、孤独：患者对"肾病综合征"这一病症了解较少，当知道自己患病后会有各种各样的害怕心理，害怕死亡，害怕孤独或与亲人分离，害怕给别人增加负担，害怕丧失功能或失去自我控制，甚至害怕看病，害怕各种治疗对自己不利，担心别人会远离自己，害怕受到冷落，有孤独感，期盼亲人陪伴，总担心自己病情会加重，无法治好。④依赖：某些肾病综合征患者容易产生自卑和依赖心理，患病后得到周围亲人和同事的照顾成为人们关心帮助的中心，自己也会有意无意地变得软弱无力，对事、物无主见，对自己日常行为和生活管理的自信心不足，被动性增加，事事都要依赖别人，行为变得幼稚。

（2）采用适当的沟通方法

1）通过事务性沟通让患者了解病情：医师通过主动沟通使患者了解肾病综合征发生、发展及防治的有关知识及变化规律，告知肾病综合征是可以通过自己的努力和中西药物等各种治疗措施而得到控制的，甚至可以完全缓解、延长生存期，不良的心理状态可使病情加重，不利于肾病综合征的治疗与恢复，从而使患者树立战胜肾病综合征的信心。

2）通过情感性沟通树立战胜疾病的良好心理状态：在让患者充分了解肾病综合征知识的前提下，鼓励患者以一种积极向上的态度面对疾病，使患者主动配合治疗，对治疗充满信心，心情开朗，保持心理上的平静和情绪上的稳定，避免患者对肾病综合征的治疗丧失信心，出现焦虑、悲观情绪。鼓励患者主动自我调整情绪，增加自己的兴趣，使生活丰富多彩，对人生充满信心和力量，解除患者的自卑与依赖性。同时，了解肾病综合征患者的生活环境、受教育程度、从事职业以及人格、性格的不同特点，掌握患者的心理变化，在精神上给予同情，循循善诱，耐心疏导，与患者通过交谈进行感情沟通，建立友谊，以解除患者的孤独和相互之间的陌生感，使患者保持良好的心态。体察患者的心理需要，耐心听取患者的评说，了解患者形体上的痛苦，满足患者的合理要求。

3）达到共鸣性沟通：在长期的治疗过程中，患者通过学习肾病综合征的病因、发病机制、临床表现、并发症、治疗方法、护理方法及饮食疗养等卫生知识，能够理解医师的治疗方案并能够接受药物治疗带来的副作用。医生的治疗可以依靠患者自身的主导作用，任其自由地表达对事物的想法、观点和感受，不干涉、打断和控制其表达，并表现出对其行为的理解、同情，患者会感到自己是自由、安全、被认可的，从而使其信心和责任感得到增强，并发现自身问题，进行心理调节，自我克服和自我改善，主动与医生探讨治疗效果，协商治疗方案，医患达到沟通的共鸣状态，从而取得理想的治疗效果。

5. 医患沟通的内容  医患关系可分为既有区别又有联系的两个方面，即医患间的技术关系和非技术关系。与此相对应地，医患沟通可以分为技术沟通和非技术沟通。对于营建和谐的医患关系来说，这两方面的沟通缺一不可。

（1）医患沟通中的技术沟通：在技术沟通中，医方需要向患者及家属提供的主要信息包括患者目前的病情（包括疾病名称、诊断依据、疾病性质、严重程度、检查结果等）；准备实施的检查、治疗措施（包括检查项目、治疗目的、治疗效果、可供选择的治疗方案，各种方案的利、弊，可能的并发症、风险、副作用及不良后果，所需费用等）；患者拒绝治疗或者检查时可能导致的不良后果；在医疗单位不具备治疗条件、设备或者技术水平达不到、治疗效果不理想的情况下，医师有转诊的告知义务。以上告知及沟通必要时均应以知情同意书形式签订，以保障医患双方的利益。同时，患者也需要向医方提供其疾病的相关信息，包括患者的病情主诉（如症状，既往检查结果、治疗方案和诊疗效果）；心理感受和情绪状态；对疾病和治疗相关医学知识的了解；对健康教育和疾病预防的了解；家庭情况、经济状况、文化习俗和对疾病结果的期望等。

良好的技术沟通对病史的采集、诊断的确立、检查的进行以及疗效的提高起着重要作用。对医方来说，医患沟通不仅有助于医生了解患者病情从而正确诊断和治疗，而且能够了解广大患者的需要，不断完善医方的服务项目、提高服务质量与增进服务水平；对患方来说，医患沟通能够促进患者更全面真实地反映病情，在医生的帮助下作出医疗决定，还可促进患者对医方的了解，正确地选择医院和医生。

医学具有很强的专业性，医务人员在履行对患者的告知义务时，必须力求通俗易懂，以便患者能够理解并配合医生的工作。同时，由于情感对医患沟通的信息有筛选、加工甚至误导的作用，为了达到对疾病准确诊断、正确治疗的目的，医生在技术性沟通中应当"去情感、去情绪"，对患者保持适当的情感中立。例如，医生手术后常嘱咐患者什么时候才能进食、提前进食可能造成哪些严重后果，这时不能由于考虑患者饥饿带来的不适而准许患者的进食行为，以避免严重后果的发生。

（2）医患沟通中的非技术沟通：非技术沟通包括与患者的伤病信息和医者的诊疗信息相关的价值信念、伦理观念、经济利益、法律规章、文化习俗和情感意志等。

在医患之间的非技术沟通中，医方应该了解患方的心理个性、康复期望、经济情况和文化习俗，给予患者真诚的关怀和爱护，努力争取患方的信任和配合；患方应该提供自身相关信息包括家庭情况、经济情况、文化背景、对疾病的期望和自身心理等，并积极乐观地配合医师诊疗。

良好的非技术沟通有利于患者对诊疗的合作。当患者感觉到医务人员了解他、关心他、照顾他，并以最佳方案为他治疗时，他会很快摆脱孤独和无助感，感到有希望、有信心，情绪稳定，并且能愉快主动地配合治疗；而当患者感觉医护人员态度冷淡、语言冷漠、诊断治疗草率，可能会丧失信心、精神萎靡，不遵从医嘱甚至拒绝治疗而引起病情恶化。

良好的非技术沟通还有利于患者保持积极的心态，积极的心态本身就有助于患者的康复，所以美国塔夫特大学医学院在新医师誓言中指出："我将牢记医学与科学均包括技艺，对患者的热情、同情及理解有时比外科及内科药物的作用更大。"患者对医务人员的尊重、医务人员对患者的信任有助于医疗活动的展开；而患者的康复又能给医务人员带来成就感，使他们获得实现人生价值的体验和肩负职业责任感的满足，从而以更大的热情投入到医疗工作中。

在实际的医疗活动中，技术与非技术两方面的医患沟通相互依赖、相互影响。非技术沟通的成功会有利于医生采集病史，促进患者对检查和治疗的遵从性，从而有利于技术沟通；反之，则会阻碍技术沟通。同样，技术沟通的成功有利于非技术沟通，而技术沟通的失败，如医生的误诊和无效处置等，会损害非技术沟通。可见，对于建立良好的医患关系来说，两方面的沟通和相互作用都很重要。值得注意的是，由于长期受生物医学模式影响，非技术沟通没有引起医务人员的足够重视，大多将重心放在医患之间的技术关系上，而忽略了医患的情感交流，使医患沟通过于狭窄，同时也使"知情同意"形式化、片面化，从而使这一本来维护患者利益的权利遭到来自患者的反对。因此，在医疗活动中应该将技术沟通与非技术沟通很好地统一起来。

## 三、医患纠纷与医疗事故

### （一）医患纠纷

1. 医患纠纷的定义　医患纠纷（medical dispute）是指医方（包括医院和医护人员等）和患方（包括患者及其亲属等）围绕医疗护理服务而产生的争执。医患纠纷与医疗纠纷是两个不同的概念，医患纠纷是就医患双方当事人而言的，医疗纠纷是就发生的过程和场合而言的；同时医患纠纷指一切与医疗行为有关的民事纠纷，包括医疗纠纷和医患之间其他民事纠纷如医疗欠费纠纷，医方侵犯名誉权、肖像权的医患纠纷，因产品不合格产生的医患纠纷等。

2. 医患纠纷的内容　医患纠纷的内容广泛，包含医方与患方之间发生的所有矛盾纠葛。医患纠纷与医疗事故、差错有关系，但是又不等同于医疗事故、差错。医患纠纷包括以下内容：①医疗过程中医务人员的过失，包括服务态度、责任心、技术问题造成医疗事故、差错导致的医患纠纷；②医疗过程没有医疗事故、差错，但出现了治疗目的以外的并发症或意外情况而引起的医患纠纷；③医疗过程没有医疗事故、差错，由于患者家属期望值过高但未达到所期望的目标而造成医患纠纷；④医疗过程没有医疗事故、差错，由于医患双方在疾病诊断、治疗和预后方面的认识存在误差和分歧而导致的医患纠纷；⑤医疗过程没有医疗事故、差错，由于经济原因患方想借机转嫁医院或者希望通过纠纷而减免医疗费用而故意制造医患纠纷；⑥其他权益问题，如患方认为医方侵犯患方的肖像权、名誉权、隐私权而引起的医患纠纷等。

3. 医患纠纷的主体和客体

（1）医患纠纷的主体：医患纠纷涉及两方面的当事人，其主体是医方和患方。医方包括医务人员和所在的医疗机构，患方包括患者、亲属及其他的利害关系人。例如，当患者死亡，其利害关系人可取代死者成为医患纠纷的主体。

（2）医患纠纷的客体：主要是指患者的人身权、生命权和健康权。严格意义上的医患纠纷是患者认为自己的人身权、生命权或健康权受到了侵害，即医疗纠纷。而与医疗有关的，但并未触及生命权、健康权的纠纷，不属于严格意义上的医患纠纷，这种医患纠纷可称为非医疗性纠纷。

医患关系的客体还包括医方的财产权。目前医疗行业实行有偿诊疗护理，医方提供诊疗护理服务，患方依价付款。当患方认为医疗服务物非所值，对支付费用存有异议，或者有的患方享受医疗服务后拒绝或拖欠医疗费用，这种行为侵犯了医方的财产权，也将导致医患纠纷。

4. 医患纠纷的要素　医患纠纷是发生在医疗过程中由医方和患方围绕医疗护理服务而产生的争执。医患纠纷包括以下要素：

（1）特定的场合，即医患纠纷围绕的医疗护理服务必须是发生在医院、诊所等经过有关部门批准的合法、正式的医疗机构。

（2）医务人员必须是有行医资格的、正式批准的医务人员，非法行医、无证行医、江湖游医等均不属于医务人员的范围，与患者所发生的纠纷也不属于医患纠纷，应视其造成的后果来承担相应的法律责任。

**（二）医疗事故**

1. 医疗事故（medical malpractice）的定义　《医疗事故处理条例》对于医疗事故作了如下定义：医疗事故是指医疗机构及其医务人员在医疗活动中，违反医疗卫生管理法律、行政法规、部门规章和诊疗护理规范、常规，过失造成患者人身损害的事故。根据对患者人身造成的损害程度，医疗事故分为四级：

一级医疗事故：造成患者死亡、重度残疾。

二级医疗事故：造成患者中度残疾、器官组织损伤导致严重功能障碍。

三级医疗事故：造成患者轻度残疾、器官组织损伤导致一般功能障碍。

四级医疗事故：造成患者明显人身损害的其他后果。

具体分级标准由国务院卫生行政部门制定。

《医疗事故处理条例》中规定"有下列情形之一的，不属于医疗事故"：

（1）在紧急情况下为抢救垂危患者生命而采取紧急医学措施造成不良后果。

（2）在医疗活动中由于患者病情异常或者患者体质特殊而发生医疗意外。

（3）在现有医学科学技术条件下，发生无法预料或者不能防范的不良后果。

（4）无过错输血感染造成不良后果。

（5）因患方原因延误诊疗导致不良后果。

（6）因不可抗力造成不良后果。

2. 医疗事故构成要素

（1）发生医疗事故的主体：发生医疗事故的主体包括医方和患方。医疗机构是指按照国务院 1994 年 2 月发布的《医疗机构管理条例》取得医疗机构执业许可证的机构。医务人员是指依法取得执业资格的医疗专业技术人员，如医师和护士等，他们必须在医疗机构执业。患方是指患者和家属，必须是在正规医疗机构就诊。

（2）医疗行为的违法性：医疗事故是医疗机构及医务人员违反医疗卫生管理法律、行政法规、部门规章和诊疗护理规范、常规，过失造成患者人身损害的事件。目前我国已经颁布的医疗卫生管理方面的法律、行政法规主要有《中华人民共和国执业医师法》《中华人民共和国护士管理办法》《中华人民共和国侵权责任法》《中华人民共和国传染病防治法》《中华人民共和国传染病防治法实施办法》《中华人民共和国母婴保健法》《中华人民共和国母婴保健法实施办法》《中华人民共和国献血法》《中华人民共和国职业病防治法》《中华人民共和国药品管理法》《麻醉药品和精神药品管理条例》《血液制品管理条例》《医疗机构管理条例》等。卫生部门以及相关部门还制定了一大批部门规章和诊疗护理规范、常规。医疗机构和医务人员的医疗行为违反这些法律法规、规章、规范即为医疗执业违法。

（3）医疗过失造成患者人身损害：医疗机构和医务人员在医疗过程中由于责任心不强、医疗技术差等医疗过失造成患者人身损害的后果，根据人身损害的程度将医疗事故分为不同的等级。医疗过失行为不是主观故意伤害患者，但是造成了实际的损害结果。如是主观故意伤害患者则不属于医疗事故，而是故意伤害，以故意伤害罪论处。

（4）医疗过失行为和后果之间存在因果关系：医疗过失行为和后果之间存在因果关系是判定是否属于医疗事故的一个重要标准。虽然医疗行为存在过失，但是并没有给患者造成损害后果，这种情况不属于医疗事故；而虽然存在患者损害后果，但是医疗机构和医务人员并没有医疗过失行为，同样不属于医疗事故。

## 第二节　医患沟通的要素

### 一、医患沟通的基本要素

医患沟通基本要素包括沟通的内容、时机、场所、方式和灵活性等，同时要求医者具备较高的人文素养、医学知识和沟通技巧等，才能达到理想的沟通效果。

**（一）沟通的内容**

医患沟通的内容包括沟通的信息和双方的情感。沟通的信息是医患沟通的主要内容，包含患者的疾病信息、医疗服务信息、医学科学信息、健康教育、经济费用等，涉及医患双方各自履行的权利与义务。在患者诊疗过程中，医方应及时准确地将患者的疾病和相关信息与患方进行沟通，医患沟通的内容越重点突出、简洁明了，沟通就越有成效，医患关系就越融洽。双方的情感沟通也是医患沟通不可缺少的内容，穿插在医患沟通的整个过程。情感的沟通包括尊重、同情、理解、倾听等，通过情感的交流可以让医患双方产生信任感，有利于医患信息的交流和相互配合，提高诊疗效果。

**（二）沟通的时机**

医患沟通贯穿于医疗活动的全过程，原则上医患沟通要做到时间全程化。即在门诊、治疗、收费、入院、住院及出院等过程中，根据患者的病情变化和合理需要及时进行沟通，但是要注意把握好时机，特别是传达不幸消息的时候。例如，当患者及家属的工作、家庭出现问题而情绪低落的时候，这时告知患者病情严重、治疗效果欠佳，患者可能出现抵触情绪、愤怒、不满，有些甚至轻生，从而容易出现医患纠纷。因此，在医患沟通时要充分考虑到这个问题。

**（三）沟通的场所**

不同的场所对医患沟通效果有不同的影响。一般来说，患者对沟通场所越熟悉，医患交流就越顺畅，效果也越好；反之，患者容易产生紧张、不安、猜疑、担忧的心情，从而影响医患沟通的效果。例如，与住院患者在病房交谈的效果优于在医生办公室交谈。它不仅充分显示医务人员与患者地位的平等，缩短了医患间的距离，而且更能体现患者的自尊和自主性，并向患者传递了一种亲人般的关怀情感，使患者增加对医务人员的信任。患者的依从性得以提高，可以增强医生对患者治疗疾病的信心，医患关系步入良性循环，最终有利于疾病的救治。但沟通的场所也需因情况而异，如当沟通内容涉及患者隐私或者不方便公开的内容时，应选择较为隐蔽的场所。

**（四）沟通的方式**

医患之间的谈话，是直接、对等的情感、知识、心灵的交流和沟通，医患关系的形态，在一定程度上取决于交谈的成效。有效的医患沟通并非简单的对话，而是通过沟通达到在疾病、情感等方面的共识。在沟通的方式中语言和非语言沟通均占有重要地位。据研究显示，医患之间的沟通，重要的沟通法则是赢得患者信赖的"73855"定律。具体地说，在一次有效的沟通中，语言内涵仅占7%，语调音色占38%，肢体语言占55%。例如，平缓低调的语气有助于减轻患方的焦虑；寒冷天气时边和患者交谈边将听诊器捂热后再给患者听诊，患方能感受到医生的细心、爱心，从而增加对医生的信任等。这都说明，在医患交往中医务人员的一颦一笑、一言一行都会影响沟通的效果，医患有效沟通是全方位的、立体的。

**（五）沟通的灵活性**

针对不同的患者和不同的疾病应采取不同的沟通方式。国外大量文献显示，男女两性在沟通交流风格上存在显著差异。男性多倾向于针对实际行为讨论实质问题：事实是什么？下一步怎么办？而女性则更倾向于试图通过情感来解决问题。妇产科许多疾病与内分泌有关，如产后抑郁症、早发性卵巢功能不全、更年期疾病等，这也从一个方面说明成年女性是一个身体健康明显受情感制约的群体。为了与成年女性患者取得良好的沟通效果，有意识地认同一种较为情绪化的沟通方式，对于融洽医患关系是非常有效的，这一点对于妇产科医师尤为重要。同时，对于不同患者群应采用不同的方式，如胃溃疡患者可以直接告诉患者疾病的情况、治疗方式、预后等，但是对于胃癌的患者则不能直截了当，而应该根据患者的身心特征和家属的意见采用适当的沟通方式。

## 二、医患沟通医方应具备的要素

有效的医患沟通需要医者具备的要素包括以下几种。

**（一）良好的职业道德素质**

不论患者来自何方、处于何种地位，医师首先都要尊重对方、平等相待，待人接物自然得体、和蔼可亲，这样才能消除患者的紧张情绪，使医患双方的关系处于一个开诚布公、融洽交流的位置。其次，医师要认真倾听患者诉说，对患者的要求、询问甚至是质诘，都应该表现出一种洗耳恭听的态度，心平气和、表述明确、友好委婉、坦诚恳切。最后，要在检查用药方面，设身处地为患者着想，崇尚古人"大慈恻隐"之心，无欲无求，远离各种诱惑，避免不必要的重复检查和大处方，在不违背治疗原则的基础上，富有体恤怜悯之情，充分征询患者知情同意意见，为患者精打细算，努力降低医疗费用。

**（二）娴熟的沟通技巧**

所谓技巧，并非要求能言善辩、巧舌如簧，而是要求付出真诚、热情和关爱。患者，即病人，首先是"人"，其次才是"病"。语言作为人们互动的最基本工具，在医患沟通中更具有无以替代的功能，甚至与患者疾病的转归效果有直接关系。医患沟通的语言表达需要技巧性较强，因为医者说话的对象是身心非正常的患者，这种技巧需要有相当强的医学专业性，还要考虑患者自身的心理特点。它的技巧性表现在：有的话不能说，有的话一定要说；有的话不可直说，而要婉转地说，有的话则要直说；有的话不让患者说，有的话让患者多说……总之，医者的语言技巧也是行医的基本技能。实践证明，一位语言表达能力强的医生，可能对某些患者具有事半功倍的效果；反之，如果医生不善言表、心不在焉、词不达意，更有简单粗暴者，可能会使患者疑窦丛生，加大精神负担，不但疾病不能顺利诊治，还会加重病情。除了语言沟通，医务人员还可以通过表情、眼神、动作等非语言来与患者进行信息交流。由于非语言沟通具有较强的表现力和吸引力，又可跨越语言不通的障碍，所以往往比语言信息更富有感染力。

在医患沟通中医师的表达应尽量通俗易懂。对于没有受过正规系统医学教育的患者及社会人群来说，医学知识是相当深奥难懂的。医务人员都受过良好的医学教育，对一般医学知识和诊疗常规有着较强的理解能力，可以较系统地解释医学知识，并习惯使用专业术语。而对患者及家属而言，他们需要通俗的解释、简单形象的描述和确切的说明才能了解患者的病情，否则，他们就不能与医务人员进行有效的沟通。所以，通俗表达医学知识是医患沟通中的一项特别重要的能力，需要后天努力学习才能获得。

在医患沟通中应注意礼仪习惯，表现在目光、微笑及问候语，这是给人的第一印象。这里最重要的是目光中的信息，医者尤其要表现出仁慈、友善、同情的心理，这样可以很快获取患者的信任。礼仪需要养成习惯，习惯成自然，给人的感觉就更亲切、更可信。同时，医务人员在与患者及家属交往沟通中，还需要大方宽容的心态和度量。前面已谈到，由于病情的影响，患者和家属都可能存在不正常的思维和心态，受不良情绪和异常情感的控制，易表现出狭隘、猜疑、对立、计较及过分细致的言行。这需要医务人员宽大为怀、心胸开阔，不与患者及家属过分的言行发生"碰撞"，而要顺其自然并因势利导，将患者及家属引导到更有利于诊治疾病、增强医患关系的方向上来。

**（三）精湛的医疗技术水平**

医者的立业之本是精湛的医术，医者的最终目的是利用医术治病救人。一名医务人员如果有着技高一筹的医术，成为领域内的知名专家，那他就有了进行医患沟通的最令人信服的基础。但在临床上，与患者直接接触最多、沟通最频繁的往往是低年资的医务人员。因此，一方面，这部分医务人员要刻苦钻研，不断提高自身医疗技术水平；另一方面，与一些疑难、急危重症患者及其亲属沟通，要及时请知名专家进行重点沟通，告知诊疗风险及预后。对诊断尚不明确或病情恶化且可能会出现纠纷苗头的患者及亲属，在沟通前上级医师应指导下级医师并组织医护人员进行内部讨论，统一认识后再由管床医师进行沟通，使诊疗过程严谨、科学、规范。

**（四）良好的法律意识**

随着社会的发展，医患关系已不单是一般意义上的人际关系，也有别于一般的消费关系，现代医患关系已经广泛涉及伦理、道德、法律、法规等方面，医患关系更加复杂。医院要减少医疗纠纷，最根本的是医务人员要充分熟知卫生法律法规、规范工作制度和操作流程，自觉地遵纪守法，同时充分尊重患者的权利，维护患者的利益，一切"以患者为中心"，使自己的行为符合法律规范。例如，当执行手术、输血、器官移植、中断维持生命措施等对患者生命有重大影响的医嘱之前，或者建议患者采用较昂贵的治疗方法时，知情同意就成了一个不可或缺的程序。

医院要减少医疗纠纷，还要注意证据的保存和医疗文书的保管，并积极举证。若有患者在输液过程中死亡，医务人员应当保存好输液瓶等证据，这样有利于医疗纠纷中的举证。有医疗纠纷发生时，医院应及时通知患者或家属，按照《医疗事故处理条例》《医疗机构管理条例》等，及时履行告知义务，如果患者死亡，还要告知其家属有请求尸检的权利等。当患者或家属感到医院在对待和解决问题上是诚恳的、公正的，是有章可循、有理可依的，就可以避免不少不必要的纠纷。

### （五）积极地引导患者沟通

患者在医患沟通的角色中处于一定的被动地位，但医务人员长期从事医患沟通活动，具有丰富的经验和理论知识，必须对患者进行一定的引导，使得医患之间的沟通能够更加顺畅地进行。例如，患者及家属并未学习医患沟通，也不清楚医患沟通所需的具体内容，此时医方在医患沟通中应处于主导地位，对患者及家属应积极地引导，尽量做到以患者治疗和康复为中心。

## 三、医患沟通患方应具备的要素

有效的医患沟通需要患方具备的要素包括：

### （一）积极主动的心态

在医患沟通开始时，患方需要向医方提供详细的关于患者病情的主诉，包括症状、既往检查结果和治疗方案等，不能隐瞒病情，同时就自己的经济状况和对疾病结果的期望向医方进行交代；在疾病诊疗过程中，患方在完全理解并知情同意医师的诊疗活动后应积极配合医师的诊疗行为，并对诊疗的效果作出及时的反馈。患者积极主动的态度不仅有利于医师正确、全面的诊治，而且有利于医师能就患者的治疗效果对诊疗方案进行及时准确的调整，这对于患者取得良好的预后有着十分重要的作用；患者积极、主动和乐观的心态本身也有利于康复。

### （二）理解信任的态度

由于目前医疗发展水平的限制，在医疗过程中经常会遇到疑难病例得不到及时诊治和治疗效果欠佳的情况，同时有些检查和治疗可能会对患者造成创伤，产生并发症，如虽然医疗技术取得了长足的进步，但是肿瘤患者的治疗效果仍远远不能达到人们理想的效果，而肿瘤的治疗可导致一些严重的并发症，如放射性肺炎、放射性心肌炎等均可严重影响患者的生活质量和寿命。对于这些情况，患者的理解和信任十分重要，否则容易导致医患沟通困难，引起医患纠纷。

### （三）良好的理解和表达能力

良好的理解和表达能力是患者有效沟通的前提。如果患方能准确理解医师的谈话内容，并准确地阐述患者疾病的信息情况、患者的个人情感以及相关信息，医师将能更好地判断患者的病情，及时作出诊治，这对于急诊和疑难病例的诊治尤其重要。

### （四）一定的医疗知识

医患沟通的一个主要内容是医疗技术内容，包括患者的伤病信息和医者的诊疗信息。

在医患沟通时，医方应该用尽量通俗的语言与患方交流医疗技术内容，如患方有一定的相关医疗知识则更有利于医患双方的技术沟通，有利于患者更好地理解和配合。

# 第三节　医患沟通的意义

医患沟通是医患之间双向交流的桥梁，医患沟通是为了实现医患双方共同的目的即恢复患者健康而进行的。良好的医患沟通对于医患关系的和谐、医学的发展乃至社会的稳定均有着十分重要的作用。

## 一、医患互惠双赢

### （一）有效的医患沟通对患方的意义

1. 心理安慰作用　由于医药知识的缺乏、对本身疾病的担忧、急于想治好疾病的心理以及对周围环境、人物的不熟悉，患者会变得焦虑不安和易于激动，有些患者会出现抑郁、自卑等心理，甚至少数患者还会对医务人员不信任、持怀疑态度，从而影响疾病的诊断和治疗效果。在这些情况下，良好的医患沟通显得十分重要。在医患沟通中，医务人员应积极热情地向患者介绍医务人员情况、住院生活制度、与患者自身疾病有关的诊断和治疗安排、疾病的进展和预后、如何配合治疗等，同时关注患者的心理健康和情感需求，这种有效的医患沟通可以让患者感觉自己受到重视，产生对医师的信任感，尽快适应医院环境及相关医疗规定，同时减轻患者的担心和焦虑情绪，使之积极主动地配合诊疗。

2. 维护患者的权利　知情同意权是患者的一项重要权利，知情同意的过程是医患沟通的重要内容。通过医患沟通，医生让患者对疾病的诊断、治疗、预后、预防、医疗费用以及其他相关知识有全面的了解，患者在对疾病认知、了解的基础上结合自身的价值观念、文化背景、家庭情况、经济条件、医疗保险等方面的情况，做出最适合自己利益的选择。因此，加强医患沟通有助于更好地维护患者的知情同意权。

3. 获取医学知识　医患沟通可让患者及家属获得正确的医学知识。医患之间在医学信息获取途径及掌握程度方面存在明显的不平衡：有些患者及家属从网络和医学书籍中了解了一些与病情相关的知识，但是由于掌握的知识存在片面性，患者及家属对于疾病的看法可能不正确或不完全准确；还有些家属则完全不了解相关医学知识。如何让患者能够尽快了解相关医学知识、更好地配合治疗，是目前医疗工作中的重点和难点，医患之间的沟通对于让患者和家属获得准确的医学知识十分重要。通过有效的医患沟通，患者可以了解到疾病的发生机制、诱发因素、治疗方式等，在生活方式中应该如何更好地避免疾病的发生和加重，这些医学知识的获得对于患者的目前治疗和长远预后有着十分积极的作用。

4. 取得更好的治疗效果　良好的医患沟通能让患者的心情平和、情绪平静、对战胜疾病充满信心，这种良好的心态十分有利于患者的康复；同时，通过良好的医患沟通，患者对于疾病有较全面和系统的了解，能够积极主动地配合医师的治疗，及时反馈诊疗信息，患者的配合是取得良好治疗效果的重要组成部分。

5. 降低医疗费用　市场经济下的医疗行为实行的是有偿医疗，患者必须付出一定的医疗费用。由于医疗诊治存在很强的专业性，患者往往不知道如何进行诊治更有效合算，可能花很多钱还得不到很好的诊疗效果。医患沟通可以指导和帮助患者根据疾病情况、预后以及经济能力等因素综合判断，作出适合个人的选择，付出合理的医疗费用，减少不必要的开支，节约社会资源。

**（二）有效的医患沟通对医方的意义**

医患沟通对医方工作的益处是毋庸置疑的，看病的过程就是医患之间沟通和交流的过程，在看病的过程中，建立医患信任关系是非常重要的，这样可以增加患者的依从性。

1. 更好地了解病情和诊治疾病　医乃仁术，其中最重要的是医患之间的良好沟通。良好有效的医患沟通有助于医务人员详细了解患者有关疾病的全部信息。在望、闻、问、切四诊中问诊在与患者的沟通中占有较重的地位，良好的医患沟通有利于患者提供疾病的诱因、既往史、既往诊疗结果、家族史等，使病史获取完整；同时，良好的医患沟通还可以使患者积极配合医师的检查，有利于医师对患者疾病作出诊断并进行及时正确的治疗。

2. 提高诊疗水平　医疗是实践性很强的职业，医务人员医疗水平的提高来自于在临床诊疗中不断总结经验，而临床经验的获得直接来源于患者。良好的医患沟通有利于取得患者的信任和配合，医师能大胆进行医疗科研探索，总结并丰富新的临床经验，特别是风险性较大的治疗方案和技术得以探索实施。这不仅有利于提高医生个人的诊疗水平，还为临床医学的发展创造了有利的条件。

3. 缓解心理压力　随着现代医学模式由"生物医学模式"向"生物-心理-社会医学模式"的转变，医疗过程中患者的知情权及参与权日渐得到体现。患者的知情和参与大大加强了对医疗过程的监督，但也引起了医务人员情绪紧张和精神压抑，使医务人员在医疗过程中更加谨小慎微，特别是对于病情危重、治疗风险大的患者，医师在实施风险性诊疗措施时常产生矛盾心理：一方面希望能够让患者得到治疗效果，另一方面常常担心患者的治疗效果欠佳，担心引发医疗纠纷。有效的医患沟通可以化解医务人员的心理压力。如一些风险较大、疗效不佳及预后可能不良的患者，可申请科内、院内、院外会诊，综合上级医师和专家意见，将会诊意见和进一步治疗方案及治疗后可能出现的后果等向患方说明，把是否接受下一步诊疗的选择权交给患者，这样使医患沟通得以顺利实施。和谐的医患关系可让医务人员从中感受到尊重，体验成就，提高声誉，进而更加爱岗敬业。

4. 减少医患纠纷的发生　医患纠纷除了由于医疗过错和过失引起的医疗纠纷外，还有医方在医疗活动中没有任何疏忽和失误，仅仅是由于患方单方面的原因所引发的纠纷，如由于患者缺乏基本的医学知识，对严重疾病的自然转归、难以避免的并发症以及医疗过程中的意外事故不理解而导致的纠纷，以及由于患者毫无道理的责难而引起的纠纷等。良好的医患沟通有利于避免医患纠纷的发生。在实施诊疗前和诊疗过程中，医方应就诊疗行为的效果、可能发生的并发症和意外事件、疾病转归和风险后果等与患者或家属及时进行有效沟通，让他们在完全了解患者的医疗信息后作出医疗决定，并对意外事件或者不良效果有一定的心理准备，这样一旦出现令人不满意的医疗结果，医方能得到患方的理解和理智的对待，减少医疗纠纷的发生。

## 二、医患沟通对医学发展的作用

### （一）对医学教育的作用

1. 促进医学人才培养新模式的形成　"以患者为中心"的模式对医生提出了更高的要求，新的医学模式要求医生不仅要掌握患者的疾病，还要了解患者的个体差异、社会心理、人格特征、文化层次、家庭因素、经济状况等，通过对患者信息的全面掌握和医患沟通，与患者建立和谐、平等、相互尊重、相互信任的医患关系，达到最佳的治疗目的。新的医学模式对医学人才的培养提出了更高的标准，医患沟通教育要求高等医学院校不但要对医学生进行医学专业教育，也要进行人文素质教育，将医学科学教育与人文素质教育有机融合，将专业知识培养和沟通能力培养有机结合，形成我国医学人才培养的新模式。

2. 提高医学生的人文素养　医患关系是医学生在临床见习、实习中面临的特殊人际关系。良好的医患沟通是加深医患双方感情、融洽双方关系的重要途径，是医疗服务中人文精神的重要体现。医患沟通包含人文教育内容，通过医患沟通教育让医学生拥有仁爱之心，能平等尊重患者，设身处地为患者着想，成为具有高尚医德的医学人才。

3. 培养医学生的交流沟通技能　医学生与患者的沟通能力很早就受到国外医学教育界的重视。1987 年英国医学会已将对医生交往能力的评估作为医生执业资格考试的一部分。1989 年世界医学教育联合会在《福冈宣言》上指出："所有医生都必须学会交流和处理人际关系的技能。"交流沟通技能作为全球医学教育七项基本要求之一，是医学生在未来从事医疗活动中赢得患者信任、理解和配合，提高医疗服务质量的基本条件，因此，应该努力加强医学生医患沟通的技能培养，培养全面发展的医学人才。

### （二）对医疗发展的作用

1. 对临床医学的作用　良好的医患沟通有利于患者产生信任感，能积极配合医师诊疗。在对患者的诊疗过程中医方不断总结经验，提高医疗水平，促进医学的发展；同时良好的医患沟通还能使医方了解广大患者的需要，不断完善服务项目、提高服务质量、增进服务水平。

医疗行业是一个高风险的职业。患同一种疾病的患者症状千差万别，有些疾病的诊断和治疗存在很多的困难。在医疗过程中，为了避免误诊、漏诊，医师可能需要进行较多的检查和较长阶段的治疗而花费患者较多的金钱和时间。由于缺乏对疾病相应医学知识的了解，有些患方不能理解医师的行为，容易导致医患矛盾。如果在诊疗前医患双方进行有效的沟通，患者能理解并配合医师的诊疗，则很多疑难疾病能够得到及时的诊断和治疗，有利于患者的健康和医学的发展。另一方面，患者对疾病预后的预期值往往很高，但是由于医疗水平本身的限制，对于有些病情危重、风险较大、疗效不佳及预后可能不良的疾病，患者及家属的理解十分重要。良好的医患沟通是实现这一目标的关键。有了患方的理解，医师才能采取及时、有效的措施，才能进行高难度的手术，才能探索新的治疗方案。这些诊疗经验的取得对于大力促进医学的发展有着十分重要的作用。而不能取得患方的理解，医方则倾向于采取保守和明哲保身的态度，使患者得不到更好的诊疗方法，使医学发展停滞不前。

2. 对预防医学的作用　疾病的预防包括三级预防。一级预防又称病因预防，针对治病因素所采取的根本性预防措施；二级预防又称临床前期预防，是在疾病的临床前期做好早期发现、早期诊断、早期治疗的预防措施；三级预防又称临床预防，是针对已明确诊断的患者，采取的适时、有效的处置，以防止病情恶化、促使功能恢复、预防并发症和伤残的预防措施。

## 三、医患沟通的社会意义

当今社会，与生活方式密切相关的疾病已构成了威胁人们健康的主要问题。由于现代生活节奏加快，生活中紧张刺激因素增加，心理情绪反应已成为一个重要的致病因素，同时饮食营养结构不合理、环境污染、吸烟饮酒增多等多方面的因素，导致恶性肿瘤、心脑血管疾病、糖尿病等因果性疾病发病率增高，成为早亡、致残的重要原因。由生活方式引起的疾病是可以预防的，且发生后单靠药物治疗不能达到理想的治疗效果，这特别需要医患双方积极沟通和合作。良好的医患沟通有利于患方获得更多的医学知识，了解相关疾病的预防、诊断和治疗原则，能在医院治疗和日常生活中遵循相应的医疗保健常规，从而提高全民的医学素质，增强全民的身体素质，降低严重疾病的发生率，提高治疗率，促进全民健康。

## 【思考题】

1. 医患关系的定义是什么？医患关系有什么特点？
2. 医患沟通的内容有哪些？
3. 简述医患沟通的类型。
4. 医患沟通中医方应具备哪些要素？
5. 根据现代医学模式的要求，目前医学生应该如何从自身出发提高医患沟通能力？
6. 医患沟通的意义有哪些？

## 【本章小结】

狭义的医患沟通是指在医疗卫生和保健过程中，医务人员用语言、行为和神态等方法与患者进行信息、思想和情感的交流，医患双方围绕疾病的诊疗、健康教育与相关因素等主题，以医方为主导，通过多种方式和多种途径进行全方位交流。本文的医患沟通是指狭义的医患沟通。本章详细描述了医患沟通的方式、类型以及内容，让医学生更好地理解医患沟通的概念，并解释了医患纠纷和医疗事故，增加医学生的法律意识。有效的医患沟通要求医者具备良好的职业道德素质、娴熟的沟通技巧、精湛的医疗技术水平、良好的法律意识，同时需积极引导患者沟通；作为患者，应用积极主动的心态、理解信任的态度同医生进行沟通。加强与患者的沟通，充分尊重患者的知情权、选择权，可有效减少不必要的医患纠纷，对于医患关系的和谐、医学的发展乃至整个社会的稳定均有着十分重要的作用。

## 【Abstract】

Interpersonal relationship is interdependence and interrelatedness of social relation which people form and develop in social practice. Modern social relation is complex. According to the interpersonal connection link，it can be divided into genetic relationship，geographical relationship，occupational relationship，interest relationship and network affinity. The physician-patient relationship is a special professional relationship for medical workers to eliminate the suffering of patients，promote the health of patients，and establish special relationships.

Communication is the most important part of interpersonal relationships，and it's a powerful tool for people to convey emotions，thoughts and information. Doctor-patient communication is a special kind of interpersonal relationships；there are broad sense and narrow sense. Generalized physician-patient communication refers to communication among all kinds of medical workers，health management，medical and health institutions and medical education workers，mainly in the ranges of medical and health services of laws and regulations，policy，ethics and norms，medical technology and service standards，and medical personnel training，etc.，covering social contact from all walks of life in medical services of all kinds of ways of communication. Narrow sense of physician-patient communication characterizes communication between medical personals and patients concerning diagnosis and treatment，health education and other health-related issues by a variety of means including language and behavior. Our chapter refers to the narrow sense. Physician-patient communication comprises verbal and nonverbal form. Verbal communication includes oral communication and written language，while nonverbal communication includes static (appearance，dress，etc.) and dynamic (action，gesture，etc.). In the process of communication with a patient，on the one hand，a doctor needs to collect the history，to understand the patient's psychological feelings and emotional state，and to inform the patient with his condition，examination，treatment and prognosis by technical methods；At the same time the doctor should give humanistic care with application of other non-technical communication based on the patient's psychological character，expectations，and economic situation. Vast majority of medical disputes are due to medical malpractice，including medical services and bills，which arise out of medical negligence.

The basic elements of physician-patient communication consist of content，time，place，and the way of the communication. A sound patient-physician relationship is based on trust and gives rise to physicians' ethical obligations to place patients' welfare above their own. Medical knowledge is more conducive to understand and cooperate with the patient. Effective communication enhances trust and encourages continuity of care，both of which contribute to patient health and wellbeing. As for effective physician-patient communication，doctors are required with professionalism and medical ethics，communication skills and superb medical technology level，while a patient should act with active state of mind，understanding and trust.

（朱　艳　唐惠芳）

# 第二章 医患沟通的理论基础

## 第一节 社会学基础

### 一、社会学的概述

**（一）社会学的定义**

作为一门独立的学科，社会学（sociology）自创立至今并没有一个统一的定义。大多数社会学者对于社会学的定义大都包含了研究对象、研究目的、研究方法三个内容。前人对社会学的定义，归纳总结为，社会学是一门从社会整体的角度出发，根据社会发展过程中的经验事实，运用观察、统计和比较等科学研究方法并从历史中吸取材料，来研究动物的生活表现和人类的社会生活、社会互动以及一切社会原则和制度，从而得到关于社会的普遍性认识，把握社会现象和社会发展的规律，通过社会概念的归纳阐述推动理论的发展，同时深刻地理解社会现状，进而针对性地解决社会问题，有效消除社会病态，最终促进社会的良性运行和协调发展的科学。

**（二）社会学的研究内容**

尽管社会学作为一门学科至今已有一百多年，但社会学界就社会学的研究内容目前仍未达成一致。由此便产生了一种"世界上有多少社会学家，就有多少种关于社会学研究对象"的说法。结合不同学者对于社会学研究内容的界定，社会学的研究内容可以分为群体组织（social group）、社会制度（social institution）、社会过程（social process）、社会目的（social purpose）四大方面。

第一，从群体组织方面来看，研究的对象可以是"家庭—社区—乡村—集镇—城市—部落—民族—团体—文化"，此外还可以研究群体与组织、初级社会群体（如家庭、邻里、儿童游戏群体等）、社会组织、科层制等体系。

第二，从社会制度方面来看，研究对象可以是"亲属—婚姻—经济—政治—法律—宗教—教育—文化—体育"，以及其他不同层面社会制度的结构、规律等。

第三，从社会过程方面来看，研究对象可以是"合作—竞争—战争—改革—革命—社会舆论—社会价值观—社会一体化"，此外还可以研究社会化、社会角色、规范与越轨、社会变迁、分层与流动、城市化、现代化等社会发展中出现的现象。

第四，从社会问题方面来看，研究对象可以是"就业—民族分裂—犯罪—环境污染—人口—移民—种族歧视—暴力—贫困"，以及其他已出现、未出现或已出现还未被关注的社会问题等。

# 二、医学和社会学

**（一）医学社会学**

1. 医学社会学的概述　医学社会学（medical sociology）是一般社会学学科的一个重要分支，它以社会学的理论框架为基础，运用社会学的研究方法研究生病和医疗实践过程中，不同社会主体的社会行为和不同社会关系及其变化的规律。而社会行为和社会关系所涉及的是深层次的社会角色，也就是说，医学社会学运用社会学的基本理论和研究方法，分析医学领域中的各种角色、角色行为、角色关系、角色组织、角色流动和角色变迁，并深入探讨医学与政治、经济、文化、宗教等社会生活各方面的相互关系。

2. 医学社会学的研究内容

（1）何为生病（sickness）：世界卫生组织（WHO）认为，健康是一种生理、心理和社会适应都臻于完满的状态，不仅仅是没有疾病和虚弱的状态。这个定义表明，健康不仅仅指个体的躯体健康，还包括精神健康与社会方面的完善状态等。总的来说，一般社会都会对一个健康的个体有所界定和指涉。一个人身心是否健康，不仅取决于个人的意识，更取决于整个社会的意识和判断。因此，判定一个人是否健康，就必须先了解整个社会对于健康的共同认识。而生病就是不健康的意思。同样，这个定义也必须是被整个社会所界定的。一个生病的人就要遵循一定的行为准则，其行为必须符合整个社会对生病的反常表现的共同认知。所以，生病的个体必须要有一定的不正常的症状和行为表现。如果这些症状和表现符合整个社会的定义和认识，那么这个人也就被认为是生病了。

（2）为何生病：为什么一个人会生病，并被人视作生病了呢？这和生病个体的社会行为及当时所处的社会条件密不可分。也就是说，社会行为和社会条件是影响疾病形成的重要因素。生病不仅涉及个体生理或心理的多种因素，还包括多种社会因素，如贫困、战乱等有害的社会条件也会引发健康问题并缩短预期寿命。总之，从社会学的观点来看，个体所处的社会环境、个体与社会结构的关系，以及个体之间的相互关系都是个体之所以生病的重要因素。社会学家在进行相关研究时，应在综合考虑生理及心理因素的原则下，探寻生病的社会因素，并力求了解这些因素是如何导致生病的。

（3）求医行为（health seeking behavior）：受特定社会因素影响，不同的个体在生病后，是否采取求医行为以及采取怎样的求医行为都具有明显的个体差异性。有研究表明，求医行为和个体的性别、年龄、民族、阶层、信仰等都有关系。总的来说，个体的社会身份越高，其生病后的求医行为也就越丰富。医疗资源的有限性很可能造成应求医的人没求医，不该求医的反而求医的情况。这种行为引发的后果也是值得探讨研究的。

（4）医疗组织（medical and health care organization）：个体采取求医行为，势必要与医疗组织发生联系。医院、卫生院、诊所是目前我国医疗组织的主要形式。医疗组织是由一定的成员构成，不同成员有不同的权利和义务，且相互之间构成不同的关系。同时，医疗组织掌握一定的资源和信息，形成控制性。了解医疗组织，有助于增进对这个组织及其成员与患者之间关系的了解。

（5）患者与医疗组织及其成员之间的关系：即广义上的医患关系。总体来讲，这是一种不对等的关系，因为医疗组织及其成员所掌握的医疗资源和信息较多，对患者的权利较大，强调依从性；而患者所掌握的医疗资源和医疗信息有限，对医生的权利也相对较弱。因此，医疗组织如何把这些权利运用好，与患者共享信息、对等交流等，都是广义医患沟通研究的内容。

（6）何为病愈（recovery）：在经过求医行为，接受一定的治疗后，生病的个体脱离患者角色，离开医疗组织，即宣告病愈。但病愈仅仅是患者求医行为多种可能的结局之一，其他可能的结局还包括死亡等。

通过上述模式，医学社会学的定义及研究内容有了简单的说明。事实上，医学社会学的研究内容繁多，发展方向前景广阔，有待进一步探索。

### （二）医学与社会学的关系

20 世纪 40 年代后期，美国联邦政府开始提供大量资金以资助医学社会学研究，这标志着医学社会学研究的真正开始，于精神病学领域进行了医学社会学和医学之间的首次合作。20 世纪 60 年代，医学社会学的发展水平开始引人注目。

医学社会学最初的研究方向，是相互独立但又紧密联系的两个领域——医学中的社会学（sociology in medicine）和医学的社会学（sociology of medicine）。1957 年，罗伯特·斯特劳斯（R. Strause）恰当地总结了这两个领域，他指出：①医学中的社会学主要是运用社会学的方法去解决一些医学问题，如研究病因学、个体对健康和疾病的态度和行为差异等，可被定性为应用性的研究和分析；②医学的社会学重点关注医疗情境中发生的社会过程，包括对医疗卫生人员的调查分析，医疗卫生组织的结构、功能及扩展，医疗保健服务的社会学分析等，可被定性为从社会学角度对医疗情境进行的研究和分析。这一划分直到现在仍被广泛采用。

## 三、社会学在医患沟通中的作用

### （一）社会学有助于强化解释的必要性

社会学是一门解释性学科，旨在解释社会以及发生在其中的社会问题。解释有什么作用？它可以使外部社会在个体头脑中形成一定的秩序。如果外部社会在个体头脑中始终处于一种混沌和无序的状态，该个体则很可能产生精神方面的问题，即生病的状态。可以说，解释是满足人类精神世界的需要。这在医患沟通方面表现得尤为明显。很多患者在求医过程中，会反复向医生询问自己的病情，这充分说明患者是需要解释的。解释虽然不能直接治病，但却可以让患者感到心安。遗憾的是，在现实医疗情境中，很多医生并不理解这种解释对于患者的重要性，通常会因为对患者解释不清而引发医患矛盾。所以说个体在求医行为中需要医生做出通俗的解释。药物与解释一起作用于患者，才能取得更好的治疗效果。因此，在医疗情境中，用来解释的信息如果能够降低不确定性，并为医疗行为提供理由，加强医患关系，那么它就可以成为重要的治疗工具。

### （二）社会学有助于加强沟通的有效性

治疗行为通常始于对话，医患沟通的有效性取决于参与双方相互理解的能力。很多研究指出，医生不能用通俗易懂的语言向患者解释其病情，是医患沟通中最严重的问题。而医生则认为，阻碍有效沟通的原因在于患者不能理解威胁性的信息，以及威胁性信息的潜在后果。这种相互不理解，深层次的原因在于医生和患者在下列方面的差异：社会阶层、文化、性别、年龄、宗教信仰。

1. 沟通中的社会阶层差异（social class difference）　社会阶层差异是阻碍医患有效沟

通最重要的因素。在医患互动中，患者并不总是处于被动位置。通常，患者提出问题，要求解释，并对医生所提供的信息和治疗的适当性会做出自己的判断。但是，这种互动会受到社会阶层差异的严重影响。研究表明，来自社会底层的患者在应对医生权威时更加被动，对个人健康问题的主动控制性较低；而来自社会中层或上层的患者则更具有消费者导向，是医患互动的积极参与者，对个人健康问题的主动控制性较强。

2. 沟通中的文化差异（cultural difference）　医患互动还会受到文化差异的影响。来自不同文化背景的患者和医生，双方互动可能会很困难，甚至产生误会。在现实医疗情境中，医务人员文化层次较高，受过专业教育，而就诊的多数患者有些来自农村、受教育程度相对较低、年龄较大、表达能力欠佳、理解能力有限，在这种情况下，主体之间的互动很容易发生障碍，但并非不能解决。在医患会面中，医生可以选择使用通俗易懂的语言来形容病情，如用"发动机"来形容人体的心脏等。当患者能从生活常识中产生正确的认识，对医学专业词语理解的困难也就迎刃而解了，甚至还能理解一些意外情况的发生并非人为所致，而有可能是病情自然发展的结果。

3. 沟通中的性别差异（gender difference）　男性和女性具有不同的性格特征。男性往往具备勇敢、幽默的特点，而女性较为胆小和委婉。多数实证研究表明，患者性别在医疗活动中会影响医患关系，从而影响医疗效果。一方面，在沟通需求上，女性患者通常表现出更强的主动性，她们倾向于和医务人员建立良好的关系，进而获得更好的医疗服务；而男性患者则更看重诊治结果，对沟通过程较为淡化。另一方面，在面对病情时，男性患者更为从容淡定，通常能乐观积极地接受医生的意见，而女性患者则表现为过度的担忧和恐惧，不能勇敢地接受。因此，在对待不同性别的患者时，医生的语言交流也要表现出不同。对待男性患者，医生可以直白地告诉其病情。但对待女性患者则要谨慎，措辞得当，语气轻柔，在看病的过程中适当增加病情以外的话题以缓和紧张的气氛。总之，在医疗活动中，医生要克服性别差异给医疗关系带来的负面影响，从而使医患沟通更为顺畅和高效。

4. 沟通中的年龄差异（age difference）　年龄因素中，青年患者更重视知情权的维护，而老年患者在健康问题方面比较敏感，对医务人员一般更依赖和信任。因此，与青年患者的沟通，要适应青年人的特点，注重建立平等、和谐（而非居高临下）的医患关系，言语要积极活跃，切忌过于正统和呆板。与老年患者的沟通，则要充分重视，热情耐心，关心尊重，谈话应适当进行控制和引导，并善于运用体态语言和书面语言。

5. 沟通中的宗教信仰差异（difference of religious belief）　宗教信仰不同，对疾病和死亡的态度、理解也不同。疾病是身心功能的紊乱失调，死亡则是身心功能的彻底丧失。因此，患病也可以认为是人们对死亡的练习。通常来讲，具有宗教信仰的人在面对疾病和死亡的威胁时，理性上比较容易接受，宗教信仰所提供的精神支持能够缓解患者的恐惧和焦虑情绪。但同时，宗教信仰也有潜在的消极影响，如可能延误诊疗时机等。因此，医疗工作者不仅需要与时俱进的医学知识，同时也需要丰富的社会科学知识，特别是宗教知识的储备。丰富的人文社会科学知识不仅能提高医疗工作者"至善尚美"的情操，也有助于理解具有宗教信仰人群患病的心理过程，理解其世界观，从而在最短时间内缩短医患之间的距离，消除隔阂，同时也有助于建立和谐的医患关系。

在就医过程中，不同类型的患者对医患沟通的认知有所不同，因此医疗工作者应正确认识不同特征的患者对沟通认知的差异，并根据不同人群的心理特征进行有针对性的沟通，避免因此引发非技术性因素导致的矛盾和投诉。

# 第二节　伦理学基础

## 一、伦理学的概述

### （一）伦理学的概念

伦理，即人伦之理，又称为道德，是处理人们相互关系所应该遵循的道理和规则。所谓伦理学（ethics），又称道德哲学、道德学，就是研究道德的根源、本质和道德认识、道德实践及其规律性的一门学问，是人们道德观的系统化和理论化。

### （二）伦理学的内容

伦理学是系统化、理论化的道德学说，伦理学所研究的道德现象包括了道德理论、道德规范、道德活动、道德心理四个基本部分。从道德现象的四个基本组成部分中产生出各自的基本内容：善与恶的关系问题是道德理论的基本问题；义与利的关系问题是道德规范的基本问题；知与行的关系问题是道德活动的基本问题；荣与辱的关系问题是道德心理的基本问题。总的来说，伦理学的基本内容就是善与恶（kindness and wickedness）、义与利（righteousness and benefit）、知与行（knowledge and practice）、荣与辱（weal and woe）的关系问题。

探讨伦理学的这四个基本问题，是为构建完善、成熟的伦理学体系服务的。换句话说，评价一种伦理学体系是否完善、是否成熟的标准，就是看它对伦理学的基本问题解决得怎样，看它是怎样回答善与恶、义与利、知与行、荣与辱的关系问题的。这几个基本问题解决好了，其他问题才有可能解决得好，伦理学的意义和价值也才能表现出来。

## 二、医学与伦理学

### （一）医学伦理学的内容

1. 医学伦理学（medical ethics）是伦理学的一个分支，也是医学的一个重要组成部分。它运用一般伦理学原则解决医疗卫生实践和医学发展过程中的医学道德问题和医学道德现象，包括探讨和解决医疗卫生工作中人类行为的是非善恶问题，研究医学领域中人与人、人与社会、人与自然关系的道德问题。医学伦理学是医学与伦理学相互渗透、相互作用产生的新兴交叉学科，是一门认识、处理医疗卫生实践和医学科学发展中人们之间、医学与社会之间道德关系的科学。

医学伦理学包括后果论（consequence-oriented theory）、美德论（virtue ethics）和义务论（deontological theory）三个内容。后果论是医学伦理学的重要理论，是以医学道德行为后果作为确定医学道德规范最终依据的医学伦理学理论。它认为确定医学道德规范的目的是调整人们的利益，医学道德所规范的就是人们之间的利益关系，以使医学道德行为取得好的行为结果。美德论讨论的是有道德的医务人员应具备哪些美德和哪些品质，仁爱、同情、耐心、细心、谦虚、谨慎、无私、无畏、诚实、正派等是医务人员应该具备的美德。义务论讨论的是医务人员应做什么，不应做什么，关心爱护患者、正确诊治疾病是医务人员应该完成的职责，而冷淡粗暴对待患者、延误疾病诊疗则是医务人员不应该犯的错误。为此，世界医学联合会通过了两个伦理学法典，即 1948 年的《日内瓦宣言》和 1949 年的《医学伦理学法典》，都发扬了《希波克拉底誓言》的精神，明确指出患者的健康是医务人员要首先要关心、具有头等地位的问题，医务人员应无例外地保守患者的秘密，坚持医学光荣而崇高的传统。

2. 现代医学伦理学还包含了两个新的内容。其一，由于医疗卫生事业的发展，医学已经从医生与患者间一对一的私人关系发展为以医患关系为核心的社会性事业。作为一种社会性事业，就要考虑收益和负担的分配以及分配是否公正的问题，尤其是卫生资源的公正分配和尽可能利用这些资源使大多数人得到最佳医疗服务等涉及卫生政策、体制和发展战略的问题。这就构成了医学伦理学一个新的内容，即公益论。其二，以往的医学伦理学提出的医生的道德义务或道德价值和信念都是绝对的，是一种"至上命令"，因为它们的权威被认为来自神圣的宗教经典，或来自不朽的医圣。因此，不管是以法典还是案例体现的这些规范或价值无条件地适用于一切情况。随着生物医学技术的迅速发展和广泛应用、医疗费用的增长以及价值的多元化，现代医学伦理学的内容更多地涉及患者、医务人员与社会价值的交叉或冲突，以及由此引起的伦理学难题。例如，古代中、西医学的传统都不允许堕胎，但现代妇女要求在生育问题上行使自主权以及优生优育的社会需要等，对上述传统价值提出了挑战。辅助生殖、产前诊断、遗传学筛选、基因治疗、人类胚胎干细胞的研究和应用、器官移植、安乐死的伦理学问题等都给现代医学伦理学提出了新的研究课题。

### （二）医学与伦理学的关系

医学伦理学来源于医疗工作中医患关系的特殊性质。刻画医患关系基本性质的是信托模型（fiduciary model）。信托关系以患者对医务人员的特殊信任为基础，医务人员出于正义和良心会把患者的利益放在首位。这些关系到患者的知情权、隐私权，医务人员的正义与良心、医患之间的信任问题等，需要道德规则加以处理。医学伦理观念与医学科学的发展历来是相互影响的。医学伦理学发展与否，直接受到医学科学发展水平的制约。同时，医学科学的发展，往往也会受到旧的医学伦理观念的束缚。新的医学伦理观念的提出和建立必然对医学科学的发展有促进作用。况且，在医学科学研究中，也存在着医德问题，正确解决这些问题，有利于医学科学的发展。医学伦理学的兴起，是现代医学发展的产物。医学是研究人类同疾病作斗争的科学，医学伦理学是研究医学道德的科学，两者的共同目的都是保障人类的身心健康。

近年来，医学发展的一个重要趋势是由生物医学模式向生物-心理-社会医学模式的转变。新的医学模式对于人类健康和疾病已不再仅仅从生物学方面来考虑，而是把个体视为包括自然环境、社会环境在内的生态系统的一个组成部分，从生物学、心理学、社会学三个不同层次综合考查认识人的健康和疾病。医学模式的转变为医学伦理学提供了现代自然科学的理论基础，成为医治疾病、保障人民健康的必要条件。它使医德不仅成为社会伦理道德的需要，也成为医学技术本身的需要。医学模式的转变，使医德的内容也进一步丰富和发展，它要求医务人员在诊疗过程中更加关心患者的心理、精神状况，注重社会环境、自然环境对患者心身健康的影响，在疾病诊疗的同时对患者进行适当的思想和心理干预。同时，在就医过程中，患者十分信任医务人员，这要求医务人员把患者的利益放在首位，采取相应的行动使自己与患者建立良好的关系，保持住患者的信任。只有这样，医务人员才能更好地消除患者的各种心理障碍，充分调动患者的主观能动性，同医务人员密切配合以战胜疾病。

## 三、伦理道德在医患沟通中的作用

医患沟通的目的在于促进医患之间信息交流，使医患双方达成共识并建立信任机制，从而科学地指引诊疗患者的疾病。如前文所述，医患关系也是一种伦理关系，具有普遍的伦理特征，这就决定了伦理道德必然在医患沟通过程中具有重要的作用，日常医疗活动中的医患沟通必然要符合伦理道德的范畴。

### （一）伦理道德是进行医患沟通的基础

人类的行为往往具有一定的动机和目的。医患沟通行为的动机首先包含了是否符合伦理道德原则的问题。进行医患沟通的目的是为了患者的利益，为了促进医患之间的信息交流从而更好地提高医疗质量而进行的沟通，还是为了私利或者在发生冲突时为了糊弄患者、推卸责任而进行的沟通。这是两种截然不同的价值取向，前者符合伦理道德的规范，往往能取得更好的结果；而后者则恰恰相反，违背了伦理道德原则，常常令医患双方处于"水火不相容"的境地。没有一个正确的行为指导原则，就很难产生一个合理的行动。

日常医患沟通行为要遵循一定的伦理规范和道德传统，才会取得事半功倍的效果。在医患关系中，医方处于主动地位，是支配角色，患者是来求医，是被支配角色，然而在医患沟通中医患双方都要对等地拿出彼此的诚意，建立彼此信任的人际关系。在进行沟通之前抱着真诚的态度，才更容易取得对方的信任，这是符合伦理道德原则的。如果在沟通之前的思想认识上就已经不符合公理道德规范的要求，就很难有沟通的诚意和进行诚意的沟通，即使你能言善辩、完全配合，也很难给对方好感、取得对方的信任。目前，很多医疗纠纷的产生就是因为医患双方中有一方甚至双方的沟通目的或者动机没有建立在符合伦理道德规范的基础之上。医方想的是一味遮掩，推诿患者，推卸责任；而患方则企图敲诈勒索。双方的想法南辕北辙，根本不可能进行有效沟通，最终的结果只能使矛盾激化，导致水火不容。思想决定行为，因此，可以说伦理道德是医患沟通的思想基础。

### （二）伦理道德是医患沟通的行为指导原则

伦理道德是调整和处理人际关系的行为规范。伦理道德在一般的人际交往层面提倡发扬良好的道德风尚，这是共性；而医患沟通是特殊的人际交往行为，属于个性；两者具有哲学的统一性。首先，医患沟通是一种日常的人际交流行为，故在实际行动中首先也必须符合一般性的伦理道德原则；其次，它属于一种具有特殊性质的人际交往活动，也有其自身的一些行为规范和特点。但是，其特殊性必须是建立在一般性的基础之上，必须符合一般大众人际关系交往的道德规范。医患沟通中不仅要遵循伦理道德所提倡的真诚待人、文明礼貌、平易近人、诚实守信、谦让大度、平等尊重等道德要求，同时更要遵守医学职业所要求的一些基本医德规范，如博爱仁慈、一视同仁、知情同意、保守医密、医行端庄、医术精湛、医风廉洁等。特殊性寓于一般性中，所以伦理道德的相关原则对于医患沟通行为具有指导意义，是保证医患沟通正常进行并保证其沟通质量的重要条件。

**（三）伦理道德为医患沟通创造良好条件**

作为医患关系中相对主动的医方来说，想要保证医患沟通顺利进行、确保良好的沟通效果，并在沟通过程中也占据主动地位，就不得不遵守一个符合一般伦理道德原则和充分体现医疗行为道德规范的品德，这就是医德。医德是调整医务人员与患者、医务人员之间以及医务人员与社会之间关系的行为准则。它是一种职业道德，是一般社会道德在医疗卫生领域中的特殊表现。主要调整医务人员与患者、医务人员之间以及医务人员与社会之间的关系。医务人员与患者的关系是医德关系中主要的一个方面。医疗卫生工作必须为患者服务，医务人员的最高职责就是与疾病、不卫生作斗争，保护和增进人们身体的健康，医德的好坏直接关系着人民的安危。

医患沟通包含了医患之间认知沟通、情感沟通、行为沟通以及语言的、非语言的沟通。医务人员坚持患者至上、全心全意为患者服务的医德观，急患者之所急，想患者之所想。全面了解和掌握患者的疾病状况，甚至个性特点、生活习惯、家庭文化背景、社会经历等，能拉近医患关系，有的放矢地实现良好的沟通。医务人员遵守医德规范行事，热忱待患，文明礼貌，尊重患者，优质服务，使患者感到亲切和温暖，可以拉近医患的情感距离，利于沟通中心心相印、情理相融。医务人员良好的医德行为、医德语言、医德作风，可以增强患者的信任感、依赖感和医疗勇气，消除患者的恐惧感和意志脆弱现象，从而有利于医务人员通过沟通，顺利开展医疗工作。

**（四）伦理道德有助于医患矛盾及纠纷的防范和化解**

医疗纠纷一般包括由医疗事故、医疗差错引发的纠纷和其他方面如由于诊疗、护理过失，或是患者及家属对医疗的双重效应、医学科学的探索性、未知性、高风险性等方面缺乏认识，且不认可对医务人员的解释等引发的纠纷。医疗纠纷产生的原因很多，可能与患者对医疗的期望值过高、对医疗行业的特殊性和高风险性缺乏了解、社会的诚信度下降、新闻媒体过度宣传炒作、少数患者为逃避医疗费用或索取赔偿而无理取闹等有关，但最主要的还是与医方本身的医疗质量不过硬、服务态度差、工作差错等问题有关。其中道德在其中的原因是不可忽视的。从医方的角度看，责任心不强，打错针、发错药、开错刀；态度差，生、冷、硬；收红包、拿回扣、以医谋私；出了事故推卸责任、掩盖真相、蒙骗患者。从患者的角度看，不尊重医务人员的人格、劳动；不遵守就诊道德、无理取闹，甚至敲诈勒索等。从社会角度看，社会诚信度下降等，这些都容易导致医患纠纷的发生。

要减少医患纠纷，医患沟通是其中重要的一环。医患沟通的重要目的之一就是通过沟通增进彼此的交流和情感，减少双方的矛盾冲突。道德因素是产生医疗纠纷的重要原因。在医患沟通中有必要强调伦理道德规范的约束力，提倡人际交往的优良品德，提高医务人员的职业道德，提高公民的思想道德素质，建设社会主义精神文明，从而建立和谐的医患关系。

# 第三节　心理学基础

## 一、心理学的概述

### （一）心理学的概念

心理学（psychology）是研究心理现象的规律及其应用的科学。心理现象（mental phenomena）是心理活动的表现形式。心理现象非常复杂，一般是指个人在社会活动中通过亲身经历和体验表现出的情感和意志等活动，但从形式上可以归纳为两类，即心理过程与个性心理。

### （二）心理学的内容

1. 认知过程（cognitive process）　是指个人获取、加工、存储和运用信息的活动。它包括感觉、知觉、记忆、思维和想象等。认知过程是人脑对客观世界本身的反应，为人类适应环境、谋得个体生存和种族繁衍提供信息支持，抽象思维这一人类独有的高级活动让人类成为万物之灵。

2. 情绪过程（emotional process）　情绪和情感是指人们评价客观事物是否符合自身需要而产生的主观体验和相应的生理行为反应。客观事物是产生情绪、情感的本源。离开了客观事物，情绪、情感就成了无源之水、无本之木。需要是情绪产生的主观基础，当客观事物满足了人的需要和愿望时，就会引起人愉快等肯定的情绪和情感；当客观事物阻止人需要和愿望的满足时，就会引起不满等否定的情绪和情感。对客观事物的认知评价影响情绪和情感的性质和强度。情绪的本质和核心是喜怒哀乐等不同的主观体验，伴随体验，有微笑、哭泣等行为反应，也有心跳加快等生理变化。疾病对大多数人而言都是不好的刺激，患者常有各种消极的情绪。医生的安慰和尊重则能满足患者的一些需要，让患者产生愉悦的情绪。

3. 意志过程（volitive process）　是个体自觉地确定目的，并根据目的调节支配自身的行动，克服困难去实现预定目标的心理过程。人们在认识世界与改造世界的过程中，必须有明确的目标，还要制订计划、选择方法，克服种种困难，最终才能实现预定目标，这就要启动意志过程。意志是人类都有的高级心理过程，让人有所为有所不为。对于有些患者来说，战胜疾病、重新走入社会是一件艰难的事情，需要意志努力。

4. 个性倾向性（individual inclination）　是关于人的行为活动动力方面的心理特征，包括需要、动机、兴趣、理想、信念、世界观、自我意识等。

5. 个性心理特征（mental characteristics of individual）　是个人身上经常表现出来的稳定的心理特征，它集中反映了人的心理活动的独特性，包括能力、气质和性格等。

心理学一方面要研究上述心理现象的具体过程、结构和功能，另一方面还要研究它们的生理机制、人类种系和个体心理现象的发生发展、个体心理与环境的关系等，从而揭示心理现象的一般规律，为儿童教育、心理卫生、临床医疗等实践运用提供依据。

## 二、医学和心理学

### （一）医学心理学

医学心理学（medical psychology）是医学和心理学的交叉学科之一，是运用心理学的理论和方法研究健康与疾病相关心理现象的科学。主要研究内容有以下方面：心身之间的相互作用及其机制；心理社会因素在健康促进和疾病的发生、发展、转归中的作用；个体在疾病中的心理现象及其变化规律，即患者心理；患者异常心理的预防、诊断和干预；心理学原理及技术在健康促进及疾病防治中的运用研究，即心理卫生。其中患者心理、医生心理与医患沟通关系密切，它们是医患沟通的重要心理背景，影响医患沟通的内容、方式、频率和程度，进而影响整个医患沟通的效果。

1. 患者心理 是患者因为疼痛等疾病症状的影响，对疾病不良后果的应激反应、对诊疗过程和设施的应激反应、对生活环境改变的应激反应等出现的不同于正常状态的心理现象，包括相对特别的需要和心理活动。

（1）患者的需要：健康的时候人们能够主动努力地去满足自己的各种需要，而生理、心理和社会功能的限制，患者无法像病前那样满足某些或全部的自身需要；同时，因社会角色的变化产生新的需要，从而形成有患者特点的需要。医护人员的工作，无论是心理层面的医患沟通，还是生理层面的药物治疗和手术，都是为了鼓励并帮助患者满足其需要，促进疾病转归和康复。依据马斯洛"需要层次论"的框架，可以把患者的需要归结为五个不同层次。

1）生理需要（physiological needs）：是指患者对饮食、呼吸、排泄、睡眠及躯体舒适等基本生理需要的满足受到阻碍或威胁，不同种类的疾病及病情严重程度对生存需要的影响程度不一样。例如，吞咽障碍患者对食物需要的满足受到影响，呼吸困难患者对吸入氧气和呼出二氧化碳的需要受到影响等。生理需要是人类最基本的需要，也是驱动力最强的需要。患者因为生理需要不能满足、生存可能受到威胁而紧张、抑郁，解除限制其满足需要的瓶颈则可让患者看到希望、积极治疗。

2）安全需要（safety needs）：疾病特别是心肌梗死等急性重症威胁生命安全，患者常因此而恐惧不安；一些诊疗设施和手段、住院环境等都是患者陌生的，也是难以掌控的，患者也会出现不安全感。丧失了安全感，患者害怕独处，唯恐发生意外，热切期盼亲人的陪伴和呵护。

3）社会交往的需要（social communication needs）：患病住院后与亲友分离，一些传染病患者甚至住进隔离病房，患者的社会交往需要一时难以满足，他们需要新的社会交往来填补心灵的空缺。

4）被尊重的需要（esteem needs）：尊重需要是一种高级需要，指人们要求受到别人的尊重和自己具有内在的自尊心。疾病可能严重损害患者的身体外形和功能，患者可能因容貌损害而自惭形秽，因为功能障碍而妄自菲薄，自我尊重的需要不能满足。求医行为的内在前提是承认自己存在异常，并寻求医生帮助，这无疑会影响自尊，一些患者会因此拒绝求医。

5）自我实现的需要（self-actualization needs）：自我实现是高境界的需要。自我实现的概念内涵比较复杂，其中一个方面是充分实现自己的潜能。由于疾病，患者常在表达个性和发展个人能力方面感到力不从心，成就感下降，特别是有些意外事故致残者，其自我成就需要受挫更严重，一些患者会因此抑郁终生。

患者的需要具有差异性、动态性和多维性。差异性指不同患者的病情不同，需要已经满足的情况也不同，突显出来的强烈需要也会不同。动态性指同一个患者在不同疾病阶段和环境中也有不同的需要，如门诊患者、急诊患者在就诊时间上有不同的需求。多维性指患者同时有多方面不同的需要，如住院患者既需要医护人员的关心和重视，也需要来自家庭和社会的信息刺激和情感支持。

（2）患者的认知活动：患者的认知活动在两个方面不同于正常状态，一是认知功能障碍，二是有些患者会产生特殊的认知反应或认知问题。出现认知功能障碍的一个原因是进入患者角色后，患者注意力从繁忙的日常生活转移到自己和疾病相关的问题，认知活动的指向性、选择性及范围都相应地发生了变化。另一个原因是疾病的病理生理原因，使患者的脑功能受到损害。例如，糖尿病患者的血糖波动可直接影响患者的注意力、定向力、记忆和思维等；慢性阻塞性肺疾病患者的注意力、记忆力、一般智力及数学问题解答等认知功能均有损害。此外，生病和住院对很多人来说是难以承受之重，会引起应激反应，在认知方面的一种反应是注意力需集中于疾病相关事务上，有些患者还会产生异常的认知倾向。患者的认知活动具体表现为主观感觉异常、记忆力下降、思维能力受损、否认自己患病、侥幸心理、胡乱猜疑等方面。

（3）患者的情绪活动：患者的情绪是影响医患沟通最主要的因素。有多种原因致使患者情绪异常，一是需要难以正常满足，诱发了负性情绪；二是一些诊疗手段和设施引起应激的情绪反应；三是药物的副作用，如抗结核的异烟肼、降压药利血平可导致患者抑郁；四是疾病的病理生理作用，如甲状腺功能亢进等。与正常人群比较，患者负性情绪反应较大，消极情绪容易延续；患者的主导心境多是负性的。患者常见的负性情绪有焦虑、抑郁、愤怒、恐惧、孤独。

（4）患者的意志过程：患病后患者主要表现为意志行为的主动性降低，对他人的依赖性增加，如有些患者意志力减退，不能按医生的要求完成治疗，使疗效受到影响；有些患者有行为退化的现象，行为退化是患者的行为表现与年龄、社会角色不相称，显得幼稚，退回到婴幼儿时期的模式，如躯体不适时发出呻吟、哭泣，甚至喊叫，以引起周围人的注意，获得关心与同情。自己能料理的日常生活也要依赖他人去做，希望得到家人、朋友、护理人员无微不至的照顾与关怀。

2. 医生心理　知己知彼，百战不殆。医务人员要与患者良好沟通，既要针对患者的需要，照顾患者的情绪，也要了解患者对自己的行为期望，力求扮演好自己的医生角色，还要认识自己的欲望和情绪可能会干扰自己的医疗行为和医患沟通。

（1）社会对医生的角色期望：所谓角色期望是社会对占有特定位置的人的期望，包括他的认知、情感和应该表现的行为、态度等。社会中每一种身份地位的人都必须依照他的身份地位所应有的行为模式行事。即他必须按照社会对他的角色期望行事，否则无法获得社会认可和满意。医患关系的本质是一种社会角色关系，关系良好与否要看医患双方特别是医方是否扮演好自己的角色，是否按照社会对自己的角色期望去行为。当前社会对医方的角色期望主要有以下几个方面。

1）医学专家：救死扶伤是医生的天职，是医生职业能在社会中存在的根本，社会期望医生是白衣天使，能妙手回春。医生必须有足够的医学知识和技能来诊断和治疗疾病，去帮助患者解除痛苦，能提供建议去预防疾病。如果医生不能满足这方面的期望，如见死不救、误诊漏诊、医疗操作水平低下，奢谈医患关系无异于缘木求鱼、空中楼阁。医学被认为是仁心仁术，医生应珍视无价的生命和健康，不能因为纠缠经济利益而无视患者的病痛生命。

2）合作伙伴：随着社会进步，越来越多的患者具有医学相关知识和经验，对自己的疾病有一定的看法和治疗考虑，希望医生在诊疗中能尊重他们的意见，或由他们自己做医疗处置相关的决定，他们反对传统的"主动-被动"模式的医患关系。还有一些患者希望医生能在心理方面给予支持。

3）服务提供商：当今社会，越来越多的人把医患关系看成服务与被服务的关系，患者希望花钱买到称心如意、童叟无欺的服务，希望医生把患者看成上帝。

（2）医生的欲望：行为受动机和欲望直接驱使，医生在医疗中的行为也是如此。人的动机和欲望有些是有意识的，有些则是在无意中产生作用。医生的经济欲望、获得认可的欲望、控制患者的欲望、显示优越的欲望，以及自我实现的欲望通常影响着医生的行为和医患沟通。

（3）医生的职业压力和倦怠：职业压力是从业人员在从事某项职业的过程中所感受到的紧张，医生面临着的职业压力来源于三个方面。

1）工作环境和性质：医生在工作中要接触病原微生物、化学消毒剂、放射线等职业致病因子，要接触特殊的患者如精神症状患者、犯罪分子等，这些可能对医生有压力甚至产生伤害。医生每天处在医疗工作最前沿，时常面临急症抢救，经常需要精神高度紧张，而且我国人口众多，医务工作的任务极其繁重，第一线的医生作息时间没有日夜和节假日的概念。

2）职业关系：医院复杂的工作环境存在着医患、医护、上下级、科室间等多种人际关系。医疗团队间存在的如上级管理不力、同事间猜疑嫉妒、医护配合差、工作安排不合理等都会成为医生职业压力的来源。

3）社会环境：社会对医生的期望普遍较高，然而医疗卫生工作具有风险水平高、风险不确定及风险后果严重等特点。在现实生活中医生必须面对患者的病痛或死亡、患者及家属的不理解、社会舆论的指责和道德伦理的质疑。如今随着人群法律意识和自我保护意识的增强以及《医疗事故处理条例》等相关法律法规的颁布，医生在行为上稍有闪失或言行上稍有不慎就有可能导致医患关系紧张，激发医患矛盾，医生很可能成为医院暴力的受害者和医疗纠纷的被告者。

长期的职业压力会对医生产生不良影响，如失眠、头痛、心悸等生理变化和易怒、急躁、攻击性、焦虑、抑郁、记忆力下降等心理变化。特定的心理压力可导致免疫系统功能减退，诱发高血压、低血压、心律失常等多种疾病。职业压力可导致医生的消极行为增多。职业倦怠是职业紧张最严重的后果。职业倦怠是指个体由于长期工作压力所致的以情绪衰竭、低成就感以及非人性化等为主要表现的症状群，可导致对工作产生厌恶，对服务质量退化或对服务对象漠不关心。医生一旦产生职业倦怠就会在工作中缺乏救死扶伤的职业精神，出现工作投入减少、做事敷衍、有畏难情绪、工作效率下降等现象。职业倦怠可以导致医生出现医疗差错，后者反过来又会加重倦怠症状，从而形成一种恶性循环。职业压力带来的不良情绪和进一步的职业倦怠不仅会干扰临床诊疗过程中的思维和操作，也会影响医患沟通。

### （二）医学与心理学的关系

医学和心理学都重点研究人类，医学主要研究健康和疾病的相关问题，以治疗和预防疾病、促进人类健康为目的。心理学研究心理现象，旨在人类更好地自我认识，有助于心理的健康发展。两个学科相互独立但又有共同之处，使得两个学科能相互促进。

1. 心理学的诞生和发展离不开医学　在哲学心理学时代，一些杰出的医学家就对心理现象进行了思考并提出真知灼见。西医之祖希波克拉底提出体液学说，古罗马医生盖伦在此基础上提出胆汁质、多血质、黏液质和抑郁质四种气质类型，这个分类依然被心理学采用。我国医学典籍《黄帝内经》中也有丰富的心理学思想，如"喜怒不节，寒暑过度，生乃不固"，也就是说，情绪或意志波动过于激烈或持续过久，会使脏腑功能失常，发生紊乱而致病。近代基础医学关于脑和神经系统的成果增进了人们对心理现象生理机制的认识，基础医学的研究方法也促进了心理学由哲学心理学到科学实验心理学的转变，心理学之父冯特本人也是生理学家。目前，医学检查设备如功能性磁共振等是心理学家研究的重要手段，精神药物的相关研究也增进了对心理现象的认识。

2. 心理学有助于医学的完善　传统医学遵循生物医学模式，把患者看成细胞堆积物、器官组合，而忽视了心理社会因素在疾病发生、发展和转归中的作用，也忽视了健康中心理健康的内容，当前生物医学模式碰到了难以解决的问题，如合理解释心脑血管等疾病的发病机制和治疗效果等。因此，医学界倡导生物-心理-社会医学模式。应用心理学的理论和方法来研究有关心理问题，有助于解决医学的困境，促进它的发展和完善，这就是医学心理学发展兴旺的时代背景。

## 三、心理学在医患沟通中的作用

沟通是信息交换的过程，信息的编码、发送、传输、接收、解码、反馈等各个环节都与认知、情感等心理过程有关，它是社会心理学的研究内容之一。学习心理学特别是社会心理学、人际关系心理学的有关内容，对医患沟通有以下作用。

### （一）形成重视医患沟通的观念

1. 医患沟通是疾病诊断的需要　疾病诊断的前提是对疾病起因、临床表现、发展过程了解，要求医生与患者及其家属沟通来采集病史，这一过程的质量决定了病史的可靠性和完整性，在一定意义上也决定了疾病诊断的正确性。传统中医疾病诊断强调的四个基本环节——望、闻、问、切不可偏废。生物-心理-社会医学模式更要求医生通过有意识的医患沟通，全面收集和评估患者的资料，包括心理社会方面的病因、心理方面的问题和社会功能方面的问题。

2. 医患沟通是临床治疗的需要　知情同意是现代医学的基本伦理，它的实现必须通过有效的医患沟通。越来越多的患者希望参与医疗决策，这更要求医患双方进行有效沟通。显然，不同社会文化背景、不同的患者，对医疗活动的理解、对医疗服务的需求和期望也不同，形成医疗决策前必须通过沟通以掌握他们对医疗服务的具体期望和需求，了解他们对医疗活动的疑虑。满足患者的合理需求，消除其疑虑，促使医疗决定的执行。患者的心理问题常常要通过医生的言语、行为而不是药物解决，如患者疑惑认知的解除、激动情绪的安抚都要依靠有效的沟通来解决。

3. 医患沟通是疗效评价的需要　只有通过医患沟通才能了解患者对治疗的心理感受和生理反应。医患沟通是提高满意度，减少医患纠纷的需要。患者不仅需要解除生理的痛苦和疾病，还有社会交往和尊重等社会性需求。医生能有意识地与患者交谈，不仅可满足患者社交的需要，还能让患者产生被尊重的感受，能增加对医生的好感。临床上相当一部分医患纠纷不是医疗技术服务的原因引起的，而是由于医患之间的沟通不畅或是交流质量不高造成的。由于医患相互沟通不够，致使患者对医疗服务内容和方式的理解与医护人员不一致，进而信任感下降，导致医疗纠纷。因此，掌握主动权的医生在临床上应当充分沟通，及时沟通。需要澄清的是，医生既要重视有意的沟通，也要注意自身的言行举止、穿着打扮，这些能在不经意中向患者传递信息，在患者心中产生良好的印象。

**（二）理解沟通过程**

沟通是人与人之间的信息交流过程，是一个相互影响、相互作用和协调操作的动态过程。一般要经过几个环节：信息发出者编码，通过一定途径发出信息；接收者进行解码，获得信息；重新编码，通过一定渠道反馈信息；发出者接收反馈。医患沟通也是如此，它的每个环节与认知过程有关。

1. 沟通的多个环节要知觉理解　对同一个事物和同一句话，不同的人会有不同的理解。医生要尽量采用通俗易懂的词语而不是专业术语与患者交谈。专业术语患者不能解码，除浪费医生的宝贵时间外，还有可能增加患者的疑惑。医生与患者很可能存在经济、社会地位不同，同样词语如"便宜"，医生认为的便宜东西有可能对患者而言是很昂贵的东西。

2. 集中注意力是顺利进行沟通的前提　注意力不集中，不能理解对方的信息，不能及时反馈。因此，医生要选择患者关注的事情展开交流，选择患者情绪平稳、注意力集中的时间进行交流，最好能安排在无干扰的场所。交谈中注意观察患者的反馈是否及时和恰当。当然，医生更要专注，不能心不在焉。治疗性的沟通效果十分依赖于记忆，患者记不住医嘱就谈不上执行医嘱。因此，如何清楚地告知患者并让其理解、牢记医疗处置方法，也是沟通技术。

**（三）了解不良情绪预防和处理的方法**

不良情绪影响患者的治疗配合程度和治疗效果，可能引发医患冲突。医生要通过医患沟通预防患者不良情绪的产生，及时有效地减轻、消除患者的不良情绪。满足患者的合理需要能有效地预防不良情绪。例如，医务人员可用安慰言语让患者觉得生命有了保障；为疾病及时诊疗提供相关信息，包括疾病的诊断和预后、治疗计划、治疗效果、治疗的配合方法、意外情况的解决办法、主管医生和护士的技术水平等，从而增强患者战胜疾病的信心，进而满足患者的安全需要，减少恐惧。又如，医务人员与患者特别是既往习惯于指挥别人的患者交谈时注意称谓、言谈语气，尊重患者人格，保护患者秘密和隐私，医疗决策时做好患者的知情同意，力求满足患者的尊重需要。医患沟通能矫正错误认知、引导宣泄、提供信息，进而缓解患者的不良情绪。

**（四）认识医患沟通的针对性**

不同的患者有不同的个体特点和情绪状态，因此，医生与不同患者的沟通方式应不同。例如，对于内向敏感的抑郁质患者，多鼓励，多陪伴；而对易冲动的多血质患者，避免刺激，言语简洁明了。

# 第四节　行为学基础

## 一、行为学的概述

### （一）行为和行为学概念的界定

对于行为，其实是在三种学术意义上理解的，第一种指具有一定目的性，并能从外部获得感知的各种活动，这种理解接近动物行为学的观点；第二种是行为主义心理学派的观点，指机体对外界刺激的反应，包括可观测到的动作和生理反应，是对刺激的应答；第三种是认为行为包括外显的活动，还包括内隐的活动，如欲望、知觉等，也就是说行动也包括了内在的心理活动。本书采用第一种理解。

对于行为学，学界存在两种层次不同的理解：第一种认为行为学（behavioral sciences）是一个学科群，是包括心理学、人类学、社会学、生物学、管理学等众多学科研究成果在内的学科群，因为这些学科都从各自的学科视角出发研究关于人的行为规律。这种意义的行为学，与包括物理学、化学、生物学等在内的自然科学和包括社会学、经济学、政治学在内的社会学并列构成整个科学。第二种理解立足于梅奥人际关系学派的理论基础，一开始着眼于研究工作环境和管理过程中个人和群体行为，又称为组织行为学（organization behavior），是现代管理科学的重要组成部分。现伴随着各种研究手段的更新、各学科成果的推助逐渐发展为一门研究自然和社会中人和动物的行为的科学。它不仅考查组织中人的行为，重视人际关系、人的需要、人的作用和人力资源的开发利用；同时作为一门应用科学，也与一些相关学科相结合形成了不同的分支学科，如消费行为学、金融行为学、行政行为学等。本书采用第二种理解，这也是当下研究的主流理解方式，即行为学是一门研究行为的科学。

### （二）行为学的内容

1. 人类行为的特征

（1）一般特征：人类行为具有动物行为的一般特征。第一是遗传性，一些本能行为，如新生儿的吸吮行为，这都可以通过遗传获得。第二是获得性，基于种系发展和个体发育的生理基础，人类能够通过各种学习活动获得很多行为能力，如言语、劳动等。第三是适应性，人类能通过修正行为或产生新的行为，来适应环境的变化，从而有利于个体保存和种族延续。

（2）独有特征：除上述的三个人和动物都具有的一般特征外，人类行为还有以下四个独有的特征。第一是能动性。大多数动物在面对外界环境时，大都采取的是消极被动的方式，接受环境的变化并受其支配。而人类因大脑独特的思维能力，展现出强烈的求知和实践的能力，在主动探求自然和社会规律，并改造人类世界的劳动实践中，具有目的性和计划性地营造生活条件。这一能动性也使得在人类出现的短短300万年的时间里创造了前所未有的巨大的社会生产力。第二是社会性。人类在漫长的成长过程中逐渐形成和制定了成体系的社会行为规范，就好像形成了一种社会契约，人类要遵守契约才能维护社会的稳定和发展。因此人类需要受制于这种调控和约束。第三是差异性。在自然界，同一种族动物的行为差异几乎是微乎其微的，而人类则不然。根据历史学、人类学、生物学、心理学等种类学科的研究成果都表明，不同时代、不同地域、不同民族、不同年龄的个体在行为方式上可能千差万别。第四是可塑性，动物行为主要的本能是遗传的，而人类的行为却更容易受到后天环境的影响。"近朱者赤，近墨者黑"，便指出外界对于个人行为影响之深。

2. 行为的产生机制　人类行为产生的机制在学界有三大主流的研究论述。

（1）精神分析理论（classical psychoanalysis）：认为人类的各种行为主要受内在本能活动的驱使，与一些个体潜意识中的矛盾冲突、欲望有关。

（2）行为主义理论（behaviorist theory）：认为人类的各种行为主要受外部环境的影响，是针对环境刺激的反应，行为是在环境中学习的结果。

（3）人本主义理论（humanistic theory）：认为行为是自身内在的需要与周围环境相互作用的结果，它既有内在固有的决定因素，也有外在环境的影响。

3. 行为的影响因素　人类行为的影响因素可以分为三个方面。

（1）生物因素：遗传行为，特别是本能行为提供了物质前提，这也使个体间的行为差异成为可能。大脑特别是额叶作为行为的计划、发动、控制的神经中枢，其发育水平和发挥效用的能力是行为产生的决定性因素。多巴胺等神经递质水平、甲状腺素等激素水平也都与行为的产生有着密切的关联。

（2）心理因素：个体的需要、动机、兴趣、价值观等个性倾向性则是行为的心理动力，个体倾向性的不同，导致的行为类型和方式也常常不同。能力、性格、气质不同的个体进行同样行为时，活动的效率、表现风格也不尽相同。并且，个体情绪和态度对行为的产生也有直接的影响。

（3）社会因素：社会舆论、风俗、时尚等都是影响行为的重要力量。尤其进入信息社会，信息的急速膨胀和更新速度的惊人发展，导致了人类行为成本的下降，行为速度的不断提升，行为方式和路径的极度扩展。

## 二、医学与行为学

### （一）医学行为学的内容

医学行为学是应用行为学的理论和技术，研究医学领域行为规律的边缘性学科。它具体的研究内容包括健康促进行为和不良行为、疾病行为、医疗行为、保健和医疗管理行为等。其中，与医患沟通密切相关的内容还包括患者的求医行为和遵守行为。

1. 求医行为（health seeking behavior）　是指在个体发现或被发现有躯体不适或产生病感时寻求医疗帮助的行为，可分为主动求医行为、被动求医行为和强制性求医行为。主动求医行为是指人们为治疗疾病、维护健康而主动寻求医疗帮助的行为，是人们通常的求医行为；被动求医行为是指患者无法和无能力作出求医决定和实施求医行为，而由第三者帮助代为求医的行为，如婴幼儿患者、处于休克昏迷中的患者、垂危患者等，必须依靠家长、亲友或者其他护理人员的帮助才能发生求医行为；强制性求医行为指公共卫生机构或患者的监护人为了维护人群或患者的健康和安全而给予的强制性治疗的行为，主要对象是有严重危害性的传染性疾病患者和精神病患者。

一般来说，从患者感知症状到求医要经历三个阶段：症状的体验和认识阶段、接受患者角色阶段、作出求医决定与寻求医疗帮助阶段。

感知到症状的患者，对是否求医的决策与人生其他决定一样，有权衡利弊的过程。求医可以解除痛苦和疾病，但要付出代价：第一是心理的代价，首先要承认自己正处于需要帮助的弱者地位，还要做好求助被拒绝可能带来的自尊损伤的心理准备。第二是社会代价，在国内，很多求助者带有一种回报的心态看待医生救助患者的行为。因此，部分求助者在考虑自己经济状况时会产生不求助的回避回报心理，或送礼才能得到良好治疗的扭曲心态。第三是其他代价，包括经济、精力和时间等方面的损耗。只有个体获得的认知为求助的获益大于代价时才会产生积极的求助行为。

因此求医行为，与个体的生理、心理和社会等方面的因素都存在关联。如患者对疾病性质和严重程度的认知水平、对症状或不适的心理体验及耐受程度，以及个人社会地位和经济状况、当地医疗条件的便利与否、既往求医的经验等都会影响求医行为的发生。

2. 遵医行为（medical compliance behavior）　是指患者遵从医嘱进行检查、治疗、控制饮食和改变生活方式以预防疾病复发等行为。遵医行为是患者主动自愿地采取行动执行医嘱，良好的遵医行为对疾病疗效和疾病转归的起着决定性作用。各种方式的不遵医嘱的表现则容易导致难以预料的医疗后果，不遵医嘱表现包括自主改变服药剂量、减少服药天数或次数、不按时复诊、不执行或改变其他医嘱如饮食控制等。

影响患者遵医行为的因素，主要有以下几方面。

（1）患者对医生的信任和满意程度：医生的知名度、服务态度和服务质量，直接影响患者对医生的信任和尊重程度，也影响着患者对医生发出的信息和劝告等医嘱的遵守程度。

（2）疾病种类、严重程度以及患者的就医方式：慢性病患者、轻症患者和门诊患者不遵医嘱的情况较多；急性病患者、重症患者和住院患者对医嘱改变较少，遵医率较高。

（3）患者的主观愿望和医生治疗措施的吻合程度：例如，患者希望用中药治疗，而医生开列的是西药；患者希望做理疗，而医生却给他打针吃药等此类情形产生时，也就是说当医患双方发生想法或者行为矛盾，并且沟通不畅时，不遵医行为产生的可能性就大幅提高了。因此，医生必须及时了解患者对自身疾病性质、病因和治疗的观念，发现误解并做出有效的沟通和说明。并且，根据患者年龄、性别、性格等差异，采用相应的医嘱方式，在获得患者充分理解的基础上建立医患之间的信任并得到配合，从而产生相对准确完整的遵医行为。

（4）患者对医嘱内容的理解和记忆，以及治疗方式本身的复杂程度：医嘱中的一些医学术语可能会让患者产生理解偏差；服用的药物种类繁多、服用方法复杂且剂量不一致，以及治疗方式过程的复杂程度，也会造成遵医行为的偏差。对于老年人、文化认知程度偏低、智力障碍者这种遵医行为偏差产生的概率更高。此外，其他原因产生的医患紧张关系也常会阻碍遵医行为的顺利发生。

**（二）医学与行为学的关系**

医学和行为学本是不同的学科。医学以人类健康为宗旨，注重研究疾病的发病原因、发病机制、诊断、治疗和预防等，注重健康的维护。传统医学研究一开始采用自然科学的方法将人作为自然的生物来探究疾病产生的原因和治疗的可能，随着生物-心理-社会医学模式的兴起，医学开始越来越注重研究人的心理和行为对疾病的影响，主要侧重于研究异常的病理行为如成瘾行为等。行为学则研究人类行为产生的机制和作用的机制，旨在揭示人类行为的规律，进而预测和控制个体的行为，促进人的潜能发挥。行为学更注重人的心理因素和社会因素，侧重点在对正常行为的研究。

可见，行为学和医学的共同研究领域都是关于人和人的行为的研究。首先，医学的研究技术和理论被用于研究行为人的生理基础和生理效能，产生行为神经学、行为遗传学、行为药理学等新型交叉学科。其次，行为学本身是运用心理学、人类学、社会学等理论成果与科研技术来从事行为的科学研究，而心理学、社会学等与医学交叉形成的学科医学心理学、社会医学则是现代医学的基础学科。因此，行为学和医学不仅拥有共同的研究来源，并且在所获得知识成果上也有着可观的一致性。最后，两个学科研究领域存在交叉部分：与健康和疾病相关的行为，也由此产生了两个交叉学科：行为医学（Behavioral medicine）和医学行为学（Medical behavior）。其中，行为医学在近年来受到了广泛的关注和重视。

1977 年，第一次行为医学大会在美国耶鲁（Yale）召开。会上提出了行为医学的暂行定义："行为医学是研究和发展关于行为学中与生理健康和疾病有关的知识、技术，以及把这些知识、技术用于疾病的预防、诊断、治疗和康复的科学领域。"行为医学是在行为学和医学取得重大发展的基础上，在科学体系发生激烈变化、学科出现高度分化和高度综合的历史背景下逐渐形成和发展的。重点研究那些与人的健康、疾病关系十分密切的行为，如研究有利于身心健康的行为或生活习惯，研究有害健康行为的发生、预防、矫正措施。医学行为学研究领域和知识与行为医学有很大的重叠，它除了研究患方的行为外，还研究医疗人员、医疗和卫生保健机构、医疗管理机构的行为。

## 三、行为学在医患沟通中的作用

行为学是探索人类行为的科学，它的知识和技术能在医患沟通中产生以下的作用。

### （一）预测、理解患者的行为

患者的不同行为——求医行为、遵医行为、逃避行为和攻击行为等，有些是社会期望和鼓励的，有些是不被希望的，行为学能为医生预测、理解这些行为提供科学的理论基础。

### （二）调节患者的行为

行为学旨在探索能塑造、激励和矫正人的行为的系统化技术。例如，通过物质奖励提高员工的工作积极性，提升员工的自主权，调动其创造性等。在医患沟通中也可以借鉴这些研究成果和技术去调节患者的求医和遵医行为，如采用消退技术消除患者的依赖退缩行为，患者有积极主动表现时及时给予物质或精神上的鼓励。

### （三）改变患者的态度

态度是指个人对某一对象所持有的评价与行为倾向，人们对一个对象会作出赞成或反对、肯定或否定的评价，同时还会表现出一种反应的倾向性，一个人的态度对他的行为具有指导性的、动力性的影响。态度形成之后往往比较持久，但也非一成不变，它会随着外界条件的变化而变化，从而产生修正行为或新的态度。因为患者对疾病性质的了解程度、治疗方法的繁简性和医务人员的态度好坏都会或多或少地影响治疗进程和效果，因此采用行为学的技术去修正、改变患者的态度，就有可能提高遵医率。

**（四）解释疾病的原因**

在医患沟通中，患者常常关心自己出现疾病的原因。行为医学中关于人类行为的健康、损害行为等方面的知识有助于帮助患者从生理、心理等多个维度上提高对病情的认知和把握，从而缓解因误会和沟通不畅导致的医患关系紧张的情况，促进医疗行为的开展。

## 【思考题】

1. 简述社会学在医患沟通中的作用与意义。
2. 现代医学中的哪些问题为医学伦理学提出了新的研究课题？
3. 医学心理学研究内容有哪些？
4. 简述医学与行为学的关系。

## 【本章小结】

社会学是一门解释性的学科，旨在解释社会以及发生在其中的社会问题。在医疗情境中，用来解释的信息如果符合"降低不确定性、为行动提供理由、加强医患关系"三个条件的话，它就可以是重要的治疗工具。在现实情境中，医患互不理解的深层次原因在于其在社会阶层、文化、性别、年龄、宗教信仰等方面的差异。不同类型的患者对医患沟通的认知有所不同，医疗工作者应正确认识不同特征的患者对沟通认知的差异，并根据不同人群进行有针对性的沟通，避免因此而引发非技术性因素导致的矛盾和投诉。医患关系是一种伦理关系，具有普遍的伦理特征，日常医疗活动中的医患沟通必然要符合伦理道德的范畴。道德因素是产生医疗纠纷的重要原因。在医患沟通中有必要强调伦理道德规范的约束力，提倡人际交往的优良品德，提高医务人员的职业道德，提高公民的思想道德素质，建设社会主义精神文明，从而建立和谐的医患关系。心理学是研究心理现象的规律及其应用的科学。不同的患者有不同的个体特点和情绪状态。因此，医生与不同患者的沟通方式要有所不同。例如，对于内向敏感的抑郁质患者，多鼓励，多陪伴；而对易冲动的多血质患者，避免刺激，言语简洁明了。行为学是探索人类行为的科学，它的知识和技术在医患沟通中能够帮助医生预测、理解患者的行为，调节患者的求医和遵医行为，修正及改变患者的态度。

## 【Abstract】

Sociology is an explanatory science to explain the society and social problems. In medical situations, words could be an important therapy if they meet the criteria of purposes "to reduce the uncertainty, to support action, to strengthen physician-patient relationship". In practical situations, mutual misunderstanding between patients and doctors results from contrast in social background, culture, gender, age, and religious belief, etc. Individual perceptions on physical-patient communication from various patients, should be recognized. Hence, medical works can adopt appropriate communicative skills to avoid conflicts and sues related to non-technical factors. The physician-patient relationship is a kind of ethical relations and owns the common ethical characteristic. Physician-patient communication must fall into the category of ethics. Moral factors are major causes of medical disputes. It is necessary to maintain the constraint of ethics and the advocacy of virtue factors, so as to establish a harmonious relationship between doctors and patients. Psychology is the scientific study of psychological phenomena' laws and its application. Individual patient has his or her own personality and emotional states, which determines personalized communicative skills with different patients. For example, strategies of more encouragement and accompany is pertinent to sensitive introverted depressive patients, while adoption of succinct communication is suitable for patients with impulsion. Behavioral science focuses on exploration of human behavior, which might assist doctors for prediction and understanding the behavior of patients, as well as to mediate patients' compliance and to adjust patients' attitudes in physician-patient relationship.

（阳智波　李君君）

# 第三章　医患沟通模式及变迁

医患沟通模式（doctor-patient communication mode）是指在医学实践活动中医患双方相互间的信息交流方式，包括技术和非技术两个方面。专业技术方面的沟通是指医师通过沟通了解患者病史、向患者介绍病情、介绍医疗检查和治疗的意义、对身体是否有危害及患者需要承担的费用，同时尽力解除患者的心理压力，如对药物副作用的恐惧心理等。非专业技术方面的沟通范围很广、内容丰富，与医患双方的个人修养、文化水平、道德观、人生价值观、社会责任感、法律意识等相关。医患沟通的模式就是由这两个方面派生的。

## 第一节　传统医患沟通模式

### （一）帕森斯模式

美国医学社会学家帕森斯通过将医患关系与亲子关系的比较分析，认为医患关系等同于亲子关系。其相同之处表现为：其一，两种情况都涉及一个人（孩子或患者）受另一个被社会承认有合法社会控制权利的人（父母或医生）的社会控制；其二，在两种情况下，虽然父母或医生都必须表现出某种程度的感情中立状态，但事实上，两种情况又都充满了浓重的感情色彩；其三，两种关系都把注意力集中在相似的目标上，即在一段时间内使孩子或患者变为能力健全的社会成员。

帕森斯关于医患关系的分析，强调了疾病的社会性质和人际交往，而淡化了患者生理症状在医患关系中的作用。他认为疾病是对社会正常行为的偏离，必须由医生对其进行社会控制，从而突出了医患关系的不对称性，这种分析为了解医患之间的技术关系提供了有益的启示。

### （二）罗伯特·M.维奇模式

美国学者罗伯特·M.维奇曾提出三种医患关系模式。①工程模式：医生相当于一名工程师，只根据科学事实从事医疗实践，完全不考虑其他主观因素；②教士模式：医生充当家长式的角色，具有绝对的权威性，患者无选择的自由；③契约模式：医患之间的关系受一种非法律形式的有关责任与权利的契约的制约，医患双方有一些共同的利益，分享道德权利与责任，并分别对各自做出的决定负责，医生在未经患者许可的情况下，不能采取重大的医疗措施，而一些具体的技术细节则由医生负责。该模式关注了患者的参与，强调了患者的知情同意。

### (三)布朗斯坦模式

1981 年，布朗斯坦教授在《行为科学在医学中的应用》一文中提出了两种医患关系模式，即传统模式和人道模式。传统模式指的是医生具有绝对权威性的模式。人道模式则强调应该把患者看成一个有思想、感情、需要和权利的完整的人，应尊重患者的意志、权利和尊严，充分发挥患者的主观能动性，让患者自己决定自己的命运并对自己的健康负责。医生在医疗过程中仅扮演教育者、指导者和帮助者的角色，不仅为患者提供技术帮助，更要同情和关心患者。这种模式体现了对生物-心理医学模式的思考。

### (四)萨斯和荷伦德模式

1956 年，萨斯和荷伦德在《内科学成就》中发表了一篇题为"医患关系的基本模式"的文章，他们根据医生和患者在医疗措施的决定和执行中的主动性大小，提出了三种基本的医患关系模式：主动-被动型、引导-合作型、共同参与型。萨斯和荷伦德模式是目前被大多数学者接受的模式类型，也是本书重点介绍的医患沟通模式。

1. 主动-被动型（active-passive mode）医患沟通模式 是指在医患沟通中医者绝对主动，患者绝对被动，即"我是医生，你应该听我的"。这是一种具有悠久历史的医患关系模式，在现代医学实践中还普遍存在。这种模式适用于一部分在疾病过程中完全丧失意识及完全不能表达的患者，如昏迷患者、精神病患者、婴幼儿等。这种模式的原型就像父母与婴儿的关系，患者就像婴儿一样完全没有表达独立意志的可能性，一切由父母般的医者决定，其特点是"为患者做什么"，暗含着"患者必须无条件听从医生的治疗方案，并无条件地予以实施"这一命题。这种模式体现了医生代替患者决定患者的医疗问题，不必顾及对患者自主权的尊重和患者的价值观，忽视了"境遇"在伦理决策中的作用，把患者所有的价值取向全都包含在医疗价值之内。其结果可能是治愈了患者，但患者最珍视的价值、生活计划与其他的关系都遭到了破坏。

2. 引导-合作型（guiding-cooperating mode）医患沟通模式 医生与患者都有主动性，但医生的主动性更大，起主导作用；即"我是医生，你听，我教你，根据我的判断，来选择治疗方案"。患者可以提出疑问，寻找解释，并在医生的指导下执行医嘱。这种模式适用于急性病患者和文化水平较低的人群。他们头脑清醒、愿意合作，但缺乏知识和技能。这种模式的原型就像父母与未成年子女的关系，这时的子女虽具有一定的行为能力，但不成熟，需要在父母的指导下行动，其特点是"告诉患者做什么"，暗含着"患者应该配合医生进行治疗"的命题。这种沟通模式适用于高血压、糖尿病、冠心病等慢性病。引导-合作型医患沟通模式缩小了拥有力量的医务人员与脆弱的患者之间的差距，但是忽视了一个事实：需要帮助的、处于担忧焦虑的患者实际上不可能与拥有知识和技能的医生处于平等地位。因此，这种沟通模式可能导致患者对医师的机械性的依赖，在诊疗过程中不能发挥自主能动作用而影响诊疗效果。

3. 共同参与型（mutual participation mode）医患沟通模式 医患双方具有大致相同的主动性，双方相互配合，共同参与医疗决定和实施，即"我是医生，根据我的知识和经验，有以下几种治疗方案，我客观的建议是这样的；你有什么看法/你更愿意选择哪种方案？"这种模式主要适用于对慢性病和心身疾病的治疗。常言道："久病成良医"，一个患病时间较久者在他所患的疾病上，也许比一个初出茅庐的医生知道得更多。慢性病和心身疾病的防治常常要涉及生活习惯、生活方式、人际关系的改变和心理的调整，因此，医患双方共同参与制订、实施适宜的防治措施便显得十分必要。这种模式的原型就像父母和成年子女之间的关系，双方都是成熟的，具有独立意志和行为的主动性，其特点是"帮助患者自疗"，暗含着"与患者讨论，让患者知情同意，由患者决定选择做什么"的命题。其中知情同意是实现共同参与型模式的重要沟通环节，其必须要确定患者是否明白并且能否同意医生的计划。对于有足够危险性的许多介入性操作和特殊诊疗方法，就其危险、获益的基本知识，患者都应该清楚的了解，并表示是否同意，这就是知情同意。

以上这三种模式分别适用于不同的医疗情境与疾病。在特定的情况下，以上三种模式都是正确的、有效的。在实际的医疗活动中，随患者病情的变化，医务人员同患者间的医患关系类型可以由一种模式转化为另一种模式。例如，一个因昏迷而入院治疗的患者，最初应该按照主动-被动型模式处理，随着病情的好转和意识的恢复，可逐渐转为引导-合作型模式，最后，患者进入康复期，适宜的模式应该是共同参与型了。

# 第二节 以"患者为中心"的新型医患沟通模式

## 一、导致当前医患沟通障碍的因素

### （一）医疗体制缺陷的影响

1. 目前我国医疗体制存在一定缺陷，一个重要方面就表现在各级政府对医院的投入较少。医院为了生存发展，必须靠医疗服务的收入来弥补经费不足，由此产生了"看病难、看病贵"的突出问题。医疗体制的缺陷把医患双方推到经济利益对立的地位，不可避免地导致患者把矛头对准医院，把不满发泄到医务人员的身上。医务人员无力改变这一现状和根本性的矛盾，医患之间的沟通障碍难以消除。

2. 我国医疗资源相对不足、各医院的医务人员与患者的比例明显低于西方发达国家。为保证完成基本诊疗规范，医务人员忙于应付、满负荷甚至超负荷工作，缺少足够的时间了解患者的心理和生活需要，医患沟通存在困难。

### （二）唯科学主义的影响

科学的进步推动了社会的变革和医学的发展，科技发展对于医学的一个重要的影响是医疗设备的现代化。先进的医疗设备提高了诊断的准确性和治疗的效果，但同时导致了医患关系的物化。由于医生的部分体力或脑力劳动日益被更多的先进仪器和设备所代替，医生对高档仪器检查结果的依赖日趋多于对患者物理诊断的关注，形成医生看病只针对疾病本身而忽视了患者自身的状态：医患双方在感情、思想上的交流日趋减少，医患关系逐渐物化、程序化，医务人员关心的不是患者本身，而是疾病以及疾病带来的相关数据。在这种以唯科学主义为指导的生物医学模式下，人被简单化为一种像细胞、组织、器官一样的客体，而丧失了"人"的特性，而医生也成了机器的附属，被机器所操纵，医生的主动性和创造性被抑制，医患关系物化导致医患失语，因此很难谈得上和患者倾心交流，医患之间沟通的效果也大打折扣。

**（三）诚信缺失的影响**

在目前的大环境下，人际间出现了信任危机。从医患关系的小环境讲，医患关系也呈现间接性、多元化和不稳定的趋势，加上现在医疗纠纷增多，医生和患者这对本来十分默契的同疾病作斗争的战友之间增加了很多不信任因素，医患之间缺少真诚和互信，必然影响彼此间的信任和坦诚的沟通。这主要表现在：一方面患者因为专业知识的缺乏无法准确或者不能全面地向医生表述自己的病情，但又担心言之不尽贻误诊断、耽误病情；另一方面医护人员将一些患者及亲属视为潜在的投诉者，为了提高自身工作的保障系数，在与患者及其家属沟通的过程中往往把治疗结果的不确定性或医疗风险说得过重，这样虽然让患方充分知情，但同时也增加了患者的心理负担。

**（四）医学教育中人文关怀缺失的影响**

由于传统的基础教育和医学教育不重视人文教育和实践，医务人员的人文知识明显不足，人文实践能力欠缺。缺乏人文精神和人文关怀下的医患沟通表现为：与患者及其家属沟通时病症讲得多，情讲得少；在医患沟通中不能敏锐观察和尊重患者的心理感受，不会根据患方的情绪、表情、心理反应运用不同的语言和非语言的沟通方法使患者获得精神、心理的慰藉和改善，而这种失去情感投入的医患沟通，明显苍白无力，影响医患沟通的效果。

**（五）医患知识结构的差异、信息不对称的影响**

医务人员普遍文化程度较高，受过系统的医学教育和诊疗技能训练，又有医疗实践的经验，具有治愈疾病、维护健康的知识和经验的优势。大多数患者对自身、对疾病、对健康的理论知识了解较少，即使有些人接触过医学和健康知识也仅是表层的知识，对庞大深奥的医学知识不可能全面地认知和把握，他们特别难以理解人的生理和心理的差异性。医患双方面对同一个有争议的诊疗结果往往存在归因的认识性与动机性差异，这种医患双方对认知的偏差无形之中为医患之间的顺畅交流和相互理解设下了障碍。

**（六）思想观念上差异的影响**

由于受几千年来传统的医学父权主义思想的影响，一些医务人员仍抱着家长式的医疗作风和习惯，认为医疗决策不需患者同意，仍习惯于以疾病为中心的医疗服务模式，认为医患关系是一种主动-被动型的关系，对医患沟通的重要性和必要性认识不足，知情同意普遍地没有被实施于医疗的全过程。然而，随着自主意识和维权意识的增强，患方在医疗过程中对于医方的要求进一步提高，出现多元化、多层次趋势。一方面，在接受医疗的过程中，患者较为关注自身的隐私权、知情权和同意权是否得到保护和尊重，是否与医生处于一个平等的地位。另一方面，在信息社会患者能够更方便地了解到与疾病相关的知识和信息，要求更多地了解自己的治疗方案、用药及预后情况，知情同意的愿望日趋强烈。医患双方思想观念上的差异是导致医患沟通障碍的重要原因。

**（七）媒体宣传及导向的影响**

由于医学的行业专业性很强，新闻媒体工作者缺乏相应的医学知识，对医疗工作的风险性和医学的局限性认识不足，而且患者是相对弱势群体，出于同情的考虑，媒体报道往往有失偏颇；另外，也有极少数媒体为追求新闻点击率、收视率等，缺乏职业道德，进行有违事实的报道，误导社会公众，加剧医患矛盾。

# 二、构建平等、互惠、以"患者为中心"的医患沟通模式

Balint 教授于 20 世纪 50 年代中期首次在医学文献中提出"以患者为中心"（patient-centered medicine）的概念。1977 年美国精神病学和内科学教授恩格尔（Engel）提出了生物-心理-社会医学模式，指出"传统的医疗服务模式对疾病只注意生物学方面的变化，而忽略其他方面，如社会、行为、精神与心理等因素对疾病的影响"。因此，传统的医疗服务模式只有改革与创新，才能适应社会发展与人们医疗保健需求的变化趋势，使人们认识健康问题已经不再局限于生物学领域。实践证明"以患者为中心"的服务能显著改善患者的健康状况，由此强有力地促进了"以患者为中心"服务模式的推广。2001 年美国医学研究所（Institute of Medicine，IOM）认为"以患者为中心"的医疗就是尊重及回应患者所想、所需及选择，他们在医疗过程中自己能参与决策，并选择最适合他们的治疗方法，充分调动患者的积极性，参与整个治疗过程。因此，建立以"患者为中心"的医患沟通模式，对构建和谐医患沟通有着重要的意义，符合现代医疗服务模式的发展要求。

如何构建平等、互惠、"以患者为中心"的医患沟通模式？"以患者为中心"的医患沟通模式是建立在医患双方平等、互惠、互信、理解基础上的沟通，是构建和谐医患关系的重要基础。

## （一）从生物-心理-社会医学模式出发，全面了解患者

世界卫生组织提出的健康概念是："健康是指一种身体、心理和社会的完善状态，而不仅仅是没有疾病和虚弱的状态。"显然，医院和医务工作者不仅要关心人的身体疾病，还要关心人的心理、社会、环境、技术（医疗）等影响人身心健康的各种因素，即知道什么样的人患了什么样的病。"以患者为中心"的医患沟通模式，强调沟通过程中不仅有患者疾病信息的沟通，还要有的患病信息的沟通。疾病是患者身体组织、器官功能的异常状态，其由医生根据患者身体组织结构或器官功能的异常来监测、判断出来的，是一种客观的概念；患病则是患者自身对身体不适的主观感觉与经验的反应，是一种主观的概念。因为不同患者具有不同的年龄、性别、文化背景、社会地位、周围环境、经济条件、生活习惯等，所以不同患者对同一疾病的主观感觉不尽相同、患病信息各异。因此，通过以"以患者为中心"的医患沟通模式，要求医务人员从患者心理、社会、医学的三维角度进行思考，通过沟通对患者和疾病均有全面和完整的认识，要求医务人员收集患者心理和社会方面的资料，如性格、生活行为习惯、信仰、家庭、职业、教育、人格特征、社会地位、社交和工作情况等资料，尤其应留意患者的感受、情绪、对疾病的认知度、对沟通和预后的期望值，并运用观察、交谈、心理测试、问卷调查等方式进行心理分析和评价，充分考虑患者个体的需要，选择人性化、个性化的沟通方式。

## （二）运用"以患者为中心"的沟通模式、采用个性化沟通方式全面告知

医生应该在坚持充分、真实、及时及精确的原则下，根据疾病共性与患者患病个性相结合的原则，以通俗易懂的语言对患者给予病情告知。告知内容应该全面，包括技术层面的：患者的疾病信息、诊断及治疗计划、是否有替代方案，各种治疗计划、方案的利弊、费用及效果，接受及拒绝治疗方案的后果，医院的医疗技术水平、所具备设备设施等，是否需要转院、转诊等；非技术层面的：价值观念、伦理观念等，并给予患者理

解、关怀及爱护；在了解患者的个人习惯、个人的生命周期、社会环境及生活背景的基础上，告知患者疾病的治疗及预防相关知识、纠正不良的个人习惯、帮助患者明确"为什么会患这样疾病？"，达到防治疾病的目的。即通过个性化医患技术沟通帮助患者了解疾病的诊疗方案、治疗效果，认识疾病的预后；通过非技术层面沟通，消除患者对于疾病的恐惧、焦虑及担心等，实现全面和谐的医患沟通。

**（三）在平等、互惠的基础上实现"以患者为中心"的医患沟通，达成共识**

患者和家属在充分考虑、对信息充分理解、权衡利弊情况下，正确地认识疾病及诊疗的价值及风险，在平等的原则上，提出相关问题，并要求医方给予详细的解释、回答；在互惠的基础下，对自身所患疾病的感觉、担心及恐惧心理，对医生治疗方案、措施与态度的期望进行阐述；一段时间后，双方再次信息互馈，双方通过讨论或协商，结合患者的个体，制订恰当的诊疗方案，这种在平等、互惠、以"患者为中心"沟通的前提下制订的诊疗方案是建立信任、尊重和理解的基础，可以避免医方强行要求患方接受医方的观点，避免强求患者及时接受医方的治疗方案和压抑患者的情绪，让患者充分表达自己的意愿，确保作出的决定是自主的，同意是自愿的。医患双方充分沟通后，共同制订未来的诊疗计划，达成共识，让患者认识诊疗的价值和风险，同时给予患者和家属希望和信心，从而治愈疾病，使患者达到身体、心理和社会的和谐状态，这样才能真正避免沟通障碍，减少医疗纠纷的发生。

# 第三节　网络环境对医患沟通的影响

随着网络信息技术的迅速发展、移动网络及智能手机等即时通讯工具的广泛普及，医学行业也进入了信息化时代，基于网络平台的医患沟通方式及途径应运而生。目前在医疗卫生系统发达的国家，如以色列、美国、欧洲等，网络、电子邮件、手机、短信、远程医疗系统、互动视频、网络摄像头、个人健康档案等逐渐替代传统的面对面医患沟通，成为新型的医患沟通方式。

## 一、网络医患沟通的主要形式

**（一）网络在线咨询及远程诊疗**

作为信息化时代的医疗卫生行业，正通过网络缩短着医患之间的距离。医生和患者通过网络传输文字、图片、视频信息等方式进行交流，在线医师及时解答，提供专业医学咨询，同时可为患者完成病历分析、病情诊断，进一步确定治疗方案，满足不同地方的有效合作，为患者提供一个更方便、快捷的交流渠道，使偏远患者足不出户就能解决健康问题。

**（二）建立健康档案**

利用网络技术给每位患者建立在线个人健康档案，网站向患者提供进入电子病历的账号，患者通过网络远程访问完善自己的健康档案。健康档案的内容可涵盖现病史、既往史、家族史、诊断治疗情况、检查结果，是一个动态、连续、全面的资料，患者及医师可以通过上网查询或记录患者的健康信息，不受时间及地点的限制。网站可帮助患者分析医学检验结果，提供病历小结，开处方药，在线与医生进行沟通等。

### （三）手机和电子邮件

手机和电子邮件的广泛运用，已经成为传统的面对面医患交流以外的选择方式。电话咨询及 E-mail 比面对面求医时间更短、更方便，提高患者对自身医疗的参与度。对于尴尬的问题可减轻患者对自身疾病的心理负担，并减少沟通中语言的限制。合理运用电话咨询及 E-mail 能给予持续医疗帮助及节约时间，尤其是对于边远地方的患者，可减少路上奔波的劳苦，突破地理限制和资源限制。

### （四）互动多媒体

传统的沟通方式仅停留在口头讲述上，加之医患双方专业背景及理解能力的不同，大多数患者就诊时并没有理解医生所说的话，即使当时了解了，一半数量的患者也会忘记。而互动多媒体将文字、图片、照片、声音（包含音乐、语音旁白、特殊音效）、动画和影片，以及程式所提供的互动功能，可更加形象、直观、具体地向患者进行讲解，帮助患者更加了解医学知识，增加患者参与治疗方案选定的机会，明显提高患者就医的满意度及依从性。

### （五）微博、微信

通过电脑、手机端在微博、微信上以文字的形式更新信息，通过转载的形式实现即时分享，是许多年轻医生表达自我的方式。医务人员通过微博及微信来发布实时信息，为广大患者进行健康教育及科普宣传，同时发表日常医疗活动中个人对于生活、生命及健康的感悟，让广大患者了解医师的精神世界，有利于医患的非技术层面的沟通；同时可为改善医患关系提供大量翔实的信息，如"押医游行""南京护士被打事件"等报道，医疗界通过微博、微信将事件始末用群众能够理解的科普知识来为大家解释，还原事实真相。

## 二、网络环境下医患沟通存在的问题

基于网络平台的医患沟通拓宽了现代医患沟通的方式，缩短了医患沟通的距离，有利于改变医疗资源分配不均现象、实现医疗资源共享；有益于节约就医成本及时间；有利于提高全民的健康素质、改善医患关系，但也存在一些问题。

### （一）患者过分依赖网上看病

由于目前我国医疗资源紧缺，长时间排队挂号、做检查促使患者网络看病，网络看病不用挂号、不用排队，不用考虑医院里来回奔跑带来的方便，但实际上医生对患者进行诊疗除了询问病史，还需要进行详细的体格检查（包括视、触、叩、听诊），并进行相关的实验室及影像学检查，才能作出最后诊断及制订治疗方案。医患沟通包括语言及非语言沟通，网络看病无法实现非语言沟通，同时存在语言沟通障碍的可能，因此医患获取信息量单一，常常导致沟通不全面；而网络看病给予患者的建议没有基于患者的医疗记录和病史，误诊率大。

### （二）网络疑病症者增加

随着网络的普及和人们对自我身体保健意识的逐步提高，经常会有许多人在网络上点击一个与自己相似的疾病，把网络上描述的症状，跟自己的感受加以对比，觉得很像在说自己，于是就怀疑自己也患了这种疾病，这种疑病症的病源来自网络，被称为"网络疑病"，随着网络的普及，这类患者已越来越多。

**（三）网络医患沟通法规不健全**

目前我国关于网络的相关法律条例不完善，有网友通过微博、BBS等平台可随意发布消息，恶化医患关系，诋毁医务人员形象的现象。在网络这个虚拟世界里，医生资质无法核实，如果出现问题，患者将无法找到网上医生，责任很难追究，相关部门也无法对具体的诊疗行为进行调查取证；患者病情变化莫测，通过网络单纯询问几句无法完全了解病情，如果出现错误指导或者病情延误，谁来承担责任？因此，网络上的医患沟通，医患双方的安全性、隐私性和法律责任尚无法保障。

**（四）网络诊疗的真实性、可靠性不足**

网络医患虽然可以方便患者随时随地与医生进行交流，减少了急诊患者的数量，但同时也增加了医生的工作负担，影响了他们正常的休息时间，因此只有极少数的人愿意将手机号码及E-mail告知患者，仍然存在医疗资源不足情况。因此，目前网络诊疗存在"陷阱"。①通过百度等搜索引擎求医，使用最多的网页是"专家免费咨询"。但在线咨询除了正规的医院及临床医生外，还有民营医院雇佣的医托。当咨询者输入症状，网站会自动弹出一个"专家在线咨询"的对话框。询问一些症状后，就会建议患者前去医院检查，并声称某些慢性病（如糖尿病、高血压、肾衰竭等）可以治愈，并给出"网上预约免挂号费""检查费减半"等优惠。这会促使患者盲目做检查，耽误病情且使患者付出不必要的经济负担。②医生的博客、微博。通过实名制认证的医生博客很受广大患者的欢迎，但一些博客和微博披着医生外衣，实则为了卖药。而且网上开出的药方千差万别，而网络上买的药更是无法辨别真伪。

## 三、网络环境下医患沟通的应对策略

**（一）提高患者对网络求医的认识**

网络只宜咨询，不可诊治。网络在线咨询为慢性病患者、边远地区等提供健康咨询，充分调动患者的积极性，这只是为看病提供方便，但并非真正的就医，如果看病，仍需与医生面对面，通过医生的问诊、体格检查及相关的实验室检查充分了解病情再予对症处理。医托或者"假医生"提供的处方、药物均是不可取的，需选择正规的医院系统进行治疗。目前，大部分患者看病前根据自身症状在网上搜索相关资料，可以使患者及其家属初步了解疾病的有关知识，同医生进行沟通时更易理解医学专业术语，但是遇到实际情况需听医生的，不能一味从网页中看病。尤其是网络疑病症患者，同一症状由于其发病人群、性别、年龄、生活背景不同，所患疾病就不同，不能盲目根据某一症状判断自己患了某种绝症。同时，这部分患者性格比较敏感，应修复性格，严重者可进行专业心理咨询。

**（二）规范医疗网站的建设**

由于便捷、便宜，网上问诊渐受追捧，同时非法医学网站也活动频繁，为避免在网络求医中被骗，患者应提高鉴别意识，确定医生的资质。同时，网站应对注册的医生及医院采取实名制审核，上传身份证号码或者医师资格证编号等。患者在选择医疗机构网站时，也需注意选择正规的、有知名度的医疗网站。

ff

### （三）完善相关法规，加强监管

为应对越来越多的网络求医活动、保护医患双方的合法权益、规范网络医疗活动的行为，卫生行政部门应该会同法律部门，制定相应的法律、法规及条例，做到有法可依；并加强监督，打击非法行为，才能充分发挥网络环境下医患沟通的积极面，避免其不利影响。原卫生部发布的《互联网医疗保健信息服务管理办法》规定不得从事网上诊断和治疗活动，非法提供网上医疗信息将予以处罚。如何完善相关法律、法规及条例，并具有可操作性，尚需进一步探索。

总之，基于网络平台的医患沟通，如其他新生事物一样，需要用发展的眼光来看待它，如何扬长避短，尚需进一步探索，改善医患关系任重道远。

## 【思考题】

1. 萨斯和荷伦德模式把医患沟通模式分为哪些类型，各类型的特点是什么？
2. 以举例的方式解释什么是"以患者为中心"的医患沟通模式？
3. 如何构建平等、互惠、"以患者为中心"的医患沟通模式？
4. 网络医患沟通主要有哪些形式？
5. 简述基于网络平台的医患沟通的利弊。
6. 在网络发达的当今社会，如何规范网络医患沟通，避免"魏则西事件"的发生？

## 【本章小结】

医患沟通模式指在医学实践活动中医患双方相互间的信息交流方式，包括技术和非技术两个方面。传统的医患沟通模式包括帕森斯模式、罗伯特·M.维奇模式、布朗斯坦模式以及萨斯和荷伦德模式。由于多方面的影响导致我国当前医患关系紧张，因此2001年提出了"以患者为中心"的新型医患沟通模式。在医疗过程中，医生需尊重及回应患者所想、所需及选择，让患者能参与决策并选择最适合自己的治疗方法，以充分调动患者的积极性。目前医学行业进入了信息化时代，医患人员通过在线咨询及远程诊疗、建立健康档案、手机和电子邮件、互动多媒体、微博和微信等进行网络沟通。但同时也存在过分依赖网络、网络疑病症、无法律保障及不真实等问题，所以针对网络医患沟通需提高患者对网络求医的认识、规范医疗网站建设，完善相关法律、法规，加强监督管理，以改善医患关系。

## 【Abstract】

Physician-patient communication model refers to mutual exchange of information involving both doctors during medical practice, including both technical and non-technical. The traditional physician-patient communication models include Parsons model, Robert M. Veitch model, Bruntein model and Szasz-Hollender model.

Due to tense physician-doctor relationship in our country currently, it calls for reform on the traditional pattern of medical service. In 2001, patient-centered mode was raised as involving patients' thought, needs and willing in the whole process to personalize treatments. In this model, patients are encouraged to take active participation in their medical decision making.

　　With the explosion of information technology and the popularization of instant messaging tool，medical industry also has entered the era of information. Nowadays，clinical practice has deployed many new tools，including phone messaging，email，interactive multimedia like Blog and WeChat，etc. Hence，it witnesses a rapid growth of online physician-doctor communication and remote medical services，including consultation and prescription，establish of health records. But there are issues and pitfalls：1）the patients rely excessively on network to seek a doctor；2）cyberchondria；3）less guarantee in law on safety and privacy of both doctor and patient；4）issues of security and authentication. Conclusively，the online physician-patient communication demands comprehensive understanding of seeking-doctor-online，standardized construction of medical-related website，improved relevant laws and regulations，enhanced supervision and management to strengthen physician-patient relationship.

（戴小明　胡红娟　郑爱明）

# 第四章 医患沟通的基本原则与技巧

## 第一节 医患沟通的基本原则

医患沟通是一门艺术，把握好医患沟通的原则对获得良好的沟通效果、建立和谐的医患关系有着重要作用。在医患沟通时应遵循下列基本原则。

### 一、尊重原则（respect principle）

尊重患者是获得良好沟通的基础与前提，根据马斯洛的"需要层次论"，认为获得尊重、实现自我良好的人际交往是人们终生追求的目标和高层次的需求。尊重患者就是尊重对方的权利，维护患者的人格尊严，双方应在人格平等的基础上互相交流，同时还要包容患者家属的心理、语言、个性、习惯等。沟通者不仅要从心理上尊重患者，更要从沟通的过程中表现出对患者的尊重。表达尊重主要体现在对患者的关注、倾听和适当的共鸣；耐心倾听患者的想法，感受患者的情绪，用和蔼的态度解答患者的疑惑也必不可少。

### 二、医方主动原则（doctor active principle）

一般而言，医患双方的技术沟通以医务人员处于更主动的地位。相对于患者而言，医务人员掌握了更多的医学知识和技能，在技术上"医"是内行，"患"是外行（特殊情况除外）。在技术沟通过程中，一般是医方主动提供医疗方案，然后由患方选择。在非技术沟通方面，由于患者身患疾病，容易受不良情绪和异常情感的控制，医方的主动态度有利于和谐医患关系的建立。

### 三、专业原则（professional principle）

医患沟通的一个主要内容是患者的疾病和诊疗信息以及相应的健康教育，属于医学的范畴，带有很强的专业性。医患沟通的专业原则即在医患沟通中医生能较全面地掌握患者疾病的相关专业知识，同时在医患沟通中要将医学专业知识通俗化，通过通俗的语言、形象的比喻等让患者完全知情和理解专业知识要点、认同医疗过程的必要性、可能出现的医疗风险和医疗后果，从而能配合医生的检查和诊疗。在沟通过程中，医疗信息传递要避免空话、假话，不可模棱两可、报喜不报忧，要实话实说，但应该注意沟通的技巧，对不同患者切忌千人一词，切忌用同一方法、同一内容去沟通不同患者。

## 四、平等原则（equality principle）

虽然在医疗技术层面医方是主动的，但是在医患沟通中则是平等的。这种平等关系包括医患双方的平等关系，也包括医方对不同患者的平等对待。如果医方事事处处都以专家自居，不经患者知情同意就采取医疗措施，就很容易导致医疗纠纷。医方如果以施恩者的态度对待患者，而不是以医疗服务者的形象对待患者容易导致患方的反感抵触情绪，不利于医患交流。医方对待不同患者均应采用同样的关心态度，而不是根据患者的经济状况、患者的态度而有所不同。对患者的一视同仁有利于和谐医患关系的建立。

## 五、详尽原则（detail principle）

在医患沟通中，医生告知患者的疾病和诊疗信息时一定要详尽，医生应当向患者及其家属详细阐述患者疾病的诊断、医疗行为的效果、可能产生的并发症、医疗措施的局限性、疾病转归和可能出现的危险等。患者及其家属在了解所有治疗方法的利弊得失之后，和医务人员共同参与制定医疗决策，医患之间才能达到真正的和谐，也有利于减少医疗纠纷。

## 六、换位原则（transposition principle）

医务人员在与患者及其家属沟通的时候，应该尽量站在患者的立场上考虑问题。想患者之所想，急患者之所急。医生应该避免只把自己认为重要或有必要的信息传达给患者及其家属。有些在医务人员眼里看起来不起眼的小事，有可能是让患者及其家属困扰的大事情。所以，医患沟通时，要尽可能地换位思考，站在患者的角度上考虑治疗方案，以最小的付出达到最佳的治疗效果。

## 七、保密原则（confidentiality principle）

医疗保密是医疗实践中一个重要的道德问题。保密，一方面是诊治患者疾病的需要；另一方面又是对患者隐私权的尊重。患者获得医疗保密是患者的基本权利，医生为患者保密是医生的义务和责任。对一些难治或不治之症，在与患者交谈中不慎重或不加保密；对涉及患者隐私未给予保密导致侵犯患者的隐私权，都是导致医患纠纷的重要原因。患者的病历及各项检查报告、资料不经本人同意不能随意公开或使用。患者出于诊治疾病的需要使医生知晓自己的隐私，但医生没有权利泄露患者的信息，这对建立相互尊重、相互信任的医患关系是十分重要的。患者要求保护隐私权与医生履行医疗保密义务相对应。

## 八、适时原则（timely principle）

对要侵害患者身体的医疗行为（包括医疗行为的利弊、费用、替代方案等）和可能的医疗风险、医疗后果应当事前告知，获得患者及家属的理解。如果事后沟通，则侵犯了患者的知情同意权，会导致患者和家属的不满，引起医疗纠纷。如果医院履行告知义务过于迟缓或滞后，不适时地履行本应在合理期间内完成的告知义务，就会导致医院承担不利的法律后果。

## 第二节　医患沟通的基本技巧

### 一、医患沟通常用的技巧

**（一）语言沟通技巧**

1. 概念　语言沟通（language communication）是指医务人员与患者通过口头语言、书面语言的形式表达医学相关信息和思想感情的活动。医学口头语言是医患沟通中使用最频繁的语言形式，医学书面语言也占有重要的地位，书面语言书写不恰当也可造成医患矛盾甚至医疗纠纷。

2. 特点

（1）语言沟通是患者的一种强烈愿望和要求，每个患者都希望得到医生更多的关怀，希望将自己身体所有的不适均告知医生，期待得以治疗。

（2）从沟通的内容看，医患之间的沟通并非一般人际交往中的沟通，它主要围绕对疾病的征兆、感受、探查与判断来进行。

（3）语言在医疗服务中独特的作用还表现在抚慰和启迪患者以及调节患者对待疾病的情绪，增强患者抵抗疾病的信心。

人的喜怒哀乐大都是通过语言表达的，要达到良好的沟通效果必须掌握一定的语言技巧，也就是"见什么人说什么话"，医患沟通同样如此。面对不同的患者，医师需要根据不同的人，不同时间、地点和内容而使用不同的语言，即做到临床医学语言得体，切忌话语伤人。临床医学语言得体是实现医患之间良好沟通的关键。强化从医者角色意识、学习规范用语，在交际中学习鲜活的语言，关注语言伦理，注重医学口头语言、书面语言的良好结合实际上都是在追求医患语言交际的得体性。医学生对于语言技巧的学习是一个积累的过程，需要不断学习，才能不断进步。

3. 语言沟通的现状及分析　据医疗投诉资料显示，80％的医疗纠纷与医患沟通不到位有关，只有不到20％与医疗技术有关，这对医学生的综合素质特别是沟通能力的培养提出了新的挑战。对于医学生的培养，不仅要传授医学专业知识，还要加强人文素质教育，特别要重视医患沟通意识和沟通技巧的培养。临床见习、实习时期是医学生与患者、家属等直接接触的关键阶段，加强沟通技能培养，既可增加患者对医疗技术局限和高风险性的了解，增加对医学生的信任，也有助于提高医学生理解他人情绪和控制自己情绪的能力。医学生只有学会善于与患者沟通，关心患者疾苦，尊重患者，才能建立一种相互信任、尊重、配合的新型医患关系。

4. 影响医患沟通的因素

（1）患者的年龄、文化程度及生活阅历：由于年龄、文化水平及其生活经历的不同，不同患者给医务人员提供的信息理解是不同的，所表现的应对方式也不相同，因此，医师对于不同年龄和文化层次的患者应该采用不同的语言方式。例如，医师与年轻人交谈时应注意避免沉默，避免教训性的语言，有时可用幽默性语言活跃气氛，拉近与年轻人的距离；与老年人交谈时应使用更尊重、更关心和体贴的语言，使老年人感到被尊重、尊敬；与文化层次高的患者沟通时可以使用归纳性和系统性强的说明，对病因、病理和预后等进行相对专业性的分析；与文化程度较低的人群交流时，应尽量使用通俗易懂且易接受的语言、文字或其他符号，便于患者接受、理解、吸收及反馈。

（2）患者的性格：不同性格的人在医患交流时有不同的认知情感。性格开朗的患者比较容易与医务人员进行交流，对医务人员提供的信息认知是积极的、乐观的，并能采取主动的态度与医务人员探讨有关问题；与此相反，性格孤僻的患者往往对医务人员提供的信息认知反应是消极的、悲观的，在医患交流时往往表现为被动接受，不愿意主动说出自己面临的问题和内心想法，对医生提供的信息也不愿意表达自己的看法和观点。

（3）患者的病情：对于病情反复、病程较长患者的医患沟通应多采用讨论或交换意见的方式与之交谈，少用说教的语言，切忌生硬或武断的语气。对癌症或者其他病情严重、预后差的患者的告知应该根据情况进行，如对于患者家属可以直言相告，对于心理承受能力强、情感坚定而且愿意知情的患者可以如实告知病情。对于早期癌症患者也应尽早如实告知病情以便尽早得到有效治疗，对于患者愿意知情而家属要求隐瞒者，应尽可能地做好家属的说服工作，向他们讲清隐瞒病情的不利，以取得配合，及时将病情告知患者。但是对于患者可能一时不能或者不愿意接受现实的情况则应该先告知患者家属，在征求家属意见的情况下考虑与患者的沟通方式，可采取循序渐进、分段告知的方式，经常委婉地向患者逐渐渗透病情信息，使患者拥有一个充分的心理准备过程。

5. 类型　语言沟通从形式上可以分为口头语言、书面语言两种方式，用以表达医学相关信息和思想感情的活动，是医学生进入临床学习，首先必须掌握的技能。

（1）口头语言（spoken language）沟通技巧：不同的语言有不同的作用，会产生不同的效果。医师的语言美不仅使患者感到亲切温暖、心情顺畅，而且还会增加患者治疗的信心，使患者能积极配合医务人员的治疗；医师的语言差则会让患者心情郁闷、烦躁，丧失治疗的积极性，不利于患者诊疗的配合和疾病的预后，严重者甚至产生医疗矛盾和纠纷。所以，必须努力学习掌握语言尤其是口头语言交流的技巧。

1）专业性语言：医学是一门严谨的科学，涉及患者疾病发生、发展、转归、预防和预后等诸多方面的问题。医师与患者就医学专业性问题进行交流时，应实事求是、有理有据，切不可凭空臆造或不懂装懂。医学语言的专业性要求有两方面：第一，对于能诊断清楚的病情，语言表达力求专业、严谨、明确，诊断、治疗和对于预后的分析等能经得起推敲并富于逻辑性。第二，对于不能明确诊断的病情也要准确地说明未能做出诊断的原因，并提出建议、随诊或转诊。随着文化水平的不断提高和医疗知识的不断普及，许多患者通过书刊、报纸或其他医务人员的介绍对自己的疾病已经有了一定程度的了解，在医患沟通时医师使用医学语言更应该精确、全面、富于逻辑性，同时保证患者完全明白医学语言的含义，以达到良好的沟通目的。

2）礼貌性语言：是语言沟通的起码要求。平时人与人之间的相处和交流尚且需要讲求语言的礼貌和慎重，医师面对身体患有疾病的患者则更需要以礼待人，这样才能赢得患者的信赖和尊重，才能减轻和缓解患者由于疾病带来的心理上的压力和不快。医师不仅需要从心理上尊重患者，更需要从沟通的过程中表现出对患者的尊重。在日常医患交谈时，要习惯使用的文明礼貌用语有以下几种。①称谓语：如先生、女士、师傅、老师等尊称；②征询语：如"如果您同意，给您进一步做个检查可以吗？"；③委婉拒绝语：

如"谢谢您的好意，收下您的钱违反医院的规定，希望您能够理解"等；④指示语：如"请随我来""请大口喘气"等；⑤答谢语：如"谢谢您的理解""谢谢您的合作"等；⑥提醒道歉语：如"对不起、打搅一下""对不起，让您久等了"等；⑦告别语：如"您走好"等。在为患者进行诊治时要尽量采用商量的口吻，避免用命令式的语言。当患者因疾病的影响而吵闹甚至不配合时，医护人员更要耐心解释，正面诱导，积极化解矛盾，避免对患者进行训斥、不理不睬从而激化矛盾，以不变的文明礼貌语言为基础，应对万变的患者及家属的心态。

3）问候性语言：是传达关爱、同情、某些祝愿的话语，传达的是问候者自己的感情。互致问候应有对问候语的选择，通常如"早安""早上好""您早""您好"等表示关爱和祝福，"很高兴见到您"则表达了问候者自己的心情和感受。这些问候用语已经成为人际交往中共通的句式，为人们普遍使用和接受，但在具体实践中必须酌情使用，不然不但无效，有时甚至适得其反。例如，一位深受疾病折磨、十分痛苦的患者面对医师说"您好"的问候不但不领情，反而大声反诘说："我好就不来找你了!"只会让彼此都十分尴尬。因此，医患沟通中的问候从用语方面有其特殊要求，不可简单地沿用一般交往中的礼仪用语，而是要审时度势。患者的痛苦主要来自疾病，因此医师的问候性语言应该集中于对患者疾病和痛苦的关注，表达医者深切的关爱，如对一位正发热的患者，问一句"您发热了，头很晕吧?"，对患者体温下降后再问一句"您现在感觉好多了吧?"，这些都体现了医者的拳拳之心，让患者备感温暖。

4）安慰性语言：由于身患疾病和与医师在医学信息上的不对等，患者属于医患沟通的弱势群体。医患沟通的医学语言是向弱势群体倾斜的语言，这就决定了医学语言的语义带有一定的安慰性。安慰性语言并非说假话去欺骗患者，而是在语言上讲究委婉，有针对性地解决患者提出的问题，如早上查房时对心情欠佳的患者说"您昨晚睡得还好吧，看您今天精神蛮好的"可以让患者心情舒畅；对作了骨髓穿刺术后异常担心的患者说"您昨天骨髓检查的结果基本正常，不用太担心"可以消除患者的紧张情绪等。医务人员的安慰对饱受疾病折磨的患者来说犹如雪中送炭，可以起到药物无法达到的效果。安慰性语言能使患者感受到医师的亲情关怀，感到温暖和体贴，能有效缓解患者焦虑、忧郁和恐惧等不良情绪，得到心理支持与安慰，从而使患者产生对医师的信任，愿意向医师倾诉躯体及内心的痛苦及隐情，同时增强患者治疗的信心及依从性，取得更好的治疗效果。采用安慰性语言时针对不同的患者应采用不同的安慰话语，但是要把握一定的原则，回答有关诊断、治疗效果等方面的问题时应留有余地，不要轻率地下结论。

5）劝说性语言：包括两个方面的内容，一是劝说患者进行必要的检查、治疗和采取相应的预防措施；二是劝说患者放下心理包袱，增加治疗信心，积极乐观地对待疾病。有些患者对检查或治疗的必要性不甚了解，而对可能产生的风险或副作用存在畏惧心理，因此不愿意或者惧怕检查和治疗，对于这些患者医师应该耐心解释和劝导，让患者及时得到诊治。身患癌症或其他危及生命疾病的患者常伴有精神紧张、悲观失落、情绪抑郁等心理反应甚至有自杀倾向，这对于疾病的治疗是十分不利的。在这种情况下，医务人员应当主动与患者交流，了解患者的社会心理状态，用鼓励性语言激励患者寻找并利用有效的支持，引导患者运用有效的应对方式，帮助患者提高心理承受能力，从而唤起患者战胜疾病的乐观情绪，使其感到生命的价值和对未来的希望，使患者处于接受治疗的最佳心身状态，积极配合医师的治疗，达到最佳的治疗效果。"只要有百分之一的希望，我们就会用百分之百的努力来想办法""以前有患者疾病跟你一样，治疗效果非常好，所以你也要有信心"等都是这种劝说性语言的例子。

6）模糊性语言：医学语言模糊性的原因包括两个方面，第一，疾病的复杂性和不确定性决定了医学语言的表达有时指向不具体、不明确；第二，从语义学来说，词义是对现实现象的一种抽象、概括的反映，词的意义多少都带有模糊性。一般情况下，医生要实事求是地向患者及家属解释病情和治疗情况，尊重患者及家属的知情权，但由于患者对有关问题比正常人敏感，医生可视不同对象和不同治疗效果采取不同的语言，对于有的患者和情况可直言，对于有的患者和情况必须委婉、含蓄，特别是对重症患者要运用婉转的修饰艺术，尽量减轻他们的精神压力，如把"无法医治"说成"效果差些"；对特殊疾病如癌症患者应遵循保护性的医疗制度，不可一开始就直言相告，可用委婉的用词把"癌"字说成"溃疡"或"肿块"等，避免患者产生恐惧心理，以免引起患者情绪冲动，造成不良后果。

7）幽默性语言：患者入院治疗往往会出现的心理包括地位失落感、环境陌生感、身心异常感和心理恐惧感，单调枯燥的语言会使患者更觉沉闷和厌烦。医学是一门专业性很强的学科，医师在和患者及其家属进行语言沟通时，在做到浅显易懂的同时，辅以形象、生动的比喻或借喻予以说明，恰当地使用幽默语言，能帮助患者调整疾病带来的心理压力和社会压力，使患者以良好的心态接受治疗和护理。当患者由于情绪低落而消沉时，使用幽默的语言可以帮助患者释放紧张情绪，从而乐于接受医务人员提出的各种建议和意见，促进康复。

8）解释性语言：是医师就患者及其家属提出的有关疾病诊治的问题进行解说的语言。在医患沟通中，医师应认真倾听患者的叙述并鼓励患者准确地说出他们主要事件发生的相关情况和患者的感受，在对患者提供的信息进行筛选后弄清楚患者所关心的问题，同时对患者的忧虑和提出的问题进行阐述和解释。在解释过程中应耐心细致，注意语言的适度和谨慎，因为患者大多比较敏感，"说者无心，听者有意"，有时候医师无心的话可造成患者的误解。诊疗过程中医师解释性语言的内容包括告知与解释疾病诊断、治疗、预后、实施程序、可能出现的效果、不良反应以及预防等。通过耐心解释及对患者提供疾病相关的信息，可使患者对疾病有一个全面和客观的认识，减轻患者对疾病的焦虑和恐惧，加强患者对医务人员的信任，有利于患者对医务人员的配合。

9）告知性语言：告知的内容是与患者疾病相关的信息，具体包括：①患者目前的病情（疾病名称、诊断依据、疾病性质、严重程度及检查结果等）；②准备实施的检查、治疗措施（包括检查项目、治疗目的、治疗效果、可供选择的治疗方案，各种方案的利、弊，可能的并发症、风险、副作用及不良后果及所需费用等）；③患者拒绝治疗或检查时可能导致的不良后果；④在医疗单位不具备治疗条件、设备或者技术水平达不到、治疗效果不理想的情况下，医师告知转诊；⑤住院期间病情变化，要随时向患者及家属交代，并说明采取的措施。在使用告知性语言时应考虑患者的心理需求和情感需求，注意告知的方法和技巧，明确什么该说、什么不该说，患者的病情对谁说、说到什么程度等；同时应该尊重患者的权利、隐私和选择，对患者的资料一定要保密，不能在患者的探视者中随意谈论患者的病情。及时的病情告知在医患沟通中占有重要地位，如医师不能及时详细地告知患者及家属关于疾病的检查、治疗方案及其目的、意义和可能的医疗风险，对患者的疑问不能耐心地予以解释，而是简单回答，患者只是被动地接受诊疗，这样一旦在患者的诊疗过程中发生风险、出现并发症，即使是目前医学所不可避免的并发症，患方也常常不能理解而发生医患纠纷。

（2）书面语言（written language）沟通技巧：书面语言具有能保存、不能涂改等优点，在医疗文书中广泛采用。病历中书面形式的知情同意书是体现患者知情同意权的最简便、有效的办法，也是行政法规的要求。书面记录的病历是患者疾病发生、发展、转归以及整个医疗过程的原始记录，其价值除了在医、教、研中发挥广泛作用外，还在医疗纠纷、法律诉讼中具有法定文书的作用。当今社会个别人士对医院不满或受经济利益驱动，经常就病历中的漏洞对医师进行控告；有些医师由于种种原因未能及时、准确、完整地书写病历：已尽告知义务却未有记录，及时进行了医疗处理却没有书面记载，患者知情同意了却没有签名，记载的话语模糊不清不能准确反映当时的情况等。一旦发生医疗纠纷而病历成为争论的焦点时，医师难以举证证明自己履行了相应的医疗责任和义务，这时付出的代价可能是"一字值万金"，对医生十分不利。因此，现在的医疗机构均要求严格书面语言沟通的规范性并加强书面语言沟通技巧。

1）专业性：与口头语言交流不同的是，除了注意应用通俗易懂的大众化语言外，书面语言还可以使用专业性的医学术语，即可以在知情同意书或谈话记录单上面使用医学专业术语，同时在给患者或其家属进行口头语言沟通时解释以上的专业术语。在使用专业性书面语言时，医务人员不仅要有良好的专业知识，还要掌握心理学、社会学等学科知识，在交流中充满自信并增强说服力，这样才能取得好的沟通效果。

2）全面性：在与患者及其家属沟通时，医师书写的病历中要把医疗行为的效果、可能发生的并发症、医疗措施的局限性、疾病转归和可能出现的危险性等书写明确，并详细地告知患者及其家属，告知的内容要尽量详尽。患者及其家属在了解所有状况的利弊得失之后，与医务人员共同来参与医疗决策的形成，这个过程和结果也应该在病历中记载并要求患者或家属签字。

3）清晰性：是要求医师病历书写时重点突出、条理清楚，使用简短的语言和意思清晰的词句，能使信息直接与清晰地被患者和家属接受，有时可以采用图表方式，这样更易被理解。特别要注意的是，病历书写时字迹要工整，起码能让患者和家属看清是什么字，摘掉"医生写的都是天书，字都不认识"的帽子。

4）知情同意：随着时代的进步、科学的发展以及民主法制社会的完善，现代医患关系的新模式也应时而生。新的医患关系模式的特点是要求医院提供更为人性化的服务，给予患者更多的温馨呵护和人文关怀。现行的患者知情同意书制度就是体现这种医患关系模式的重要方式之一。

A. 知情同意权的定义：患者的知情同意权（informed consent）是指患者有权享有知晓本人病情和医务人员要采取的诊断、治疗措施以及预后和费用方面的情况，并自主选择适合于自己需要和可能的治疗决策的权利。患者的知情同意权是患者的一项最基本权利，是患者知悉与其生命健康相关信息的权利，属于患者人身权的组成部分，是一种与公民生命健康权相关的人格权利。

B. 知情同意权的作用：患者在知情的基础上作出的同意，是患者自己决定权的重要体现。知情同意在医患关系中发挥着重要的作用：首先，患者知情同意权的产生是基于医患关系的特殊合同性质，是从法律上为医疗诊治过程实施提供了合法的依据，没有知情同意的特殊治疗是不法行为；其次，知情同意权在医疗活动中的应用，使患者真实地了解自己的病情、预定实施的医疗行为、预想的结果、伴随的危险性，以及该医疗行为不予进行的后果，患者自行决定取舍是对患者权利的保护以及对患者人格权的尊重；再次，尊重患者的知情同意权，使医师始终处于合理的谨慎状态，注意自己的行为，符合特定的医疗行为模式的要求，从而最大限度地维护患者的利益；最后，通过医师与患者及家属的解释、沟通，最大限度地做到医患之间的相互理解，获得患者的信任与合作。坚持知情同意的医师由于重视自己的告知义务和法律责任，会向患方或家属主动、有效地交代病情，这样既可树立为患方维权的意识，也可在医务人员的医疗行为中融入自我维权意识，这种权利和义务的确立加强了医患之间的沟通和联系，减少了医疗纠纷发生的可能性，有利于保护医师和患者的利益。

C. 知情同意的内容：①病情、医疗措施、医疗风险方面的告知；②实施手术、特殊检查、特殊治疗时，向患者进行必要的解释；③实验性临床医疗应当经医院批准并征得患者本人或其家属同意；④手术前熟悉病情和术前医嘱；⑤用血志愿书或输血治疗同意书；⑥家属配合尸检；⑦药品禁忌证、不良反应告知；⑧患者出院前，经治医师应告知出院后注意事项等。

D. 知情同意的形式：在实际操作中主要存在三种形式。①语言表示：患者通过与医务人员对话了解自己的病情，同意医生的治疗方案。②文字表示：医生向家属介绍患者的病情，家属在病重、病危通知书上签字等均视为患者知情；输血协议书、手术议定书上患者和家属签字等视为患者知情同意权的实施。③行为表示：在医疗实践中，医生要求患者检查治疗，患者未用语言或文字表示，但用行为表示接受检查和治疗也视为患者知情同意权的实施。现在国内大部分的医院都采取以上三种方式实施患者的知情同意权。

E. 知情同意的原则：知情同意过程中存在的主要问题有：在知情同意的操作过程中，强调患者家属的知情同意，轻视患者本人的知情同意权；知情同意没有真正给患方提供全面、真实的信息，知情同意过程简单化，告知过程或是只言片语，或者从最危险的结果立场告知患者家属；医患之间产生强烈的不信任，知情同意流于形式。

F. 实施知情同意的方式：坚持知情同意原则，增加医患沟通的方法。

a. 注重沟通技巧：医方讲究语言艺术和效果，注重说话方式和态度，对患方要亲切和蔼，语言要温和，避免不良刺激。

b. 学会换位思考：患方在医学知识上的缺乏和对病情信息的渴求使患方不仅有获得知情同意权的愿望，而且有对疾病本身的担心和焦虑，在这一点上，医方应该学会换位思考，考虑患者角色的特殊性，理解患方的情绪，多从精神上安慰关怀，以消除患方认知上的误区。

c. 主动宣传医疗服务和医疗宣教：充分利用报刊、电视、广播等宣传工具以及医疗机构的就诊指南、宣传栏等，采取主动的形式广泛地开展全方位、多层次、重实效的宣传活动，提高公众对医疗特殊性的认知水平，提高公众疾病的知识水平，促进公众与医务人员的进一步交流。

d. 增强医方的法律意识：通过对医务人员法律法规的培训，采取普及学习、重点强化的形式，使有关医学法规、医疗纠纷的防范知识深入人心，把防范工作经常化、制度化、系统化，常抓不懈，为医疗工作的顺利开展打下良好的基础。

G. 实施知情同意的注意事项

a. 医疗告知是医师与患者或家属进行医患沟通的具体表现，双方必须共同存在，缺一不可：知情同意书的告知医生应是具备操作该项医疗活动的执业医师，而不是实习生、进修医生或培训医生，并且在知情告知中应将患者的病情、诊断、治疗方案及预后等情况充分地与患者或其家属沟通，真正达到医患沟通的目的。

b. 知情同意书无患者或家属的意见：有些患者在知情同意书上的同意或不同意栏未作选择，出现空白，或者是告知书设计上存在缺陷，没有选择的项目，患者或家属只签字而没有签署同意、不同意或其他意见的说明。虽然在医师的潜意识中这种知情同意被认为是只要患者签字即表示同意，意见与否不重要，而患者则不一定这样认为。一旦出现医疗意外和医疗纠纷，这种未签署意见的知情同意书将成为法律诉讼中患方控告医方侵权的有力证据。

c. 知情同意书上患者或家属签字按手印但无手印说明：有的患者或家属不会写字即按手印表明自己的意见，而医生签字时未对按手印者的姓名、与患者的关系、左手或者右手以及哪一个手指作注明，事后可能无法判断是谁的手印。如果患者或家属对诊治结果不满意而产生医疗纠纷，这种按手印但无手印说明的知情同意书将对医师不利。

d. 知情同意书代理人签字但未见委托书：委托代理人签字必须要有患者签署的授权委托书，没有委托书的代理人签字的知情同意书容易引起医疗纠纷。

e. 多次操作或治疗等只签署一次知情同意书：由于病情需要，临床上很多患者需多次进行胸穿、腰穿、骨穿等手术操作或多次输血或多次放疗、化疗等，有些医生为了省事，对以上操作或治疗只签署一次知情同意书。一旦某次穿刺发生意外、某次输血感染乙肝或其他疾病，医院就会陷入举证不能的不利处境。

**（二）非语言沟通技巧**

1. 概念　非语言沟通（non-verbal communication）是指抛开自然语言、以人自身所呈现的静态及动态的信息符号与副言语来进行信息传递的表述系统，它是通过仪表、服饰、动作、神情以及目光、发型、肌肤、体态等非语言信息作为沟通媒介进行的信息传递。

2. 特点

（1）丰富性：非语言沟通是借助于非语言符号来达到传递信息的目的。在医患沟通过程中，这些非语言行为为双方提供了丰富的、有价值的信息。

（2）多感受器：非语言交往的信息可同时刺激人的视、听、触觉，在双方心理上产生正效应或负效应。

（3）真实性：多数情况下，非语言行为是无意识的，是一个人真实感情的准确流露和表达。

（4）连续性：非语言沟通的信息是不间断的，只要人与人在一起，就会自然而然地传递信息，整个过程无法分割。

（5）差异性：同一种非语言行为可有不同的含义，具有文化差异性。

3. 类型　非语言沟通的作用是由不同的非语言符号来体现的，而不同的非语言符号亦可表现不同的效果。根据表现方式的不同，一般将这些非语言符号分为两大类，即静态非语言沟通和动态非语言沟通。

（1）静态非语言沟通：静态非语言沟通是指以面貌、衣着、仪表、精神状态等相对稳定的信号传递信息，它可反映人的内心情感，更是气质风度的外在体现。

1）容貌修饰：一个人的容貌是人际交往中最引人注意的部位。适当的容貌修饰不仅可以使自己精神饱满、心情愉快，也是尊重他人的表现。医生作为一种特殊职业，医院对其容貌修饰也有特殊的要求。

A. 头发：医护人员应时刻保持头发的干净、清爽、无异味及头皮屑等。留有长发的医务人员要避免长发垂落，影响对患者的正常检查及治疗。

B. 颜面部：医护工作者首先要做到面部清洁，无汗渍、油污等；另外，可稍作面部修饰，以展示医务工作者的群体素质和美感，这样有利于拉近医患距离，减轻患者的心理压力，建立良好的医患关系，但不可浓妆艳抹，否则会让患者感觉轻浮、缺乏稳重，不易赢得患者的信任。

C. 口腔：医务工作者要保持口腔清洁、无异味；进食葱、姜、蒜等辛辣刺激性食物后，要注意漱口，以免与患者交谈时有刺鼻的气味，影响患者心情；另外还要注意牙齿之间是否有食物残留，以免影响医生在患者心目中的形象。

D. 指甲：医务工作者要注意勤剪指甲，不要使指甲的长度超过指缘，而且要注意保持清洁，以免污染工作环境。工作时间不要涂抹颜色艳丽的指甲油，以免使患者产生不舒适、不被尊重的感觉。

2）衣着打扮：医务工作者的职业性质对衣着打扮有特别的要求。洁白的工作服保持干净整齐能给患者以严肃、认真、稳重之感，有利于取得患者的信任，放心地配合治疗。另外，由于医护人员的手要经常接触患者的皮肤，最好不要佩戴指环、手链等，以免影响查体及操作，而且不利于清洁消毒。

3）风度仪表：医务工作者的服务对象是被疾病折磨的患者，同时患者来自不同的职业，有不同的信仰，文化程度存在差异，病情也千变万化，导致同一疾病不同患者、同一患者不同时间段的心理情绪是不一样的。当患者走进医院，出现在患者面前的医护人员仪表端庄、情绪饱满、面带笑容、和蔼可亲，就会给患者留下美好的印象，使患者一进入医院就感到舒适、温暖和安全，产生信赖感，对患者的康复十分有利；反之，若患者遇到的医护人员仪表粗俗、态度生硬，对患者冷淡无礼，首先在患者心中就会产生一种不安全、不信赖感，患者将疑惑重重，怀疑能否把生命的安危托付给这样的医护人员，担心这样的医护人员不能治好自己的疾病。医生的仪表风度具有自己的专业性，是完全不能用"漂亮"或"帅"来概括或代替的，也是不能扮演的。

4）精神状态：良好的精神状态，能使医生自觉自愿、尽职尽责地对自身的行为、语言及体态进行规范性修正，重新体现自我，更好地担当职业角色，确立美好的职业形象。同时，医务工作者也可以用良好的精神状态来缓解患者的负面情绪，通过情感传导，鼓励患者鼓足康复的勇气和参与各种功能锻炼的信心，能将患者许多烦恼及疑虑消释在意念之中。反之，精神状态不良的医护人员在工作中流露出惆怅、失落、抑郁、紧张等情绪会影响对患者的正常诊疗及护理，是对患者不负责任的表现。作为一名医护人员应当充分发挥角色作用，以良好的情绪和精神状态投入工作中，建立良好的医患关系，促进患者早日康复。

（2）动态非语言沟通：即使用肢体语言进行沟通，它是指在某一情境中通过身体的姿势、动作、眼神、体态等来表达情感、传递信息的语言。它虽属于非语言因素，但因为具有相随性、可视性、真实性和民族性的特点而弥补了语言在传递信息中"言不尽意"的缺陷。

1）动作：在医患沟通过程中，身体语言或身体动作能够调节沟通过程，强化沟通者传达的意义、节奏和情感，常常作为语言沟通的补充说明。在与患者交流时，医师不经意间的动作会对患者产生影响，如医生查体后为患者拉拉被角、盖盖被子，护士为呕吐的患者擦擦口角的分泌物、为患者翻身拍背等，都会使患者感到医护人员的关怀和善意，起到良好沟通的效果。与患者接触时，医务人员美好的行为举止还会使患者产生尊敬、信任的情感，如冬天查房时为患者暖暖听诊器，会给患者传递一种关爱；微微欠身、谦恭有礼，能满足患者被尊重的需要。由于患者正在经历痛苦、忧虑、恐惧、迷茫等情绪，十分需要温暖、关爱及鼓励，适当地给予抚触会使其心情平静，有利于进一步的诊疗。由于触摸是一种表达非常个体化的行为，其影响因素受性别、社会文化背景、触摸的形式、双方的关系及不同国家民族的礼节规范和交往习惯等因素的影响，医师在应用触摸时应尊重习俗、注意分寸，尤其是对异性应避免误会。

2）手势：当患者在病房内大声喧哗时，做示指压唇的手势并凝视对方要比口头语言批评喧闹者更容易让患者接受；与患者解释病情时，适当地加用一些手势有利于患者理解，提高解释的效果；医师反馈信息给患者时灵活运用手势、点头等动作，能维持和调节交流的进行；在与有语言障碍的患者交流时，手势语更是起到了举足轻重的作用。手势语具有十分重要的作用，但是医师在使用时要注意讲究使用的频率和幅度，如果过频就会变成指手画脚、手舞足蹈，会令人感觉不得体，给人留下缺乏教养的印象；同时要注意使用手势语的分寸，不要滥用或误用，应根据患者的国籍、习俗及所处环境选择适当的手势，这样才能起到良好的沟通效果，避免产生反作用。

3）眼神：医患沟通时医师要注意避免目光飘忽不定、斜视、上下打量对方等，而应该给予积极、肯定的目光。医师温和的眼神可使新入院的患者消除顾虑；亲切的目光可使孤独的患者感到亲人般的温暖；镇定自若的眼神，可使危重病患者获得安全感；凝视的眼神可使患者感到时刻受到关注；而安详的眼神则可使濒死患者放松对死亡的戒备。医师还可以用自己特有的细腻和善解人意，领悟到患者眼神中所包含的服务需求，主动加以满足。

4）体态：医师与患者的交谈一般都是面对面的直接交流，医师的一切动作、姿势及表情都会暴露在患者的眼眸下。亲切、优美、大方、稳重的体态会给患者留下良好的印象，有利于沟通的顺利进行。因此，医务工作者要注意增强自己对体态语言的自觉性，真诚地理解患者的心理，把握好自己的情感，对患者一视同仁，不要因为自己的好恶，无意识地流露出不适宜的表情及动作。与患者说话时要保持自然放松的姿态，双腿与双臂一般自然张开，上身略微前倾，这样会让患者感到你很愿意聆听他的述说；如果把双臂抱拢胸前，则会让人感到你很冷淡，听他讲话不耐烦，从而影响沟通效果。此外，还可以通过患者的体态语言了解患者的病情，即"视诊"。因此，医务工作者不仅要时刻注意保持自己的体态得体，还要注意观察、了解患者的体态语，更好地满足患者的需要。

5）面部表情：医师的表情是其仪表、行为、举止在面部的集中体现，对患者的心理影响较大。医师与患者沟通时要学会控制情绪，时刻以乐观、开朗的情绪去感染患者，激发其积极情绪；切不可在情感上喜怒无常，更不能把个人生活、工作中的烦恼迁怒、发泄到患者身上。医师的微笑对患者的安抚作用有时能胜过药物的作用，微笑能使患者消除陌生感，增加安全感和对医生或护士的信任感，受疾病困扰的患者经常看到医师的微笑可以感到温暖和一派生机，从而增添战胜疾病的信心和勇气。因此，医师应微笑面对患者，展现真诚，体现关爱，在微笑中为患者创造出一种愉快、安全和可信赖的氛围。

## 二、医患沟通的特殊技巧

在医患沟通中，语言沟通与非语言沟通是主要的沟通技巧，但在具体的医患沟通过程中，还要注意一些特殊的沟通技巧，如果能与前面提到的技巧综合运用，并且运用得当，会起到事半功倍的效果。常用的特殊技巧有倾听技巧、回应技巧、提问技巧及电话沟通技巧等。

### （一）倾听技巧

在不良的医患关系中，经常听到患者抱怨，"我的病情还没有讲完，医生就开了处方"或"医生听我讲头痛，就开了 CT 去检查，根本没时间听我说其他的"等，诸如此类。这是医生忽略倾听技巧造成的不良反馈。

倾听是倾耳而听，也就是细心而听的意思。国际倾听协会的定义是：接收语言和非语言信息，确定其含义和对此做出反应的过程。倾听是一种艺术，也是一种技巧。要想获得准确详尽的信息，在医患沟通时，医生就必须认真去听，并能理解患者的问题和诉求，要感同身受，才能达到沟通的目的。

倾听的方式有许多，如侧重于人情感的倾听，侧重于内容的倾听，还有侧重于行动方面的倾听。每一个人可能都有自己特定的倾听方式，但也要注意在不同环境下采取适宜的倾听方式，以便更好地沟通。

在医患沟通中，多以侧重于内容的倾听方式为主。医生在倾听患者叙述病情过程中，要接收患者讲的信息，还要注意这些信息、理解其含义和准确地记录下来。并可以利用一些非语言方式如面部表情或点头，或是用"嗯"示意，或说"我明白"，让患者知道医生在认真听他叙述，对那些抱怨多、说话重复并漫无边际毫无主题的患者，医生更要细心和耐心，尽量不打断患者的诉说，而是去引导回到主题。

在倾听患者的诉说时，切记不可心不在焉或边听边打电话，否则会导致患者产生错觉，认为医生对他的叙述不重视，未能将病情记在心上，会对医生不信任，而且患者在沟通中不一定会完全讲述自己的内心感受与痛苦。

要做到和谐而有效的医患沟通，应该做好以下几点：准备好较充裕的时间，在交谈中尽量不要受到外界事物的打扰；医生不轻易打断患者的诉说，并集中注意力，认真倾听；最后重复患者的叙述，并得到确认。

### （二）回应技巧

在医患沟通中除了倾听技巧外，还有回应技巧，回应也可以是倾听的一部分。在倾听中医生的面部表情、点头及发出"嗯"的声音等都是属于回应的技巧范畴。因此回应与倾听应结合进行，相互配合运用，通过积极有效的回应，可以鼓励患者继续讲述病情或是与之有关的话。

在与患者的沟通过程中，回应的时机及如何回应都要有一定的技巧，如重复、回声等，如使用不当，还会产生反作用。回应技巧包括语言与非语言技巧。常用的回应语言技巧有沉默、鼓励和接受、复述等。

1. 沉默　在与患者的沟通中，如果只有开放式或是封闭式的提问，而没有一些必要的沉默，很难让患者有更多叙述病情的机会。对那些表达上有困难的患者，可以适当地延长沉默时间，目的是希望患者能表达自己内心的思想和感受。沉默也可以为医生提供较充分的时间去准备提问及记录相关资料。当然，沉默时间如果太长可能会导致患者不安或焦虑，因此，医生更应关注并确定何时打破沉默。可以回应"您还有什么感受要告诉我们吗?"让患者继续后面的话题，或是用"我明白""请继续"等进行下一步的鼓励回应。

2. 鼓励和接受　医生在用心倾听时，大多会口头暗示患者继续叙述有关的病情，如"哦……""我明白"等，这就是一种有效的鼓励方式。除此之外，医生应该接受患者的情绪和想法，不管想法是否正当，也应倾听并承认患者存在这样的情绪和想法，目的是回应患者的想法或感受，并予以重视。如现在很多人恐惧癌症，稍有不适就怀疑可能是患有癌症了。患者说："医生，我最近精神不好，右腹部疼痛，可能是患肝癌了吧?"医生的回应可以是："所以，您就担心右腹部疼痛是癌症引起的了。"并且回应说："我能明白您是想检查清楚是不是有肝癌。"而不应该说："您没有肝癌，没有什么问题。"

3. 复述　是医生用自己的语言重述患者所讲的感受和痛苦。尤其是医生在理解患者的感受不太确定时，复述显得更重要。复述可以加强患者诉说的自信心，而且会使患者的信息更清晰。如:

患者："医生，我最近的身体越来越差，如果不能变好的话，不能上班了。"

医生："您是觉得您体力不行吗?"

患者："我觉得体力上倒没什么问题，可精神上越来越差的话，也不能上班啊!"

医生："哦，您是感觉到工作压力大，无法胜任工作了。"

医生的面部表情、姿势、举动等都是非语言的回应技巧，如点头、面带微笑、扬眉、皱眉等。

（三）提问技巧

在与患者的沟通中，如为了更详细地了解病情，需要向患者或家属提问，提问的方式不同，可能会得到不同的结果，有经验的医生，往往善于提问。常用的提问方式有开放式和封闭式两种。

1. 开放式提问　开放式提问范围较广，不限制患者的回答，能鼓励和诱导患者主动说出自己的想法与感受。医生可以从开放式提问中得到有关患者更多的信息，更深入了解患者的情感与内心世界。但回答这类问题对于患者并不是件容易的事情，因此，医生在提出问题时要仔细考虑，范围不能太广，以免患者无所适从。例如，患者来就诊可以提问："您有哪些不舒服?"在与患者就病情及治疗计划沟通后可以提问："刚才给您讲的诊疗方案，您有什么想法?"

2. 封闭式提问　也是限制提问，即限制患者的回答范围，多要求回答"是"或"不是"。封闭式提问多用在收集患者资料时，如既往史、婚姻史、过敏史等。由于这类提问方式的回答简单有效，但也易成为一种审问方式，要注意提问的语气和用语及语调，让患者容易接受，如"您结婚了吗？""您对青霉素过敏吗？""今天腿痛好些吗？""家里还有谁患过冠心病？"等。

**（四）电话沟通技巧**

电话沟通可以快速了解病情，节省开支，还能增加联系次数，增进与患者的交流，获取患者的信任与配合。电话沟通还对于患者术后功能锻炼的建议及对患者的随访起到重要作用。

电话沟通可以用于与患者家属的沟通及对患者出院后的随访调查中，由于电话沟通不能面对面地进行交谈，无法了解到非语言行为如面部表情、动作等，这样就对语言及提问方式回应技巧有了更高的要求，也有些患者对电话沟通缺乏信心，因此，在沟通过程中更应该准确地运用一些技巧，达到医患双方都满意的效果。

1. 准备与此次沟通有关的资料。如是随访则要准备该患者的病情资料及治疗情况，并就此次电话沟通做一个详细的计划，如需要了解的主要信息、可能需要为患者提供的建议、互动的环节等，还要准备笔和纸。

2. 沟通开始的自我介绍，并确认是患者本人或是家属。即使是熟悉患者，也可能不能识别患者的声音，因此在自我介绍后应确认是患者本人或是家属。

3. 电话沟通开始后，仔细认真倾听，并用笔记录下来，一些关键的核心问题还要与患者重复并确认。沟通时，使用鼓励性语言是重要的，能让患者适应电话沟通这种模式，尤其是在诉说上述信息后沉默不语时更重要。医生可用"我明白""我理解""嗯，请继续说"等。

# 第三节　医学生的医患沟通

临床沟通是医患沟通的核心部分。医学生从见、实习开始进入临床学习首先面临的就是如何进行良好的医患沟通，而临床见、实习是医学生接受医学实践教学的主要形式，是医学生成为一个优秀临床医生必须经历的一个阶段。良好的医患沟通交流技巧是医学专业学生必备的技能，不仅关系到他们的成长，也与和谐医患关系的构建密切相关。

## 一、医学生医患沟通现状

**（一）从患者角度看待医患沟通现状**

从患者角度来关注医患沟通的研究调查中，研究人员发现：患者及家属对医患沟通表示"非常满意或满意"的不足80%，92.8%的患者及家属认为"医患沟通时间不足"，认为"医患之间缺乏信任"的患者占32.0%。南京大学研究人员对30所医院进行调研考查发现，43.8%的患者并不信任医务人员。绝大多数患者不信任医学生，包括患病的医护人员自己或其家属，在进行医患沟通时内心是不愿与医学生进行交流的。

**（二）从医生角度看待医患沟通现状**

调查显示，有74.1%的医务人员感到医患双方不能够相互信任。在我国的医务人员群体中，仅有不到60%的医务人员认为自己服务态度可以达到中等及以上水平，剩余多达 42％的人并不满意自己的服务态度。一所医院调查结果显示住院医师选择"我沟通热情不高"和"我沟通方法不当"的分别只有 5％和 28.8％，反而其中 64.4％的医生选择了"患者或家属素质太差"。面对如此鲜明的对比，研究者认为其实从侧面反映出医生并没有真正地认识到自己沟通能力的不足，往往对自己抱有过度的自信，也是医生没有适应"以患者为中心"的表现。

**（三）从医学生角度看待医患沟通现状**

在浙江省医学院校广泛开展的一项关于医学生对国内医患沟通认识的调查表明：86.9％的医学生担忧国内医患沟通的现状，76.8％在医患沟通现状评价中选择了"非常糟糕"或"医患关系很一般"，而选择"医患关系非常和谐"的仅占医学生中的 1/10。从多项调查研究中能发现从患者到医生都无法对医患沟通表示足够的满意，而作为未来医生的医学生也在医患关系及沟通等方面，表现出担忧。因此，需要学校及社会大环境的共同努力，为医学生提供良好的学习环境，提高医学生医患沟通能力。

## 二、医学生医患沟通不足的原因

**（一）医学生医患沟通的环境因素**

1. 医学生医患沟通教学中的不足　在我国以往临床医学教学中，人们更多注重的是对医学生专业知识及临床操作技能的培养。由于医患沟通能力培养属于非技术层面范畴，常常被人们所忽视。虽然我国部分医学院校在医学教育中开设了不同程度的与医患沟通相关的课程，但多数都是选修课，如医学心理学、医学伦理学、医院管理学和医学法学等，很少能有医学院校开设专门的医患沟通课程。同时，由于学校对医患沟通重视程度不够，对这些课程设置的课时过少、教材单一、师资不足、教学模式单调等，尤其缺乏在临床实践教学过程中对医学生进行医患沟通教育的意识，导致医学生忽视对医患沟通的学习，走上工作岗位后医患沟通能力较弱。

2. 医生过度重视医疗技术，忽视人文关怀　随着现代医疗技术的飞速发展，医生可以使用的医疗技术和设备越来越多、越来越先进，因此患者对于药物和医疗技术的选择以及对服务的要求也越来越高。患者从入院就接受各种检查，这些仪器设备无形之中在医生与患者之间产生了屏障。医生较少聆听患者的陈述也减少了对患者的体格检查。这对于医学生医患沟通的学习是十分不利的。

3. 医患关系紧张，医疗纠纷上升趋势　现今的医疗体制、政策和机制改革进程困难，医院服务流程存在某些缺陷，医务工作者整体服务水平的差距以及群众的维权意识增强，患者对医疗效果期望值高等原因，一些医务工作者包括医学生对执业环境普遍感到担忧，甚至职业荣誉感下降，这既有社会管理的原因也有医患双方沟通不足的责任。不良的医疗环境不仅影响医学生学习、实习的效果，而且损害了医学生的心理健康。

**（二）医学生医患沟通的自身因素**

医学生在进入临床见、实习阶段前一直都是学生身份，进入临床见、实习后随着角色的转变，他们必然要面临许多问题：①医学理论知识和临床实际患者的差异使得实习生感到茫然、无从下手；②进入临床实习时，见习生、实习生对医患关系和医患沟通的重要性认识不深，在沟通内容上"以疾病为中心"，只注重疾病发生发展，不注重患者的心理和情感需求，导致医患沟通困难；③缺乏医患沟通技巧，在医患沟通存在困难时缺乏应对策略，容易导致医患沟通困难和医患矛盾，造成医患间的不信任；④法律意识和风险意识不强，医患沟通存在隐患，易导致医患纠纷；⑤临床见习生、实习生由于出生年代、社会经历和知识结构的差异，使他们感到同一些患者及家属之间缺乏共同语言，不能进行有效的沟通；⑥有些实习生存在懒惰心理，不问病史，不做体格检查，写病历时摘抄上级医生的记录，不主动下病房去观察病情、了解病情，与患者接触的机会较少，导致医患沟通减少。

医学生医患沟通学习目前存在着环境及自身的种种问题，反映了当前医学教育与医学生自身素质教育要求的不适应性，这对医学教育工作者以及医学生本身提出了挑战，必须通过共同努力，提高医学生医患沟通能力。

## 三、如何提高医学生医患沟通技巧

### （一）加强人文素质教育

将人文社会医学课程纳入医学教育体系中，如以学科构建的人文社会科学课程，主要有文学、历史、哲学、音乐、美学、心理学等；由人文社会科学与医学交叉产生的边缘学科课程，主要有医学哲学、医学心理学、医学伦理学、医学社会学、卫生法学、医患沟通、医学史、医学美学等；由多学科融合后形成的综合课程，主要有社区卫生保健、医院管理、人口学、运筹学、人际沟通等，以上三类课程相互联系，根据学生所在年级不同，分阶段渐进，贯穿医学生入学到毕业的全过程。同时在医学基础课与专业课教学、临床见习与实习教学过程中渗透人文精神，加强医学科学精神与人文精神融通。

### （二）开设相关课程

1. 增设有关医患沟通系列课程，并加强课程建设。为了将医患沟通教育融入医学教育体系中，对于原有的教学模式进行适当调整并在原有相关课程中适当加入医患沟通教育内容。

2. 改变授课方式，医患沟通课程不再只是传统的书本式教学，而是采取多种教学方式，如角色扮演、案例分析、小组讨论、辩论会等形式充分调动同学们的积极性。

3. 重视和挖掘第二课堂，医患沟通的教学不再局限于课堂，从在校医学生到见、实习学生都可以将课堂搬到实践中，让学生自己面对真实患者，将理论与实践相结合，真正做到学以致用。

### （三）拓展实习生岗前培训

实习生在进入临床前经验缺乏，难免会存在不足，与患者沟通交流可能表现出紧张、自信心不足等状况，从而可能带来心理负担。积极拓展实习生岗前培训可以让医学生有个良好的过渡，帮助他们消除心理障碍，积极有准备地面对临床的学习生活。

### （四）重视现场观摩

医学作为一门实践性较强的学科，医患沟通能力的提升需要医学生接触临床，在临床上争取更多的机会认真观察经验丰富的医护人员在工作过程中与患者沟通的过程，并不断地思考和总结，不断积累自身经验，然后通过实践来自我评价或相互评价，通过观摩来总结学习是医患沟通学习重要的一环。

### （五）重视临床榜样示范教学

医患沟通能力的培养充分渗透于日常医护人员的带教中，高素质的临床带教老师以言传身教的方式加强对学生人文精神的渗透，为学生树立榜样。他们所具备的敬业精神、救死扶伤的理念、积极与患者沟通和交流的素养对医学生有潜移默化的影响，这种示范是提高医学生医患沟通能力的最好形式，对学生在未来的临床工作中建立良好的医患沟通模式具有重要影响。

## 【思考题】

1. 医患沟通的基本原则有哪些？
2. 何谓语言沟通？有何特点？
3. 知情同意权的定义是什么？它包括哪些内容和形式？
4. 何谓非语言沟通？包括哪些类型？
5. 从自己的角度出发，你认为医学生医患沟通存在什么问题？
6. 面对医学生医患沟通现状，你认为可以通过哪些途径提高学生的沟通能力？

## 【本章小结】

医患沟通时应遵循以下八个原则：尊重原则、医方主动原则、专业原则、平等原则、详尽原则、换位原则、保密原则及适时原则，并利用医患沟通技巧进行有效的沟通。在医患沟通中，语言沟通与非语言沟通是主要的沟通技巧，但在具体的医患沟通过程中，还要注意一些特殊的沟通技巧，常用的特殊技巧有：倾听技巧、提问技巧、回应技巧及电话沟通技巧等。对于当代的医学生，在临床医学教学中，重视专业知识及临床技能培养，忽视医患沟通的教学、人文关怀及医患关系紧张、医学生自身因素等原因导致我国医学生医患沟通意识不足。因此，应采取加强人文素质教育、开设相关课程、拓展实习生岗前培训、重视现场观摩及临床榜样示范教学等方法提高医学生医患沟通能力。

## 【Abstract】

Good physician-patient communication plays an important role in the construction of strong physician-patient relationship. When a doctor communicates with a patient，he or she should follow the following principles：respect，doctor-to-be-active, professionalism, equality, elaboration，transpositional consideration, confidentiality and timing.

Verbal and non-verbal skills are commonly used in physician-patient communication. Verbal communication means that medical staff and patients express medical information and ideas through oral and written language. Because the patient's understanding, reaction and emotional state are influenced by education，life experience and personality. Verbal communication also needs to be personalized. Appropriate clinical medicine language is the key to good communication between doctors and patients. Verbal communication is divided in to kinds of written and spoken forms. Verbal communication is divided into various written and oral forms.

In clinical medicine education in our country，medical students focus more on cultivate professional knowledge and clinical skills，but ignore the education of physician-patient communication, humanistic care which make the physician-patient relationship increasingly tense became nervous. Therefore, it is necessary to improve medical students' ability to communicate with patients by strengthening humanistic education, offering relevant courses, expanding pre-job training for interns, paying attention to on-site observation and clinical model teaching.

（陈志伟　吴　静　刘　进）

# 第五章　医患沟通的运用策略

## 第一节　医患沟通的一般策略

### 一、门诊患者医患沟通策略

#### （一）门诊患者的疾病特点、心理特征及心理需要

1. 门诊患者的疾病特点（disease characteristics of outpatients）　门诊疾病谱广泛，患者病种可单纯、可复杂。病种复杂患者，特别是老年患者，往往同时罹患多种疾病如糖尿病、高血压、冠心病或脑梗死等，病程长、病情重、诊治过程复杂、患者对既往诊治过程讲述不清，给医患沟通造成障碍。

2. 门诊患者的心理特征（psychological characteristics of outpatients）

（1）恐惧心理（anxiety and fear）：门诊患者因对所患疾病不确定，表现为紧张、恐惧、焦虑等负性情绪。尤其是儿童和初次就诊者。

（2）疑虑心理（doubt）：部分门诊患者对初次诊断出的疾病真实性和准确性产生怀疑，心理上有抗拒或不愿面对事实的反应，表现为对自身的担心、疑虑，重复讲述或反复询问病情的原因及预后等。个别患者有神经症，性格多疑，精神特别紧张，思想包袱沉重，悲观失望，怀疑自己患有不治之症，就诊时要求全面检查，检查后未发现器质性疾病时，仍埋怨医师未查出病因。

（3）择优心理（selection）：寻求名医诊治是大多数门诊患者共有的心态。不管是疑难病还是普通常见病，患者均希望得到名医的诊治，导致大医院门诊患者剧增，引发看病难等问题。

3. 门诊患者的心理需要（psychogenic needs of outpatients）　门诊患者来自社会各层次，其职业、文化程度、经济水平、生活经历与社会背景都不尽相同，求医治病的心态、要求和目的各不相同。古希腊医学家希波克拉底说："了解什么样的人得了病，比了解一个人得了什么病更重要。"如果能较好地回答并解决这个问题，自然会大幅度提高与患者的沟通水平，进而减少医患矛盾。门诊患者的共同心理需求主要表现为受重视、尊重的需要及安全的需要。

（1）受重视（attention）、尊重（respect）的需要：患病后，人的生理功能下降、情感变得脆弱，感到孤单、害怕，产生无助甚至自卑的心理。渴望受到亲朋的关心和照顾，也渴望受到医师的重视、关怀和尊重。

（2）安全（safety）的需要：患者诊治过程中会采取多种有创或无创的检查以协助诊

断，各种检查有可能给患者带来一定的风险，而且药品也有毒副作用。因此医师在采取各种检查和治疗方案时应充分地评估和告知患者，提醒患者注意。

**（二）门诊工作特点**

1. 系统性和复杂性（systematicness and complexity） 门诊是由多个复杂环节组成的诊疗功能比较齐全的整体系统。门诊诊疗的全过程涉及导医、挂号、分诊、候诊、交费、检查、治疗、取药等多个环节，任何一个环节出现问题，都会影响患者的整个就诊过程。就诊环节也具有一定的复杂性，很多大型综合性医院，门诊分类已扩展到三级学科，如内科已分为心血管、呼吸、消化、内分泌、血液、神经和肾内科等。患者就诊时往往有亲朋陪同，加剧了环境拥挤状态，促使矛盾多发。如何有效地减少患者候诊时间，提高诊疗效率，是构建和谐医患关系的重要环节之一。

2. 随机性和时限性（randomness and limited-time） 门诊诊疗工作繁重，接诊患者较多。门诊患者的就诊时间、数量有着很强的随机性。患者就诊的随机性给门诊各部门工作增加了紧张感和压力。患者就诊时间往往取决于其主观臆向，因而往往在短时间内来就诊的数量增多，时间也比较集中，容易出现门诊高峰现象。候诊时间延长，就诊时间相对缩短，部分患者便会出现各种抵触情绪。就诊时间相对缩短，也使医师观察了解病情受限，容易造成误诊和漏诊。同时，门诊高峰现象短时间内增加了药房、检验、放射等各科工作人员的工作任务，容易出现差错。因此，接诊患者数量的众多，接诊时间的短暂，与医疗、服务质量形成了比较突出的矛盾，容易引起医患之间的冲突。

3. 不连贯性（incoherence） 门诊工作的各专科医师多采取定期轮换的方式，不能长期固定在门诊工作。因此对就诊的患者，特别是多次复诊的患者，可能会先后经过不同的医师接诊。这种不连贯性客观上增加了接诊医师全面了解患者诊治全过程的难度，也会造成个别患者不容易接受和沟通上的障碍，而产生医患矛盾，甚至引起医疗纠纷。

**（三）医患沟通策略**

1. 医患沟通的内容

（1）诊疗过程中的沟通：就诊过程中门诊医务人员应向患者及其家属介绍患者的疾病初步诊断情况、重要检查的目的及结果、主要治疗措施、药物不良反应、病情及预后、医疗药费情况等，并听取患者或家属的意见和建议，回答患者或家属提出的问题，增强患者和家属对疾病治疗的信心。医务人员要加强对目前医学技术局限性、风险性的了解，有的放矢地介绍给患者及其家属，使患者及其家属心中有数，从而争取他们的理解、支持和配合，保证临床医疗工作顺利进行。

（2）诊疗内容的沟通

1）诊疗方案的沟通：门诊的医务人员必须注重人文关怀，加强医患沟通，切实地把"以患者为中心"作为工作的出发点和归宿点，积极主动为患者提供一个全方位、全过程、优质满意的门诊诊疗服务。保证诊疗的质量是患者最关心的问题，只有在这个问题上把好关，才能在根本上改善医患关系。门诊因时效性很强，又具有一定的风险性，这也要求门诊医务人员要不断强化"质量第一"的观念。对遇有疑点、疑难的问题不轻易放过，没有充分的诊断依据不草率作出结论，必要时邀请多科联合会诊作出结论，并妥善安排复诊和做好随访记录工作，确保门诊工作的高质量。在诊疗方案的沟通上应包括：①患者的病史、体格检查、辅助检查等情况；②医师对疾病的初步诊断、确定诊断，以及诊断依据和鉴别诊断；③拟行治疗方案，一般情况下应至少提供 2 种治疗方案，并说明利弊，以供患者选择；④初期预后判断等。

2）诊疗转归的沟通：根据患者的性别、年龄、病史、遗传背景、所患疾病严重程度以及是否合并有多种疾病等情况，对患者的机体状态进行综合评估，推断疾病转归及预后。

2. 医患沟通的方法与措施

（1）医学生与患者沟通过程中存在的常见问题：对于进入临床学习的医学生来说，由于在校期间学生只重视专业知识学习，缺乏人文知识的学习，缺乏与患者进行交流沟通的心理准备和沟通技巧，在与患者的交流中往往自信心不足，表现出紧张、焦虑、面红耳赤甚至口吃，造成患者对医学生的能力保持着怀疑和不信任的态度。因此，患者与医学生之间出现对立和抵触的情绪，患者拒绝让医学生进行问诊、动手等任何临床诊疗操作。另外，医学生因为刚接触到临床和社会，缺乏必要的法律知识和自我保护意识，很容易导致医疗矛盾和医疗纠纷的产生，这不利于培养医学生对从事医疗工作的热情和奉献精神，更不利于医学事业的健康发展。

（2）医患沟通的方法

1）问诊：是医师通过与患者及相关人员的询问及交谈来了解病情的方式。医师询问病史，绝不是简单地倾听患者讲述并记录，而是医师充分运用自己所学的知识，从患者的体型、姿态、面色、语调、表情等诸多方面，筛取各种可能有意义的病情资料，进行及时的分析思考，经过推理、综合并作出结论的临床诊断方法，也是医患沟通的最初环节。问诊不同于一般人际交往中的谈话，它是一种医学谈话。优质的问诊，需要诚恳而细致地听取患者的叙述，客观评价各种资料的相关关系和重要性，询问出完整的疾病资料，抓住重点，深入询问，尽量引证核实，观察患者的面容表情、言谈举止，领会患者关注的问题、对疾病的看法、对诊断和治疗的期望等。在问诊方法上，要因人而异，如对寡言少语者，要耐心仔细、循序渐进地询问；对滔滔不绝者，要准确引导、规范言路、巧妙转问、化整为零地询问等。只有做到这些，才能避免遗漏病史，保证诊疗的质量，同时也能避免与患者产生言语上的冲突，满足患者求医倾诉的需求。

2）体格检查：是医师更直观地判断分析患者病情的方式，除了必须做到按照医学规范进行操作、相关检查不应遗漏外，从医患沟通方面来说，需注意检查手法及患者隐私问题。在为患者做体格检查前应向患者讲解检查的目的，消除患者的紧张情绪，使患者积极配合。检查者手应温暖，手法轻柔，善用技巧，把握轻重，检查时可边与被检查者交谈边检查，以分散其注意力，减少患者的紧张情绪。检查过程中应注意观察患者的表情变化并关注患者的感受。同时因为体格检查往往需要患者暴露身体的某些部位，如患者对泌尿系统、乳腺等的检查常常怀有害羞、惧怕心理，需要注意保护患者的隐私权，如在做检查时拉上布帘，请无关人员离开等。医师的检查常可能带来不适甚至疼痛，特别在妇科、泌尿外科、皮肤性病科等敏感科室，如果医师不能熟练操作，会导致患者对医师产生厌烦、不信任感。因此，医师应该注意体检的规范性和隐私性，以免引起不必要的医患矛盾。

3）病情分析：门诊医师通过询问患者的病史，进行体格检查，以及查看患者相关检验项目结果，对患者的病情有了一定的了解，对于病种单纯的疾病或症状指标明显的疾病，医师会作出初步诊断。此时，很重要的一步就是向患者进行解释、分析其病情，因为患者前来就诊的重要目的之一就是查明是否患病、身患何种疾病、病情轻重与否等。就诊者身份各异，大都对医学知识了解不多，在分析病情时，医师要特别注重用语的针对性和通俗性，尽量使患者明确自己的病情。对于病情复杂的疾病或合并多系统疾病的患者，应及时邀请相关科室联合会诊，以明确病因。对因病情复杂，无法短时期内明确诊断的患者，应及时安排患者住院做进一步检查，并向患者进行解释，分析其病情的复杂性和住院的必要性，使患者能够理解并配合。实际工作中由于就诊时间的有限性，不少医师往往只在病历上写上初步诊断，患者询问病因时，匆匆地对患者说"你患的是某某病"，这往往会使患者感到怀疑和无奈，对自己的病情不清楚，进而对医师缺乏信任。由于门诊的临床资料常常是不全面的，误诊率和漏诊率较高，因此在疾病分析时应尽可能地客观、实事求是，避免主观臆断，避免引起医患纠纷。

4）制订合适的治疗方案：不同的患者，由于病情轻重不同，面临着多种治疗方案的选择。这种选择权，不仅仅在于医师的指导建议，更掌握在患者自己的手中。作为医师，必须尊重患者的权利，要充分地告知患者，让患者了解治疗处理等确切的内容，可供选择的具体治疗方案，各种方案的利弊等，最终让患者在医师的指导下选择治疗方案。在沟通中，医师必须做到简明扼要、通俗易懂，也要站在患者的角度去考虑患者的就诊复诊条件、文化背景和经济条件等，从而使患者能够选出最适合自己的治疗方案。医师不能只是简单地开具处方，而应该告知患者如何服药、药物可能的副作用、何时复诊等。例如，心脏病患者服用硝酸酯类药物后可出现头痛，部分患者因不能耐受该副作用而自行停药，导致病情反复或疗效不佳。如果事先告知患者该药副作用，并告知患者头痛时减量服药，坚持服用几天后头痛可缓解，若头痛未能缓解则来院复诊，医师将重新调整用药方案，这样才能取得患者的信任，也有助于避免医患矛盾。对病情重又确实需要住院的患者，应及时开具住院证，指导患者到住院处办理住院事宜。

5）转变医学模式，注重人文关怀：疾病作为一种负性的生活事件，会加重人们的心理负担，过重的心理负担也会加重病情、影响预后。躯体疾病患者常合并程度不一的情感障碍，实际工作中情感障碍易被忽视。忽视的主要原因是患者以躯体症状为主诉，而接诊医师未经专业的心理训练，识别能力有限。人文及心理知识的匮乏会导致医务人员自身抗压及自我调节能力低下，也使医师缺乏对患者心理需要的重视，忽视医患沟通的重要性，欠缺医患沟通技巧，导致患方对医师不信任，甚至有防范心理，不能有效配合医师共同对抗疾病，进而引发医疗纠纷。门诊医务人员不仅要有较广泛的医学知识和较丰富的临床经验，同时要掌握相当程度的心理学知识，使患者从就诊开始就能打消顾忌、消除恐惧，敞开心扉地把自己的症状、体征和心理感受向医务人员倾诉。针对不同患者的病情、心态表现和提出的问题与要求，细心、耐心、热心地做好解释、安抚、疏导工作，使患者有亲切感和安全感，增强战胜疾病的信心，达到不仅医治好疾病给患者机体带来的痛苦，而且医治好疾病给患者心灵上所造成的创伤。

（3）医患沟通的措施

1）注重非语言沟通：个人形象是个人外貌、着装及经后天学习养成的学识、修养、素质的外在表现，是在患者面前树立起良好的第一印象，是与患者进行交流沟通、建立和谐医患关系的第一步。医生衣冠整洁、言谈举止得体，表现出良好的精神面貌、道德修养和职业形象，是对患者的尊重，而且良好的自我形象能增加自信心，也容易赢得患者的信任和好感。

2）注重语言沟通技巧：良好的语言沟通在临床诊疗过程中起着举足轻重的作用，在与患者的交流沟通中，医师要学会应用语言艺术。一般人际交往中最表面的重要环节就是礼貌言行。对患者应使用礼貌性和安慰性语言，医患之间需要有基本的礼貌言行，如用尊称等；并根据患者不同的年龄、知识水平、理解能力、性格爱好等选用不同的话语表达，使患者感到亲切、温暖，取得患者的信任和配合，有利于病史的收集和对症治疗，也有利于患者的康复。

3）富有爱心和同情心：世界医学教育联合会著名的《福冈宣言》指出："所有医生都必须学会交流和处理人际关系的技能。缺少共鸣（同情）应该看作与技术不够一样，是无能力的表现。"医学生在诊治患者时应对患者的社会环境和心理状态进行分析，患者不仅需要生理上的治疗，更需要情感上的真诚抚慰。作为医师，应该从以人为本的角度出发，体恤患者的痛苦，同情患者的境遇，发自内心的同情和仁慈表现在眼神中就是最好的礼貌、最好的尊重，对患者也是一剂良药。医师的爱心应体现在诊疗和服务的全过程，并用有效的沟通形式显示出来，让患者和家属感受到人性的关爱，并回报以相应的爱心，产生良性互动。因此，在诊疗和服务中，医务人员对每一个细节都要注意沟通表达，让患者和家属体会到医者的仁心爱意。如医师在冬天为患者查体时说："请稍等一下，我把手捂热后再给您检查。"医师一个真诚的微笑，一声亲切的问候，一次耐心的解释，每个的细小瞬间，都可以感动患者。

4）耐心倾听和解释：医师这一职业，要求医师要有足够的耐心，多听患者或家属讲述，尽量让患者和家属宣泄和倾诉，并在整个倾听的过程中对患者的表述给予适当地反馈，对患者的病情尽可能做出准确的解释。倾听能更多地了解对方，更多地了解患者的病情与相关情况。仔细倾听患者谈话的神态语言传递着这样一个信息——你正在注意对方的谈话。其结果是向患者传递一种友好、关心和认可的信息，以消除患者的疑虑、紧张和恐惧，帮助他们树立战胜疾病的信心和决心。与患者真诚的交流沟通，不但让患者对本身疾病有了更为清楚而全面的认识，同时也让患者切身感受到医师的爱心、细心和专心，从而排除对医师的偏见与不信任，全面配合临床工作的实施。

5）增强法律知识和自我保护意识：刚进入临床的医师，对沟通知识和技能的掌握非常有限，面对患者显得备感困惑、无所适从。常常表现为认识不深，缺乏自信，法律意识不强。有的在与患者沟通时，言行随意、毫无顾忌，造成医患间的不信任，引起纠纷和矛盾。避免医疗纠纷的关键所在，就是不仅要有过硬的专业技术知识和技能，具有良好的医德医风，还必须具备一定的法律知识。在临床诊疗过程中，医师要提高风险防范意识，避免给患者带来不必要的身心伤害和经济负担，严格按照医疗规章制度和操作规程办事，依法行医。

## 二、急诊患者医患沟通策略

### （一）急诊患者的疾病特点、心理特征及心理需要

1. 急诊患者的疾病特点（disease characteristics in emergency department）　病情急且危重是急诊患者的疾病主要特征。患者突然发病，病情变化快，病情危急程度难以估

计，要求迅速准确进行判断，医师必须立即采取抢救治疗措施才能挽救患者生命。有时会遇到一些突发事件，如交通事故、中毒等，此时常可能有大批伤病员同时就诊，造成医护的工作量大、难度高。疾病谱广泛、病情复杂、高病死率是急诊患者的另一重要特征。有些患者就诊时已处于昏迷状态或并发多器官功能衰竭，生命垂危，死亡率高。

2. 急诊患者的心理特征（psychological characteristics in emergency department）

（1）恐惧、紧张心理：急诊患者起病突然，症状明显，往往伴有剧烈的疼痛和濒死的感觉。如果患者意识清楚，可能产生恐惧、紧张、痛苦和不安。

（2）急躁、焦虑心理：患者和家属求医心情急切，表现为急躁和焦虑不安，他们希望自己的病情经过短暂的治疗后即刻好转，对疾病的转归过程总觉得太慢，稍不顺心即大吵大闹。有些急诊重症患者预后不良或生命危笃，希望医师能马上明确诊断并及时采取治疗措施。这类患者和家属情绪急躁，遇事易激动，对医师的检查治疗缺乏耐心，态度生硬，情绪激动不易控制，易引起医患冲突。

（3）失助孤独和依赖心理：创伤急诊患者意外伤害发生后，患者从健康人突然变得肢体伤残，感觉特别失助、孤独和无奈，依赖性增强。表现为对医务人员和家属的言谈特别敏感，稍有刺激就紧张不安，疼痛耐受力下降，情绪波动大，甚至大声哭喊。

（4）抗拒心理：有服毒、跳楼、割腕等自杀性行为的自我伤害患者，常常感到无助和无望，感情脆弱，情绪极为不稳定。在行为和语言上可能表现为冷漠，不活动、不说话，明显的抗拒。

3. 急诊患者的心理需要（psychogenic needs in emergency department）

（1）紧急救治的需求：急诊患者有别于一般普通门诊患者，多病情凶险、预后不良或生命危急。患者希望到医院后就能得到及时抢救，但很多情况下急诊科的工作是先"救人"而后"治病"。

（2）患者家属的心理需求：许多患者就诊时已经处于昏迷状态。医师只能通过与患者家属沟通来了解患者的病情。急诊重症患者家属的心理需求高于一般患者家属，一般包括希望患者得到最好的治疗、能知道病情预期进展、医师能如实告知、能了解所做检查的危险性、能知道患者应当如何治疗等。

**（二）急诊工作特点**

1. 紧张性及有序性（tension and order）　节奏快，抢救任务重。急诊患者大多是急危重症患者，往往发病急骤，症状显著，变化迅速，甚至患者生命危在旦夕，救治工作必须争分夺秒，这就使得急诊工作必须时刻处于一个紧张的待命状态。"时间就是生命"，为了做好急诊救治工作，急诊医护人员需要具有快速的反应应变能力，节奏紧张而有序。疑难危重病患者的抢救和治疗还需要多科室之间有机的、密切而有效的配合。

2. 随机性及规律性（randomness and regularity）　急诊诊疗缺乏时序性。工作随机性大，急诊就诊时间、人数、病种及危重程度均难以预测。急诊就诊时间并不是均衡分布的，一般情况下，绝大多数患者在 18：00～23：00 时间段内就诊。此外，急诊工作还具有一定的规律性。如冬季心脑血管急诊患者多，夏季肠道传染病多等。有时会遇到一些突发事件，如可能有大批伤病员涌入医院，需要争分夺秒地投入抢救，争取采取最佳的救治措施。

3. 综合性及协作性（comprehensiveness and collaboration）　由于急诊医学是一个跨

多专业的学科，病情严重而复杂，往往波及多个器官，因而医务人员不仅要熟练掌握本专业医学理论与急救技术，还要了解掌握临床多个相关学科专业的医学理论与技术，并可通过多科室共同协作共同诊治，以减少漏诊和误诊，提高诊治率。

4. 矛盾性与纠纷性（contradiction and dispute） 急诊工作的特点突出一个"急"字，患者的病情急，家属的心情急，虽然急诊患者病情危急、求医紧迫，但医务人员为了保证治疗的准确性，除一些紧急处理外，必须先详细采集病史、进行必要的检查，方可对症下药。然而，患者或家属对医院制度、工作程序不理解，心情焦急，对急诊服务的要求特别高，易出现言语或操作被误会的情况，增加医患之间的矛盾。再加上急诊患者在抢救中病情随时变化，预后不良或生命危笃，家属难以接受，一些家属情绪比较冲动，矛盾和纠纷则更加尖锐。

**（三）医患沟通策略**

1. **树立积极主动的沟通意识** 急诊患者病情危重，病情变化迅速，抢救工作是否及时往往是成功与否的关键。医务人员必须争分夺秒地投入危重病患者的抢救工作，但要注意克服"时间紧迫，只要积极抢救，沟不沟通无关紧要"的错误思想，建立积极主动沟通的意识，让患者和家属感到自己处于受尊重和重视的地位，从中获得安全感。

2. **方法简明有效** 急诊患者需要紧急救治，时间宝贵，医务人员应积极果断、分秒必争地投入到急救工作中去。应以尽量少的时间来了解患者目前存在的问题，运用简便实用的方式来达到沟通的目的。在询问病情时，专心听取、不要任意打断，以免漏掉有价值的客观资料。注意语言的简洁、实用，用词妥贴准确，切忌拖沓冗长；进行体格检查和相关检查时，尽可能迅速、准确。在沟通的同时应避免患者不适，如适宜体位、保暖、缓解疼痛、保护隐私等，让患者在比较放松的情况下开始交流。有效控制交流范围，不谈及与本次急救无关的细节问题。病情较轻者，可在留观室观察；急重症患者，经施救后及时收入病区住院，提高急诊患者的救治率。

3. **有效救治，忙中有序** 患者最急需、家属最关心的是积极有效的救治，这也是急诊医患沟通的基础和关键。必须坚持边救治边沟通，医务人员应表现得忙而不乱、胸有成竹、配合默契。要有强烈的责任意识，仔细观察病情；遇到同时患有多种疾病的患者时，不推诿患者，及时接诊、会诊，将患者交接给下一班医师时要紧密衔接，交代清楚。救治患者有整体观念，如让患者做某一项检查，要考虑检查途中安全与否。不可无计划地反复检查；表情应严肃，切忌怠慢、慌张、高声呼喊；严禁谈笑或议论与抢救无关的事情；最好不要在患者面前详谈病情，以免进一步加剧患者的不安全感；劝离家属及旁人的围观，以免人多现场乱，影响抢救，增加交叉感染的概率。

4. **多科协作** 科室间的团结协作是急诊抢救的重要保障。急诊患者病情复杂且变化迅速，往往涉及多系统、多器官的病变，因而需要多个学科、多个专业的医务人员积极、紧密的协作配合，要及时沟通、交流患者的疾病信息，并在第一时间采取最佳的治疗措施，对患者进行全方位的诊疗，使之得到及时、全面、有效的治疗。

5. **注重语言艺术和人文关怀** 医务人员在接诊时要用礼貌和蔼的语言，使患者感到亲切，消除患病的恐惧感。语言要果断但不能生硬，不可优柔寡断，应充分体现医务人员处理问题的针对性、科学性，以增强患者对医师的信任度。医务人员要富有爱心和同情心，给予患者关心和救治，这样患者才愿意与医务人员进行深层次的交流沟通。对重症绝望的患者，要耐心疏导，安慰、鼓励、帮助他们，并通过医学知识的宣教，做好心理诊疗，排除其心理负担。

6. 个性化沟通　急诊沟通时应该充分考虑到急诊患者病情的复杂性、病情变化快、患者的文化差异和心理差异等多方面因素，尽量提供个性化沟通。即因人沟通，因需沟通。

7. 增强法律意识　急诊医患矛盾比较突出和尖锐，因而医务人员要充分认识急救中潜在的纠纷和法律问题。医学生由于临床医学知识不完整，沟通能力较弱，容易出现医患纠纷。因此，在沟通中应谨慎出语，三思而言，不断加强学习和训练，不断总结适合急救的常用语和忌语，力争形成规范化的语言沟通系统。尊重患者的知情权和选择权，重要的检查治疗和危重病情交代，不仅要有书面记录而且要有患者或家属的签字。注意培养证据意识，如遇病情需要住院，而患者和家属不愿住院的情况，须在相关资料上签字，这是处理医疗纠纷的法律依据；如实记录病情和抢救经过也是处理医患纠纷的重要法律依据，完整准确的资料是患者和家属的需要，也是保护医务人员自己的需要。遇到沟通难度大或首次沟通失败的患者，要及时向科室及上级汇报。

# 三、住院患者医患沟通策略

## （一）住院患者的疾病、心理特征及心理需要

1. 住院患者的疾病特点（disease characteristics of inpatients）　患者住院，往往意味着病情较为严重或较为复杂，需要住院做详细的检查，以明确诊断，并需要系统的治疗。所患疾病不同，有不同的疾病特点，如循环系统疾病中的冠心病、高血压、风湿性心脏病等，神经系统疾病中的脑血管疾病，消化系统疾病中食管、胃、肠、肝、胆、胰等脏器的疾病，一般具有病程长、病情复杂多变、迁延反复、治疗见效较慢、不易彻底治愈、多需长期治疗等特点，且多为慢性病，发病率高，常有多种合并症或并发症，致残率、死亡率高。

2. 住院患者的心理特征及心理需要（psychological characteristics and psychogenic needs of inpatients）

（1）入院时患者的心理特征及心理需要

1）刚入院的患者心理特点：①紧张不安感。患者患病住院，意味着病情较为严重或较为复杂，因此可能产生紧张不安感。②孤独寂寞感。患者离开自己熟悉的家庭与工作环境，来到陌生的医院病房，心情抑郁，易产生孤独感寂寞感。③牵挂感。患者住进医院，还常常牵挂家庭生活的安排、工作的安排、子女的学习工作等问题。

2）入院患者的心理需要：①安全需要，患者因受疾病的威胁容易产生不安全感，安全需求是患者最普遍、最重要的心理需要；②相关信息的需要，患者需要了解有关自己疾病的知识，还需了解住院生活制度、治疗护理的程序、医药费用的开支、有关医师和护士的信息等；③尊重的需要，患病往往削弱患者的自尊，有的患者甚至因为需要别人的照顾而感到羞辱，自尊心容易受到伤害。患者希望得到他人的了解和尊重，特别是得到医务人员的尊重。

（2）诊疗过程中患者的心理特征及心理需要

1）诊疗过程中患者的心理特征：随着患者住院时间的延长、病情发生发展的变化，

患者的心理状态也随之发生变化，表现为以下几种。①紧张焦虑：疾病初期患者对病因、疾病转归、预后不明确时，可产生紧张焦虑感。②抑郁：患者得知自己病情不易彻底治愈，多需长期治疗或恶化，精神上可能受到创伤，认为自己前途暗淡，悲观失望。③孤独：疾病的反复迁延、患者行动不便或劳动能力的减退，导致患者不愿与人交往，朋友也逐渐减少，感到孤独和失落，产生孤独心理。④多疑及人格变化：患者患病后变得异常敏感、情绪多变、疑虑重重，担心误诊、担心药物的副作用。久而久之，则可能出现人格变化，导致情感脆弱，被动依赖，以自我为中心，敏感且多疑。⑤抗拒和侥幸：多数慢性病需终身治疗和定期复查，一旦告知患者这一情况后，患者常表现为慌乱、感到难以置信，又抱有不同程度的侥幸心理，希望医师的诊断是错误的。当患者病情好转时，有的人可能盲目乐观，对治疗掉以轻心。

2）诊疗过程中患者的心理需要：诊治过程中随着病情发生发展的变化，住院患者的心理需求也随之发生变化。①安全需要：疾病或损伤直接威胁到患者的生命安全，此时患者的安全需要就升格为第一需要；②受重视和尊重的需要：患病时在心理上，特别是社会印象上，人的价值意识都有严重受挫的感觉，本能地要维护自己，此时患者既需要来自亲友和同事的重视和尊重，还需要来自医务人员的重视和尊重；③相关信息的需要：对患者和家属来说，不知晓疾病相关的准确信息是相当担忧和焦虑的，因此告知其伤病的诊断结论、治疗方案、预后结果、康复指导、医疗费用等详细的信息可以让患者及其家属有心理和经济等相关准备；④归属的需要：患者从原来自主自立的强势状态跌入身不由己的弱势状态，不仅需要获得亲人的体贴、同情及关心，还需要在医院有归属感，渴望得到医务人员的友谊及情感；⑤安静和谐环境的需要：患者因疾病等产生烦闷、焦虑情绪，医务人员应为患者创造安静和谐的环境条件，帮助其缓解烦闷，避免不良刺激。

（3）出院时患者的心理特征及心理需要

1）出院患者的心理特点：①担心：有的患者担心疾病是否治愈，有的担心疾病是否复发；②焦急：有的患者因住院耽误了工作或学习而焦急；③兴奋：有的患者因疾病好转或治愈而高兴、激动。

2）出院患者的心理需要：①相关信息的需要：出院患者希望医师能详细地交代出院医嘱及出院后注意事项，以及是否定期随诊等内容，并希望留下医师的电话，以便不适时咨询；②高质量的健康生存需要：患者和家属已不能满足医师仅仅只是控制疾病，而是需要预后能够高质量地生活，能参加社会交往和活动，或能显著地减轻疾病。

**（二）住院诊疗的工作特点**

入院的患者一般病情严重或复杂，需要通过系统的检查和治疗而予以诊疗。住院诊疗工作以病房为主要场所，以医疗业务活动为重点，以三级医师查房制度为医疗核心，集中地反映医院的医疗质量和水平，是医院医疗工作的中心环节，也是医患沟通、建立和谐医患关系的重点。

1. 入院时工作特点　患者入院后住院医师立即查看患者，询问病情，开临时和长期医嘱，书写病历，通知上级医师；主治医师和上级医师根据病情和辅助检查，确定诊断和治疗方案。如需手术，则由主治医师或上级医师向患者或家属交代病情。

2. 诊疗过程工作特点

（1）查房（ward round）：是基本的医疗活动，目的在于及时观察患者病情的变化，以进一步明确诊断、制订合理治疗方案和观察治疗效果。查房中做到细致、关心和耐心，对患者热情亲切，避免影响患者情绪的言语和举动。

（2）会诊（consultation）：对疑难重症病例、涉及多学科的综合病症、抢救危重病例及医疗技术难题等，请求诊疗小组以外的医师提供诊治意见、给予指导。

（3）病例讨论（case discussion）：对具有代表性或特殊病例，集中各级医师的智慧，采取集体讨论式的诊疗活动，可分为疑难病例讨论、死亡病例讨论、临床病例讨论、教学典型病例讨论及出院病例讨论等。

（4）计划诊疗（assessment and plan）：诊疗内容包括对个体病例拟定的诊治计划及病情演变估计对策，群体疾病病种诊治方案及实施过程中对诊疗措施的修正，并对诊疗效果作出判断，使诊疗在宏观控制下做到按计划进行。计划诊疗由住院医师拟定，主治医师修正，主任医师决策。通过各级医师查房、监督检查实施情况。

（5）医嘱（doctor's advice）：医师以医嘱单的形式下达必须履行的具有强制性的指令性医疗文书，其内容要求必须严肃认真按照国家健康委员会制定的医院工作制度中规定的标准执行。

（6）病历书写（medical record）：病历是诊疗过程中，医护人员对患者所患疾病发生发展变化、诊治经过、治疗效果及患者心理状态、治疗反应等的真实记录。

3. 出院时工作特点　经治医师应给患者出具诊断证明、出院记录；向患者交代出院医嘱及出院注意事项，随诊及随访时间；为患者办好出院手续。

**（三）医患沟通策略**

1. 入院时医患沟通策略

（1）树立良好的第一印象：建立良好的医患关系从首次接触开始，对于刚入院的患者，病区首诊医师应依照《首诊医师负责制度》接诊。值班医师（含医学生）应主动与患者打招呼，首先向患者介绍自己的姓名、职称，态度要热情、诚恳，使患者印象深刻；其次要告知患者住院的诊疗程序，帮助患者尽快地熟悉和适应住院期间的生活，消除紧张情绪，取得患者配合。

（2）及时沟通：首次病程记录书写完成以后应立即与患者及家属就初步诊断、可能的病因诱因、诊疗原则和进一步检查的内容、饮食、休息、注意事项进行初步沟通，医患双方要在入院患者告知书上签字。沟通的重点是解释病情、消除患者的恐惧心理，使患者配合各项诊断和治疗措施的实施。急诊患者入院后，责任医师根据客观检查、疾病严重程度对疾病作出诊断，在患者入院后，及时与患者或家属进行正式沟通，还需书写危重告知书。危重告知书应由其近亲属或委托代理人签字并同意拟订的诊疗方案。

2. 诊疗过程中的医患沟通策略

（1）把握医患沟通的时机，注重医患沟通的内容

1）入院三天内的沟通：医务人员在患者入院三天内必须进行正式沟通。向患者介绍疾病诊疗情况、主要诊疗措施、取得的预期效果及下一步治疗方案等。

2）住院期间的沟通：住院期间是医患沟通的最重要环节。①诊疗方案的沟通：在诊疗方案的沟通上应包括患者的病史、体格检查、辅助检查、初步诊断、确定诊断、诊断依据和鉴别诊断、拟行治疗方案（一般情况下应至少提供2种治疗方案，并说明利弊以供患者选择）及初期预后判断等；②诊疗过程的沟通：包括病情变化、有创检查及有风险

处置前后、变更诊疗方案、贵重药品使用、发生欠费、急危重症疾病转归的及时沟通、术前沟通、术中改变术式沟通、麻醉前沟通、输血前沟通以及医保目录以外的诊疗项目或药品使用前的沟通等。由于风险、费用等原因患者不同意最佳诊疗方案时应拟定次选方案，并就患者不同意选择最佳方案而选择次选方案由患者签字认可。

（2）选择合适的医患沟通方式，掌握医患沟通的重点环节

1）查房过程和查房后沟通：查房时要对患者进行详细的检查，认真听取患者或陪同人所反映的症状，努力开导患者，打消患者顾虑，避免在患者面前过度谈论病情；查房后分管医师将诊断、目前病情、治疗、预后等详细情况向患者家属交代。

2）辅助检查前后沟通：检查前详细向患者或家属交代注意事项、检查时间、标本的留取等。各种检查检验结果回报后，及时告知患者或家属。

3）有创操作和手术前后沟通：有创操作和手术前向患者或家属详细交代目的、注意事项、准备，以及可能发生的意外、并发症和采取的措施等，征得患者或家属的同意和理解，并按要求签署知情同意书，手术结束后由术者或第一助手向家属交代手术中的情况等。

4）病情发生变化时沟通：患者病情发生变化时，及时向患者家属交代病情变化的原因、治疗方案、采取的措施和预后等。

5）诊断不明确或治疗效果不佳的沟通：对诊断不明确或治疗效果不佳的患者，要及时组织全院会诊或院外会诊，并及时向患者家属沟通，讲明患者病情和下一步采取的诊疗措施。

6）用药前后的沟通：用药前或更换药物时，向患者或家属交代使用药物的作用，可能发生的不良反应及防范措施、用药注意事项和医疗费用等情况，使用贵重药物要签署特殊用药知情同意书。

（3）注重文化背景，语言通俗易懂：在与患者的交流沟通中，医师要学会应用语言艺术，根据患者性别、年龄、文化水平及理解能力等方面的不同，有针对性地使用适合于患者的语言。掌握应对不同文化背景下患者及家属的方法和技巧，才能取得良好的沟通实效。由于大多数患者对一些医疗术语感到陌生，在与患者沟通时，使用的语言要通俗易懂，善用大众化语言，解释要尽量简短清晰。说话可巧打比喻，使患者及家属一听就懂。医师在提供信息的时候还要有意识地放慢语速，以利于患者能够有时间充分理解这些新的信息，保证双方更深刻地沟通和理解。

（4）加强自身的修养，重视非语言沟通：无论是医师还是患者，肢体语言和面部表情比口头语言留下的印象更为持久且深刻。医师很容易从患者的面部表情中觉察出患者的悲伤、担忧或焦虑。医师对患者表现出来的这一情感，也常常以非口语化的方式表达出来。对患者的身体及面部表情的回应都要依靠医师对患者的关注程度，对患者越留意，患者的满意程度就会越高。医师不适当的肢体语言和面部表情必定会损害医患之间的沟通。如在患者正讲述时医师转身就走，这样的行为向患者传递了一个信息，即这位医师对患者没有耐心，根本就不重视。医学生要学会与患者的非语言沟通技巧，与患者及其家属沟通时应衣冠整洁、谈吐举止得体，给人有修养、自信的感觉；目光要热情、专注，不要出现不耐烦的表情，要善于观察患者非口语化的交流信息，还要注意到自己有意无意的暗示性信息并加以适当的调整。

（5）催生医患情感，建立新型医患关系：医患关系是医学生刚刚接触临床首先必须面临和处理好的特殊社会关系和人际关系，它是开展医疗实践活动的基础。由于在校期间医学生人文知识学习的相对不足，缺乏与患者进行交流沟通的心理准备和沟通技巧，在与患者的交往中往往自信心不足，造成患者对医学生的能力保持着怀疑和不信任的态度。因此，医学生应主动多接触患者，尽量熟悉患者的各方面信息，对患者及其家属一定要热情关心，经常力所能及地帮助患者解决一些需求，多一些语言交流，多一些帮助和关心、例如，耐心地回答患者及家属一些医疗上的问题，向他们宣传健康保健常识，来催生并催化医患间的感情，在与患者的交往中建立相互尊重、理解、信任的新型医患关系，对提高诊疗效果和预防纠纷是有特殊意义的。

（6）实事求是沟通，尊重患者的知情同意权：在医疗实践中，知情同意权有两个层面，其一是知情权，其二是选择权。尊重患者的知情权已成为减少和预防医患纠纷的重要措施。由于医患双方对医学知识的不对等，患者缺乏对实施医疗措施的风险性认识，一旦出现医疗意外或其他意想不到的不良后果时，患者及家属往往不理解，甚至发生严重的医疗纠纷。一般来讲，实事求是把实际情况告诉患者是非常重要的。介绍病情应以客观检查和诊断为依据，尽量做到客观真实。医师在为患者实施诊疗行为时，选择适当的方式、恰当的时机，必须对患者疾病的性质、治疗方案、预后以及疗效、可能发生的意外、并发症等向患者履行告知义务，尊重患者的知情同意权。

（7）谈话留有余地：患者及家属对疾病治愈的期望值都是很高的，他们希望能够完全康复出院，但现实中许多疾病为慢性病，需长期治疗，有些疾病在住院过程中还有可能恶化或突然死亡。在与患者及家属沟通中，医务人员特别要注意不要使患者及家属产生满额的期望值，而应使他们转化成弹性期望值，即做好疾病治愈与恶化两个方面的心理准备。在与患者及家属谈话时留有余地，即便有相当的把握，也要把风险性讲清楚、讲透彻，避免使用"一定""肯定""绝对"等字眼。

（8）赏识患者转归：常言道，"良言一句三冬暖，恶语伤人六月寒"，爱听好话是人性的特点。在医患沟通中，要善于应用赏识的语言，鼓励患者，给患者战胜疾病的信心。对患者而言，最动听的话是医护人员评估患者的疾病有了好转，如管床医师对患者说："您今天的精神好多了""水肿基本消退了"这种话就是对患者的一种赏识和鼓励，可以有效地调动患者积极向上的健康情绪，增强患者治愈疾病的信心，也能更好地配合医护人员的治疗。

（9）增强法律知识：医学生因为刚接触到临床和社会，缺乏必要的法律知识和自我保护意识，很容易导致医疗矛盾和医疗纠纷的产生，因此，医学生一方面必须以带教老师为楷模，认真学习带教老师在医患沟通方面好的方法与技巧；同时必须发挥主观能动性，多学习一些相关的理论知识，多观察一些事例，从中总结经验教训，提高沟通技巧。另一方面，医学生的所有医疗行为都要在带教老师的指导下进行，避免给患者带来不必要的身心伤害和经济负担。所有的诊疗过程都必须以患者的利益为宗旨，具有服务患者、献身于医学事业的积极心态，促进和谐互信医患关系的良好发展。

3. 出院患者医患沟通策略

（1）出院患者医患沟通内容：患者出院时，医师应当将其住院期间的诊疗情况作一小结，及时向患者或亲属说明患者住院期间的总体诊疗情况及疾病恢复、治愈状况，并详细交代出院医嘱，即回家后的用药方法及出院后的注意事项，特别要向患者交代清楚生活起居方面的注意事项，使患者出院后能正确地用药和调节自己的生活。最后交代清楚患者是否定期复诊以及复诊时间、功能锻炼方式及随访联系电话等内容。患者必须在出院小结上履行签字手续。

（2）借鉴师生关系，加强健康教育：加强健康教育，才能适当缩小医患间的医学知识差距，形成更多的医患共同语言，提高患者服药和复诊的依从性。医务人员应主动承担起对患者、对全社会健康教育的责任。在医患沟通中，可以引用师生关系的理念和方法：医者要耐心细致地给患者传授相关的医学知识和信息，以提高患者的生存质量，降低再住院率和死亡率。

（3）沟通患者家属：由于患者的教育背景、性格等方面的关系，有时候医师会觉得与患者交流困难，这时医师通常会选择跟患者家属交流沟通。患者对家属的信任度应是最高的，家属对患者的影响也是相当强的。如果医务人员能注意指导家属密切合作，发挥他们的积极作用，帮助做好与患者的沟通，对提高患者坚持治疗和及时复诊会起到事半功倍的效果。

## 四、社区患者医患沟通策略

### （一）社区患者的疾病特点、心理特征及心理需要

1. 社区患者的疾病特点　社区居民的疾病谱广泛而又相对固定，多与社区的地理环境、气候时节、生活习惯相关。既有聚集性，如呼吸道传染疾病、肠道传染疾病；又有分散性，如外伤。既有慢性病如心脑血管疾病、糖尿病等，又有突发急症如创伤、溺水、电击、异物吸入、毒虫毒蛇咬伤、中毒等意外伤害。

2. 社区患者的心理特征

（1）轻视、疑虑心理：社区诊所多为居民就诊的第一站，部分居民对社区医师的诊治水平持有轻视、疑虑的心理。对初次诊断疾病的真实性和准确性产生怀疑，过分强调自身健康，处于角色行为缺如的状态。

（2）猜疑、恐惧心理：社区如果发生多例相同或相似疾病常常会导致居民对疾病进行猜疑，害怕该病具有传染性，造成想就诊又不敢就诊的心理。

（3）焦虑、抑郁心理：社区的大部分长期就诊者为慢性病患者，慢性病患者长期休养、治疗，已习惯他人的照顾，如出现治疗效果波动或因为其他原因更换药物时会表示出对病情的担心甚至焦虑、抑郁、药物依赖，处于角色行为强化的状态。

（4）急躁、抗拒心理：社区诊治的患者大部分自认为有诊治需要但是又不能从平日的社会角色或家庭角色行为进入到患者角色，在诊治疾病的过程中希望同时兼顾工作和/或家庭，故而表现出急躁、抗拒，擅自中断治疗或不规律治疗，处于角色行为冲突状态。

3. 社区患者的心理需要

（1）生活的需要：患病时不同种类的疾病及病情严重对生存需要的影响程度不一样。日常生活秩序受到干扰，饮食、呼吸、排泄、睡眠及躯体舒适度等均受到影响。除了需解除疾病痛苦和恢复自身健康，也希望家庭、工作不会因为自身患病受到影响。

（2）安全的需要：社区疾病多数为常见病、多发病的初期，或为慢性病的长期管理，患者一般疾病的基础认识缺乏，"小病不重视，大病很恐慌"。相对于有效的医

疗干预，更加需要正确、规范的健康教育。社区居民不仅"有病就医，无病也就医"，希望社区医师能够为自身的健康状况作出评估，并且得到相应的饮食、运动等医疗保健的指导。

（3）尊重的需要：患者患病期间自信心下降，常感到成为家庭的负担或累赘，因而对尊重的需要会强于健康人。此外，疾病本身可能干扰患者对尊重的需要。社区患者患病往往在社区是"公开的秘密"，受到社区人群态度的影响。需要社区医师为患者保护隐私、尊重人格，提供心理辅导。

（4）社区卫生的需要：社区疾病部分为散发，部分为暴发，部分为传染性疾病，社区健康者惧怕患病，患病者担心疾病传染给家庭成员。希望能够有一个良好的社区环境，避免疾病的侵扰。

**（二）社区工作特点**

在我国，随着医疗卫生制度的深入改革，社区卫生服务的作用逐渐受到重视。作为社区卫生服务的基础，全科医学（general practice/family medicine）是适应我国卫生事业发展需要、满足群众对医疗服务需求的较理想的医疗服务形式。具有以下特点：

1. 便捷性和个性化（convenience and systematicness）　社区工作主要由全科医师承担，患者在社区内即可获得初步的医疗诊治，就诊直接、手续简单。全科医师了解社区的生活习惯、饮食特征，与居民沟通机会多，能更加准确地了解患者的病史特点，制订个性化的治疗计划。

2. 连续性和整合性（continuity and integration）　全科医学以社区为范畴、家庭为单位，以人的健康为中心，不同于大型医院。全科医师能够全程访视患者的病情转归，保障治疗的连续性。全科医师以预防为先导，为社区居民建立健康档案，与大型医院保持交流，服务内容涉及生理、心理、社会各层面的健康问题，具有整合性。

3. 有效性和局限性（effectiveness and limitation）　社区辅助检查项目较少，主要由社区医师通过基础理论知识、临床经验及少量的辅助检查结果进行医疗判断，对于社区普通常见疾病往往疗效较好。治疗措施有限，以治疗常见疾病的基础药物为主，治疗效果欠佳时需要进行转院（诊），具有一定的局限性。

**（三）医患沟通策略**

1. 充分认识医师的社区角色定位　全科医师担任的角色不仅是治疗者，而且还是协调者、管理者、咨询者、教育者、辩护者、知己和朋友。做到"以人为本"，能够服务于社区人群并与其相互交流。深入了解患者，熟悉患者的生活环境、心理状态，适应居民多层次的服务要求。

2. 建立良好的社区人际关系　全科医师在非诊治时间内与社区居民建立和谐良好的人际关系，可获得更好的沟通效果。社区医患沟通不仅仅依靠就诊的时间，还存在于日常生活中，可以利用医学讲座、家庭随访、日常聊天来进行沟通。通过通俗易懂的话语向社区居民进行医疗知识的宣传，积极倾听社区居民的医疗需求。

3. 了解不同患者的心理需求　在临床实践中，社区患者的教育程度、职业、经济收入、对疾病的认知各不相同。城市居民对自己健康知情权要求比较高。能够利用互联网等手段获取医学信息，可能出现自己获得的信息与医师建议不一致的情况，需要医师通过自身的专业素质和沟通技巧告知患者正确的信息，避免医患冲突。农村患者往往有不同的风俗习惯，在看病时需要照顾农村患者的心理需要，充分了解当地风俗。做好沟通准备，主动收集信息，真情相待，换位思考，医患配合，有效沟通。

## 五、随访患者医患沟通策略

### （一）随访患者的疾病特点、心理特征及心理需要

1. 随访患者的疾病特点　内科多数慢性病如心脑血管疾病、内分泌系统疾病等均具有发病率高、病程长、病情复杂多变、迁延反复、不易彻底治愈、多需长期治疗等特点。

2. 随访患者的心理特征及心理需要

（1）出院后患者的心理特点：①焦虑担心。多数疾病为慢性病，患者担心病情恶化再次入院，因而紧张焦虑。长期服用药物治疗者，担心药物的毒副作用。②自卑、抑郁。某些疾病如脑血管疾病，由于患者肢体活动受限，认为自己的病不能根治，从此自己就不再是"正常人"了，因而产生焦虑、烦躁、忧愁，也有些则出现情绪消沉、低落、自卑、抑郁表现。③孤独心理及人格变化。因为患有疾病而不愿与人交往，情绪多变，失望、焦虑、忧愁、急躁、烦闷情绪时时缠绕在身，久而久之，则可能出现人格变化，导致情感脆弱、被动依赖、以自我为中心、敏感且多疑。朋友也逐渐减少，感到孤独和失落，产生孤独心理。

（2）出院后患者的心理需要：①就医需要。某些出院后仍需长期治疗的疾病，患者希望得到医师专业化知识的指导，以及专业性的疾病保健知识和康复知识，使疾病的康复更加顺利。②信息需要。患者希望了解在家庭中的治疗方案、药物的毒副作用、随诊时间等。③高质量生存需要。患者需要高质量的生活，能恢复工作、参加社交活动、休闲旅游。

### （二）随访工作特点

1. 随访是住院诊疗工作的延续，是开展家庭医学、进行全面综合性医疗服务的途径，主要是对住院的急性和慢性患者延续治疗，建立家庭医疗服务网络。

2. 医师可以通过电话、信函、调查问卷以及登门拜访有效实现对急性和慢性病的随访，了解患者出院后的恢复情况，并对出院后的用药、休息等情况进行康复指导。主管医师首先要建立出院患者住院信息登记电子档案，便于出院后的电话或信函随访。随访内容包括患者的饮食、睡眠、用药、伤口愈合以及疾病转归等，根据存在问题给予针对性指导、解答和心理支持，并详细记录。随诊时间应根据患者病情和治疗需要而定，治疗用药副作用较大、病情复杂和危重的患者出院后应随时随访，一般需长期治疗的慢性患者或疾病恢复慢的患者出院2～4周内应随访一次，此后至少3个月随访一次。

### （三）医患沟通策略

1. 电话互动沟通　电话沟通时，因为通常无法获得视觉非语言暗示，可能会造成理解的削弱。但有效地利用说话的腔调、语速、言词选择以及停顿等，让每个细微差异都传递微妙的信息，使医患情感通过电话实行有效互动。虽然只是简单的一个电话，几句关心的话语，一些相关的信息，却代表了医务人员对患者的关爱之情、关怀之心。电话沟通应该注意转接电话的时间要短，回答问题要亲切、自然、迅速，询问目的性明确，说话态度友好。应尽可能地解决患者提出的问题，如一时难以解决，应告知解决问题的方法等。打电话时，态度真诚，表达准确，这样就能将自己友好的态度、亲切的问候传

达给对方，营造良好的沟通氛围。

2. 信函沟通 信函式的沟通和交流是非常温馨和富含人情味的，这种沟通形式往往能起到意想不到的沟通效果，它体现了医务人员的真诚和善意，洋溢着浓郁的人文情愫和服务责任感，能有效拉近医患之间的距离，融洽医患关系。信函应避免采用统一的电脑打印格式，最好采用手写，这更能体现诚意和浓郁的人情。如果是电脑打印，应该签上发信人的姓名，以示对患者的尊重。

3. 登门拜访沟通 是建立良好医患关系的途径，医师本身就是一种疗效，让患者了解注意事项是一种疗效，关心患者更是一种疗效。医院派专人登门拜访，询问患者病情，耐心解答患者提问，及时打消患方的疑虑，有利于构建和谐的医患关系。

4. 随访工作方式 工作人员可以是住院医师、护士，也可以是全科医师、家庭医师。在我国主要是以住院医师为主。同一名患者不应随意更换随访人员，避免患者产生不受重视、不受尊重的感受。避免因随访方式、随访时间、随访频率的不确定性造成随访信息的差异。可以建议患者完善康复日记，自行记录康复状态、病情波动、非药物治疗、药物治疗调整。定期通过电话、信函、网络或面对面的交谈来获取信息。从而便于医师对患者的病情进行评估，为患者制订相应的康复计划。协助患者建立康复信心，使得患者规律、全程、持续、有效的恢复健康。

# 六、健康教育沟通

## （一）健康教育的形式

健康教育形式多种多样，包括健康讲座、床旁宣教、社区随访、书面教育、多媒体教育等。健康讲座是健康教育的重要形式。随着人民生活水平的提高，人民的健康意识也发生了改变，医疗不再局限于治疗疾病，而更多地把重心转移到防治疾病。患者和家属需要了解更多与疾病相关的基本知识和保健常识，需要搭建医患沟通的桥梁。

## （二）健康教育的内容

健康教育内容涵盖面广，既包括基本的健康卫生保健，还包括不同疾病的针对性教育。医生常高估患者的文化水准，很少考虑到文化技能低在患者理解和管理自身病痛中产生的局限性。爱尔兰一项研究表明，近2/3受调查的爱尔兰全科医生没有认识到公众中存在基础文化低的问题。从而许多公众处在误解医嘱的危险境地，故当前健康教育的内容应当通俗易懂。

## （三）健康教育沟通策略

1. 主动沟通 主动热情地向患者及家属介绍病区情况，让患者及家属了解科室主任、护士长、经治医生及责任护士，使患者尽快熟悉环境，消除陌生感。指导患者和家属了解病因、主要危险因素和危害，帮助分析和消除不利于疾病康复的因素。为出院患者提供详细的健康指导，疾病包括复诊时间、用药指导、饮食卫生、休息、康复锻炼及预防并发症等，提高自我保健意识和自我护理能力，促进机体功能的康复，建立健康行为，巩固住院治疗及健康教育的效果。建立患者信息登记本，定期随访，了解患者情况，指导注意事项。

2. 善于倾听 倾听是了解患者信息和心理的重要途径，并从患者的言语中捕捉信息，了解患者的需要，使健康教育更有针对性。

3. 及时反馈　针对患者不同的文化水平、社会背景制定健康教育内容、开设健康讲座，让患者及时了解自己的病情及采取的对症措施，让患者主动参与，而不是被动接受。鼓励患者提问、咨询。

4. 书面沟通　医患沟通不仅仅通过面对面进行言语或非言语的交流，还需要使用健康手册、随访日记等书面材料进行信息沟通，与文化程度较高的患者可以通过手机软件、电子邮箱等进行沟通。

5. 与媒体积极沟通　医院应该在观念、职能、人员、信息等方面主动与媒体沟通，可以通过媒体渠道进行医学知识普及与健康教育，以获得更广泛的医患沟通效果。

## 七、医患沟通策略关键点

### （一）医患沟通时间

1. 院前沟通　门诊医师在接诊患者时，应根据患者的既往史、现病史、体格检查及辅助检查等对疾病作出初步诊断，并安排在门诊治疗，对符合入院指征的可收入院治疗。在此期间门诊医师应与患者沟通，征求患者的意见，争取患者对各种医疗处置的理解，必要时应将沟通内容记录在门诊病历上。

2. 入院时沟通　病房接诊医师在接收患者入院时，应在首次病程记录完成时即与患者或家属进行疾病沟通。平诊患者的首次病程记录，应于患者入院后 8h 内完成；急诊患者入院后，责任医师根据疾病严重程度、综合客观检查对疾病作出诊断，在患者入院后2h 内与患者或患者家属进行正式沟通。

3. 入院 3d 内沟通　医护人员在患者入院 3d 内必须与患者进行正式沟通。医护人员应向患者或家属介绍患者的疾病诊断情况、主要治疗措施以及下一步治疗方案等，同时回答患者提出的有关问题。

4. 住院期间沟通　内容包括患者病情变化时的随时沟通；变更治疗方案时的沟通；贵重药品使用前的沟通；发生欠费且影响患者治疗时的沟通；急、危、重症患者随疾病转归的及时沟通；有创检查及有风险处置前后的沟通；术前沟通；术中改变术式的沟通；麻醉前沟通；输血前沟通以及应用医保目录以外诊疗项目或药品前的沟通等。

5. 出院时沟通　患者出院时，医护人员应向患者或家属明确说明患者在院时的诊疗情况、出院医嘱及出院后注意事项以及是否定期随诊等内容。

### （二）医患沟通的内容

1. 诊疗方案的沟通　沟通内容包括：①既往史、现病史；②体格检查；③辅助检查；④初步诊断、确定诊断；⑤诊断依据；⑥鉴别诊断；⑦拟行治疗方案，可提供 2 种以上治疗方案，并说明利弊以供选择；⑧初期预后判断等。

2. 诊疗过程的沟通　医护人员应向患者或家属介绍患者的疾病诊断情况、主要治疗措施、重要检查的目的及结果、患者的病情及预后、某些治疗可能引起的严重后果、药物不良反应、手术方式、手术并发症及防范措施、医疗药费情况等，并听取患者或家属的意见和建议，回答患者或家属提出的问题，增强患者和家属对疾病治疗的信心。医护人员要加强对目前医学技术局限性、风险性的了解，有的放矢地介绍给患者或家属，使患者和家属心中有数，从而争取他们的理解、支持和配合，保证临床医疗工作的顺利进行。

3. 机体状态综合评估　根据患者的性别、年龄、病史、遗传因素、所患疾病严重程度以及是否患多种疾病等情况，对患者机体状态进行综合评估，推断疾病的转归及预后。

（三）沟通方式及地点

1. 床旁沟通　首次沟通是在责任医师接诊患者查房结束后，及时将病情、初步诊断、治疗方案、进一步诊查方案等与患者或家属进行沟通交流，并将沟通情况记录在首次病程记录上。沟通地点设在患者床旁或医护人员办公室。

2. 分级沟通　沟通时要注意沟通内容的层次性。要根据患者病情的轻重、复杂程度以及预后的好差，由不同级别的医务人员沟通。同时要根据患者或亲属的文化程度及要求不同，采取不同的沟通方式。如已经发生或有发生纠纷的苗头，要重点沟通。

对于普通疾病患者，应由责任医师在查房时，将患者病情、预后、治疗方案等详细情况，与患者或家属进行沟通；对于疑难、危重病患者，由患者所在的医疗小组（主任或副主任医师、主治医师、住院医师和责任护士）共同与家属进行正式沟通；对治疗风险较大、治疗效果不佳及考虑预后不良的患者，应由医疗组长提出，科主任主持召开全科会诊，由医疗组长、科主任共同与患者沟通，并将会诊意见及下一步治疗方案向患者或家属说明，征得患者或家属的同意，在沟通记录中请患者或家属签字确认。在必要时可将患者病情上报医务部，由医疗行政人员组织有关人员与患者或家属进行沟通和律师见证，签订医疗协议书。

3. 集中沟通　对带有共性的常见病、多发病、季节性疾病等，由科主任、护士长、责任医师、护士等共同召集病区患者及家属会议，集中进行沟通，介绍该病发生、发展、疗程、预后、预防及诊治过程中可能出现的情况等，回答患者及家属的提问。每个病房每月至少组织一次集中沟通的会议，并记录在科室会议记录本上。沟通地点可设在医护人员办公室或示教室。

4. 出院访视沟通　对已出院的患者，医护人员采取电话访视或登门拜访的方式进行沟通，并在出院患者登记本中做好记录。了解患者出院后的恢复情况和对出院后用药、休息等情况的康复指导。延伸的关怀服务，有利于增进患者对医护人员情感的交流，也有利于培养医院的忠诚患者。

（四）医患沟通的方法

1. 沟通方法

（1）预防为主的沟通：在医疗活动过程中，如发现可能出现问题苗头的患者，应立即将其作为重点沟通对象，针对性地进行沟通，还应在早交班时作为重要内容进行交班，使下一班医护人员做到心中有数、有的放矢地做好沟通与交流工作。

（2）变换沟通者：如责任医师与患者或家属沟通有困难或有障碍时，应另换其他医务人员或上级医师、科主任与其进行沟通。

（3）书面沟通：对丧失语言能力或需进行某些特殊检查、治疗、重大手术的患者，患者或家属不配合或不理解医疗行为的，或一些特殊的患者，应当采用书面形式进行沟通。

（4）集体沟通：当下级医师对某种疾病的解释不肯定时，应当先请示上级医师或与上级医师一同集体沟通。

（5）协调统一后沟通：诊断不明或疾病病情恶化时，在沟通前，医医之间、医护之间、护护之间要相互讨论，统一认识后由上级医师对家属进行解释，避免使患者和家属产生不信任和疑虑的心理。

（6）实物对照讲解沟通：医护人员可以利用人体解剖图谱或实物标本对照讲解沟通，增加患者或家属的感官认识，便于患者或家属对诊疗过程的理解与支持。

2. 沟通技巧与患者或家属沟通时应掌握"一个要求、两个技巧、三个掌握、四个留意、五个避免"策略。

（1）一个要求：关爱（caring）。

（2）两个技巧：倾听（listening），多听患者或家属讲述，尽量让患者和家属宣泄和倾诉；解释（explanation），对患者的病情尽可能做出准确的解释。

（3）三个掌握：掌握病情、检查结果和治疗情况；掌握患者医疗费用情况；掌握患者及家属的社会心理状况。

（4）四个留意：留意沟通对象情绪状态；留意受教育程度及对沟通的感受；留意沟通对象对病情的认知程度和对交流的期望值；留意自身的情绪反应，学会自我控制。

（5）五个避免：避免使用刺激对方情绪的语气、语调、语句；避免压抑对方情绪；避免刻意改变对方的观点；避免过多使用对方不易听懂的专业词汇；避免强求对方立即接受医师的意见和事实。

**（五）沟通记录要求**

每次沟通都应在病历中有详细的沟通记录，沟通记录在查房记录或病程记录后。记录的内容有沟通的时间、地点，参加的医护人员及患者或家属姓名，以及沟通的实际内容、沟通结果，在记录的结尾处应要求患者或家属签署意见并签名，最后由参加沟通的医护人员签名。

# 第二节　与特殊患者沟通的策略

## 一、儿童患者医患沟通策略

**（一）儿童患者的疾病特点、心理特征**

1. 儿童患者的疾病特点

（1）缺乏完善的免疫系统，抗病能力弱：小儿皮肤、黏膜、淋巴系统、体液免疫以及细胞因子等的免疫功能随年龄增长而完善。因而年龄越小，抵抗力及防御疾病能力越差，易患各种感染性疾病。

（2）不同年龄患病种类不同：小儿并非成人的缩影，年龄越小与成人差异越大。小儿在不同年龄阶段时解剖、生理、病理、免疫等方面均各有其特点，患病种类存在明显的差异，且相同的临床症状在不同年龄阶段小儿的病因也各不相同。如黄疸原因，新生儿期要考虑生理性黄疸与病理性黄疸。

（3）起病急，病情重，症状不典型：儿童由于机体抵抗力低下，患急性传染病时，常起病急、来势凶，相对常伴有呼吸、循环衰竭，水、电解质紊乱或中毒性脑病等，危及生命。新生儿及体弱儿严重感染，如败血症时，往往临床表现不典型，原发感染灶不易被发现，仅表现为反应低下，而无典型的症状和体征，易造成漏诊。

（4）病情变化多端：小儿患病时虽然起病急、变化快，但只要诊断及时、处理得当，不少病情很重的患儿，经及时诊断、治疗后迅速转危为安，直至痊愈；也有某些患儿特别是新生儿、体弱儿，虽然起病时较轻，但由于病原体毒力较强、自身抵抗力较弱等原因，病情可骤然加重，甚至突然死亡。

（5）疾病谱有别于成人：儿童一般以急性感染性疾病、先天性或遗传代谢性疾病为多见，而成人则少见。例如，心血管系统疾病中，小儿以先天性心脏病为多见，成人则以冠心病、高血压性心脏病多见；小儿肥胖以神经内分泌系统原因为多，而成人则以饮食等生活方式不良原因多见；肺炎链球菌感染，婴儿常表现为支气管肺炎，而年长儿与成人则表现为大叶性肺炎。

2. 儿童患者的心理特征

（1）自我表达能力差，不易交流：婴幼儿患病不会通过语言来表达其不适和要求，只能是通过行为反应，常表现为烦躁、哭闹、不能很好进食；有些年长儿有时也不能完整而准确地表达病情，常靠家长代述、补充，而家长未患此病，因此陈述的往往只是病史的细节或关键部分，其可靠性差异很大。同时由于小儿对事物的了解、认识有限，抽象思维尚未完全形成，自知能力、表述能力差，交流困难。

（2）情感控制能力低，情绪变化快：儿童一旦受疾病折磨，很容易产生情绪波动。大多表现为随诊疗情境而迅速变化，学龄前和学龄期儿童情感控制能力较成人明显低下，尤其是3岁以下儿童，缺乏情感控制的能力。如婴幼儿患者在候诊时，一看见穿白大褂的医师甚至白色衣服的人，就会形成条件反射，精神紧张、哭闹不停。

（3）对疾病的耐受力低，反应性强：3岁以内的婴幼儿，其中枢神经发育不够完善，对疾病刺激的反应较强烈，而且容易泛化。一旦面临相应情境，就表现为烦躁不安。特别是婴幼儿表现最为明显，如生病时，表现为长时间的啼哭，不吃不喝，一般措施不能使哭闹停止。学龄前和学龄期儿童，多表现为烦躁和哭闹不安。部分年长儿反应过度，把疾病看得过分严重，表现为过度顺从和焦虑。

（4）对疾病过度敏感，心理变化大：患儿患病后由于疾病带来的痛苦和折磨，心理变化大，常常表现出恐惧、愤怒、惊骇、烦闷、焦虑、不安等情感，有的患儿甚至表现为行为退化，发生夜惊、尿床、撒娇等现象。部分年龄较大的儿童，已经开始关注自己的身体发育和未来，思维比较复杂、顾虑多，担心疾病影响自己的未来、理想和抱负，表现为过分敏感，甚至产生严重的自卑感和孤独感。

（5）依赖意识明显增强：小儿患病后，就诊时几乎都由父母或其他家属陪同就诊，生活料理等更需要家庭的照顾，对家庭的依赖明显增强。住院期间离开了家庭、学校、社会环境等熟悉的环境，患儿突然面临一个完全陌生的环境，心理上会有一个不适应的过程，对家属的依恋及依赖性突然增强。在严重心理应激下出现夜惊、尿床等行为退化者，更需要家庭与医务人员的关怀和支持。

（6）心理抵触与心理承受能力有限：儿童达到了一定年龄就会进入心理抵抗期。他们的心理转向成熟而又尚未成熟，自我意识容易产生矛盾。学龄期儿童独立性和主动性较强，患病后不愿别人把自己当小孩子看待，有时会表现出勇敢、合作、忍耐、肯吃苦、无所畏惧的气概，对限制自己活动的要求常有抵触和反抗情绪。同时，他们的心理承受能力很有限，特别是在疾病产生的痛苦和诊治过程中，很快就会暴露出意志不坚定的弱点，需要成人的帮助与指导，才能走出困境。

（7）检查治疗活动难配合：儿童注意力相对不集中，容易被外界事物所左右，会很快转移注意力，这是年龄较小患儿的主要心理行为特点。有些孩子生性好动，很难安静下来，医务人员询问病史，做体格检查、治疗时表现出不合作，很难配合有关的医疗活动。因此，医务人员必须要有足够的耐心，选择对儿童有吸引力的言语或动作，集中他们的注意力完成检查、治疗等医疗活动。

**（二）监护人的心理特征及社会因素**

1. 监护人的心理特征

（1）焦虑和紧张：儿童是家庭的寄托，特别是我国目前儿童患者大多是独生子女，孩子是整个家庭的中心。一旦患病，对家长是一个沉重的精神打击。由于家长普遍缺乏对疾病的认识，医疗知识知之甚少，孩子患病后，父母的紧张、担忧、焦虑就在所难免。对于重病或住院患儿的家长更是如此，他们除了要为孩子的预后和未来的影响担忧外，还会对陌生的环境感到不安、紧张，对医师的技术水平和医院的服务能力感到不安，对一些有创性操作、药物可能的副作用以及经济负担等都会感到焦虑和不安。

（2）过分照顾和溺爱：由于孩子的年幼无知，缺乏对自身的保护，在现实生活中，孩子一旦患病家长会过分地照顾和溺爱，对患儿的各种要求会尽量满足，甚至夸大病情，以期获得医师的重视，显然这种情况不利于儿童疾病的诊治，还会对患儿以后的教育产生不利的影响。因此，监护人对患儿的照顾和关怀必须适当，不能过分顺从和溺爱。

（3）容忍和支持不正确行为：孩子生病，监护人往往认为是自己照顾不周造成的，对孩子有歉疚感，于是对孩子患病中的吃、穿、玩等方面的不合理要求也会尽量满足，甚至许多错误的行为如打骂医护人员和故意毁坏物品也不加管束和制止，反而为患儿狡辩，认为医护人员不应与患儿计较，应体谅患儿的心情，纵容孩子不正确的行为发展；家长的这些纵容行为和心态，会对患儿产生很多的负面影响。

（4）怀疑和不信任：患儿的监护人来自不同的社会阶层，有着不同的社会背景、文化程度、生活阅历及性格等，这些直接影响他们对医务人员不同的态度、思考问题的思维方式、对疾病的了解等。部分监护人对个别医务人员的年龄、言语、着装等外在条件和表现不满，继而演化为对医护人员技术水平的怀疑和不信任；有时对医院医疗设施和治疗条件不足造成的治疗局限性不理解，导致对医院和医护人员的过分挑剔。

（5）急躁和苛求：患儿住院，导致家属心情急躁、行为扭曲，家族成员互相埋怨，有时会引起家庭成员间的剧烈矛盾。部分监护人可能在医疗过程中挑起矛盾，在医务人员身上发泄怨恨。小孩生病，特别是危重病，部分监护人希望有医术高超、医德高尚的医师专门为自己的孩子治病，希望医务人员能力挽狂澜，创造医学奇迹，希望疾病迅速消失，因而会嫌弃治疗进展太慢、医务人员不够尽心，对医务人员产生过度的苛求。

（6）对高年资医护人员依从性好：家长看病时希望孩子得到医护人员最好的治疗和护理，往往喜欢选择年纪大、经验丰富的医师，对年资高的医师信任度高、依从性好，而对年轻医务人员会产生不信任、不尊重。如刚进入临床的实习生，容易使家长产生怀疑、挑剔、轻视和不信任，拒绝实习生参与操作的情况时有发生。

2. 社会因素影响

（1）家庭环境与儿童健康：父母文化水平，特别是母亲的文化水平对儿童身心发育有一定的影响。父母的性格行为对儿童影响极大，如过于冷淡、忽视或粗暴的家庭环境，儿童易于出现孤独、冷漠、粗暴、说谎、离家出走等不良性格。而过分溺爱，会使儿童出现无病呻吟、依赖、脆弱、任性霸道等多种心身症状。父母对子女教养态度是否一致，家庭成员、夫妻及亲子间关系是否协调，是否单亲家庭等，均会影响儿童的身心发育。

（2）学校与儿童身心健康：学校是儿童在成长发育中度过的重要场所，学校对儿童的影响是很大的。学生若能在学校接受全方位的、正规的、系统的培养与锻炼，这将为良好的身心健康打下坚实的基础；同样，同龄人间的相互影响也是十分巨大的，这些都不同程度地影响着儿童日后的身心发展。

（3）卫生资源配置不均衡与儿科医生缺乏：由于全国大部分医疗资源集中在大城市，高水平的儿科医生也集中在大医院，出现大医院患儿人满为患而小医院门可罗雀的状况。与发达国家相比，我国儿童人口数与儿科医生的比值存在非常大的差距，难以满足日益增长的医疗需求。

**（三）医患沟通策略**

1. 根据患儿年龄、发育、疾病特点，采取不同沟通方式　医务人员面对患儿年龄不一、心理发育不同、所患疾病有别和疾病对患儿影响有差异，要通过不同的方式进行有效的沟通。新生儿易哭闹，医务人员与之接触时，动作应轻巧、敏捷、熟练，尽量减少刺激。在接触婴儿患者时医务人员说话要语气温和、动作轻柔，予以爱抚和亲近，尽力消除患儿的陌生感和内心恐惧感。学龄前期医务人员要给予他们耐心、细致、周到的关怀和呵护，对住院患儿更要多加关心，亲近他们，允许他们携带自己喜爱的玩具和物品，使他们尽快适应环境变化。医务人员在接触年长患儿时，应感情细腻，注意方式方法，语言要体现平等，问诊的话语、内容、方式要符合孩子的知识结构和心理特点，体格检查的方式要与孩子的心理需要相一致，多给予夸奖和鼓励，切不可粗声粗气，伤害其自尊心。

2. 善于解读患儿的形体语言，采取合适应对方法　因儿童患病后，不能诉说病情，或说不清所患病情，小儿科也被称为"哑"科。但他们能通过面部表情、声音、身体活动等同成人建立联系进行沟通和交流，从而达到与成人相互理解的目的。从事儿科的医务人员应学会以看和听为主的多种沟通方式，善于解读患儿的形体语言，理解其中的含义，读懂患儿所表达的或所需要的信息，采用适当的应对方式。因此，患儿的体态语言能被医务人员正确解读，是及时发现病情变化、发现病症所在、做出相应回应、达到理想沟通的基本保证，是儿科医患交往的一个十分重要的技能。

3. 克服患儿的恐惧心理，积极配合医疗活动　疾病疼痛和各种治疗会给患儿带来刺激，本能产生对疾病的恐惧感。慢性病长期迁延不愈或持续治疗，会引起患儿恐惧。一些特殊的治疗，如放疗、化疗、手术治疗等更会引起极大的、严重的心理恐惧。因此，医务人员在为患儿诊断疾病时、治疗前、治疗中及治疗完成阶段，都应该不厌其烦地向患儿解释，需要做什么检查、治疗，为什么要做，做的时候可能会有哪些不适和疼痛，有针对性地消除他们的疑虑和恐惧，使患儿积极配合各项诊疗工作。医务人员要让儿童患者正视疾病，鼓励他们树立战胜疾病的信心，注意语言与患儿年龄的适应性、亲和性、兴趣性和吸引性；注意满足孩子"皮肤饥饿"的需要；注意用形体语言交流，使之获得亲切、友好的满足，增强患儿的信任感和安全感；帮助患儿尽快熟悉环境，消除紧张恐惧心理，主动配合对疾病的诊断与治疗。

4. 与患儿监护人有效沟通　尽管孩子是患者，但监护人在医患关系中起着举足轻重的关键作用。监护人是经济上的支付者、技术使用上的知情同意者、道德上的保卫者、执行医疗程序的配合者。因此，与患儿的沟通在很大程度上指的是与患儿监护人的沟通。

在病史资料的提供、医师检查治疗方案的实施、治疗过程中病情的变化、治疗措施的调整都必须与监护人沟通才能获得；对于疾病观察的要点、注意事项等，都必须向监护人交代清楚，防止任何疏漏的出现。对患儿家长的安慰和解释是治疗过程中非常重要的环节。医师需及时将自己对疾病的判断、将要采取的治疗措施、存在几种治疗选择、各种选择的利弊等信息向患儿家长作通俗易懂的解释和说明，尊重患方治疗方案的知情选择，在此基础上取得他们的信任。

病情的告知，必须以疾病事实为基础，本着实事求是的原则，真实、准确地进行表述。如果患儿病情严重，如白血病、恶性淋巴瘤等，虽然对家长会造成很大的思想负担，但是医师必须如实交代病情，实事求是地讲清疾病的严重性和可能的预后，解除家长的疑虑和侥幸心理，使其正视现实、积极配合医生治疗。但谈话应避开患儿，不要在他们面前流露暗示疾病严重的消极情绪。

对患儿诊治过程中存在的和可能产生的心理障碍、可能带来的危害等，也应及时与监护人沟通，并与监护人一起研究解决问题的方法，对患儿予以指出危害、耐心解释、启发诱导、表扬鼓励等方法，及时准确处理。患儿患病后，监护人容易产生紧张、担心等负面情绪，呈现易激动状态，往往会因一些问题激化矛盾。对此，医务人员应当注意在矛盾处于萌芽状态时，及时发现、及时解决。即使矛盾激化，也要坚持理性原则，分析原因，采取恰当方式，予以化解。

5. 营造适宜的儿童就医环境　就医环境对患儿及家长的心理能产生正面或负面的影响。医院的陌生环境会使儿童缺乏认同感，从而表现出逃避等不配合行为。因此门诊室和病房一定要保持清洁、安静、卫生，注意适当的温度、光线；墙壁可选择比较柔和、清新的色调，甚至可以装饰流行的卡通人物。病室还可以设有游乐室，备用必要的玩具和文娱用品，作为恢复期患儿的娱乐场地。构建良好的就医环境，使患儿及家长感受和体验真切的人文关怀。

## 二、孕妇患者医患沟通策略

### （一）孕妇患者的疾病特点、心理特征

1. 孕妇患者的疾病特点

（1）妊娠相关疾病多：孕妇可能出现与妊娠有关的疾病很多，不同程度地影响胎儿的正常发育，严重时甚至危及孕妇生命。

（2）涉及个人隐私：部分疾病如前置胎盘可能与多次宫腔操作、手术史有关；分娩、引产等均与婚姻、家庭有关；继发不孕症可能与婚前性行为、人工流产等有关。

（3）病情变化快，危重情况多：产科疾病往往病情变化快，尤其是分娩过程中出现的一些并发症，如脐带脱垂、子宫破裂、羊水栓塞、产后出血等，一般均在瞬间发生，

会对母儿产生严重危害。一旦发生，家属往往不能理解，极易造成医患纠纷。

（4）病因未明多：产科很多疾病原因不明，如妊娠期间突然胎死宫内，分娩过程及产后婴儿尸检资料显示，有相当大一部分原因不明；根据资料统计，新生儿脑瘫只有大约10％与分娩过程中发生窒息有关，有相当一部分与孕期感染有关，还有部分则原因不明。

（5）诊断技术局限：实行计划生育是国家的基本国策，并强调优生优育，尽管医学技术发展日新月异，然而目前的诊断技术仍有一定的局限。有些先天残疾儿在分娩前难以确诊，如脊柱裂，在脊髓尚未膨出的情况下，超声很难发现；大部分的先天性心脏病宫内诊断仍有困难。

2. 孕妇患者的心理特征

（1）羞怯心理，讳疾忌医：由于产科疾病经常涉及婚姻、家庭和两性关系等个人隐私，一旦患了产科疾病，常会感到难为情，不大重视，使病情延误而影响预后。有些产妇特别害怕到男医师处就诊，怕做妇科检查。

（2）缺乏孕期保健认识，拒绝孕期治疗：妊娠、分娩是女性处于生育年龄阶段的一个重要生理过程，但在这个过程中可能出现许多病理变化，有时甚至是对女性造成致命因素的变化。也有少数人对孕期保健认识不足，不能按时进行产前检查，或认为孕期服药对胎儿不利，拒绝任何孕期治疗，以致孕期的某些病理现象未能及时被发现，或者未能及时得到治疗，从而产生严重后果。

（3）盲目追求剖宫产：在生育方式上，部分产妇及家属因为担心、惧怕分娩时的疼痛，或误认为剖宫产有利于胎儿和产妇，催生了产妇或家属在无任何手术指征的情况下盲目追求剖宫产的情况，而对剖宫产可能出现的麻醉和手术并发症以及可能对胎儿的不利影响缺乏了解。实际上剖宫产手术本身就会影响术后恢复，增加经济负担，增加不必要的手术台次，无论从孕妇、家庭、医院，还是社会来说，都是不必要的。

（4）难以接受病残儿：产妇及家属优生优育的愿望特别强烈，对新生儿的期望值也特别高。因此，一旦在分娩过程中发生胎儿窘迫、新生儿窒息，或分娩出先天残疾儿，产妇及家属往往不能接受，质问为什么不早期发现或及时抢救，并归罪于医院和医师，这显然属于认识上的偏差。

（5）产科术后心理反应：我国大部分产妇是初产妇，由于没有分娩的经验，再加上陌生的医院环境、害怕分娩疼痛、唯恐胎儿异常等，常令她们感到孤独无助。产科有些特殊疾病或特殊情况时需要采取手术治疗方法，如流产、引产、刮宫等，会使女性害怕以后不能继续妊娠生育，产生恐惧、无助等心理；会阴斜切术，则担心影响性生活、影响夫妻感情等；还有特殊情况时的子宫切除术，有些妇女错误地认为会减弱女性魅力，减弱或丧失性功能，把手术视为极大的精神威胁。

**（二）家属的心理特征及社会因素**

1. 家属的心理特征　实行计划生育是国家的基本国策，家属优生优育的愿望特别强烈，不愿接受病残儿，一旦有先天缺陷，家属难以接受；部分家属在无手术指征时，也强烈追求剖宫产；女性结婚后，绝大多数对生育要求迫切，尽管生男生女是夫妻双方原因造成的，但部分文化水平较低的地区，仍有一些人把生男生女归咎于女方。

2. 社会因素

（1）经济因素的影响：经济因素可影响妇女月经、妊娠、分娩、哺乳等正常生理功能，从而引起多种产科疾病如不孕、产后抑郁症等。特别是经济困难者，产妇不能及时就医，许多有效的治疗无法开展，可能延误病情，严重者甚至影响孕妇和胎儿的生命。

（2）环境因素的影响：环境因素和产科胎儿的生长、发育密切相关。统计资料表明，近年来出生缺陷发生率逐年上升，与环境污染的影响密不可分。

**（三）医患沟通策略**

1. 强化孕妇心理疏导　如果怀孕时孕妇有严重紧张、焦虑的心情，孩子成长后情绪不稳定，因此在孕妇的孕期保健检查中，也要增加心理指导内容以消除不必要的紧张情绪。产妇在分娩过程中过度的紧张、恐惧和焦虑不安等情绪可降低产妇的痛阈，以致轻微疼痛即产生强烈反应。严重疼痛可使宫颈口扩张的协调关系失去平衡，同时可以通过内分泌系统影响妊娠子宫的血流量，造成子宫平滑肌和胎盘供血减少，子宫收缩乏力，使产程延长、出血量增多，甚至可导致胎儿宫内缺氧窘迫，或诱发子痫、难产，对产妇和胎儿造成危害。因此，强化孕妇心理疏导具有重要意义。应积极倡导、推广、运用新的分娩模式：如家庭式分娩和导乐陪伴分娩，给予心理安慰和疏导，以减少产妇紧张、焦虑和孤独无助的情绪，从而使产妇在分娩过程中能放松紧张情绪，增加自然分娩的机会，减少难产及剖宫产的比例。同时重视产后抑郁症，产后初期要关注产妇的情绪及精神问题，发现一些容易被忽略却有着潜在危害的问题，促进产妇全面康复。

2. 普及优生优育知识　优生优育是每个家庭、每个孕妇的期待与愿望。开展优生优育知识的普及与培训，可以通过电视、广播、报纸、杂志、互联网等多种多样的方式、方法进行。开办新婚学校、孕妇与家属学校、好妈妈教室等。在产科开展围产期保健是保证优生优育的关键环节，围产期保健包括定期检查和围产期保健教育两个重要内容。定期检查可以及时发现异常情况，及早采取有效措施干预。开展围产期保健教育，使孕妇懂得分娩是一种自然生理过程，保持平和、愉快的情绪，保持良好的生活习惯，保持合理的生活节奏，对于保证孕妇顺利生产十分重要。

3. 注意语言沟通技巧　有些未婚先孕、要求人工流产或引产等的孕妇，医师不能对她们有厌恶、嫌弃的表现，应该一视同仁。孕妇经常有些想法感受，不好意思说出来，如果医师善于探知其难言之隐，代述这一技巧往往可以大大促进医患之间的沟通。例如，孕妇不希望男医师为她做手术，医务人员可以就此作简单的解释，以解除孕妇的担心。有些产妇阴道分娩后，会阴侧切伤口裂开，产妇及家属非常担心伤口不能长好。医师可以用自己或其他医务人员的经历引发共鸣。医师对可能发生的不良情况应尽量事前交代全面，充分履行告知义务。

4. 优化产科病房环境　产科病房是迎接新生命降临的地方，是带给大家兴奋、喜悦的地方。当分娩时，产妇及家属都需要有一个温馨的环境来烘托这样的心情。实践证明，优化医院环境，特别是产科病房环境，可使孕妇产生安静、愉快和满足的感受，有益于缓解紧张情绪。例如，病房实行家庭化、装修设计艺术化，将病房的墙面由普通的白色涂刷为粉红色、湖蓝色，将床单、被套的颜色改为淡绿色、粉红色，护士装束也与之相适应，不时播放柔和、轻松的背景音乐等，这样的环境有利于减少孕妇和家属的负性情绪，使孕妇和家属感到惬意和赏心悦目，让产妇心情愉悦地接受分娩，迎接新生命的降临。

5. 提供人性化服务　产科是为孕妇设立的，为孕妇而存在的。因此，产科的设施、工作制度、工作流程和工作方法都应以孕妇为中心，提供人性化服务。例如，改变病房护士的工作流程，将护理项目避开清晨及中午休息时间，确保孕妇能有一个安静的休息环境；在病房内向家属传授婴儿洗澡、脐部护理等方法，使得婴儿出院后能继续得到专业的照顾；开展产后、术后家庭访视，指导产妇恢复期注意事项；建立"一对一"全程陪伴分娩工作模式。"一对一"新的人性化服务模式，既便于产妇沟通，又便于随时指导，可以大大降低医疗服务中可能出现的隐患，可以增加产妇的安全感，消除产妇可能出现的不良情绪。同时"一对一"的服务明确了助产人员责任，全面关注了医疗、护理质量，大大提高了服务水平和效率，对医患沟通起着有力的推动作用。

6. 增强法制观念、尊重孕妇　当代女性意识的觉醒，应当引起医务人员的高度重视，不断更新观念，增强法制意识，在医学实践中不断做出有利于孕妇的调整和应对。尊重妇女是传统的美德，医务人员应该在每一个细微之处都要体现出对孕妇的尊重与关心，在医疗实践中注意遵守社交规则，特别是男性医师在对孕妇进行身体检查时必须有护士陪同或第三方在场，换药时注意敏感部位的遮盖等，在沟通交往中注意保持适当的社交距离，避免过度关注、过分热情。

## 三、手术患者医患沟通策略

### （一）手术患者及家属的心理特征

手术患者无论采用何种手术方式，都会给患者带来强烈的心理和生理刺激，再加上疾病本身刺激，有时还有家属的刺激，这就构成多重刺激。这种刺激通过交感神经系统和激素的作用，使患者心率加快、血压升高、情绪不稳等，如得不到及时有效缓解，就会影响手术效果，甚至会导致术后并发症的发生。

1. 手术前心理特点

（1）焦虑、疑虑和恐惧：患者及家属手术前焦虑、恐惧程度非常高，特别是患者。其原因有：①对手术的安全性缺乏了解，对疾病缺乏认识，顾虑重重，导致恐惧和焦虑；②对手术医师的手术经验缺乏了解，担心手术出现意外导致伤残或死亡，担心手术效果；③对麻醉特别陌生，担心麻醉方法不当，甚至害怕全麻后再也不会醒来；④害怕躯体的创伤和疼痛；⑤过多考虑家庭、经济和将来学习、生活、工作的安排等。

（2）失助、自怜和孤独感：如截肢患者忧虑失去肢体影响生活能力，乳腺病变患者手术后忧虑失去女性美。这是一种无能为力、无可奈何、悲愤自怜的情绪状态，是一种消极的心理。患者住院后，离开熟悉的家庭和工作单位，感到孤单、害怕，产生无助的心理，在适应住院环境和患者角色后逐步减轻。

（3）挫折、绝望心理：急诊手术患者需立即做手术，大多数患者没有足够的思想准备，得知自己马上就要做手术，如同遭受重创一般，内心产生强烈的受挫感。此时患者的思想状态因个人承受能力不同而出现不同状态。病情严重者认为自己大祸临头、前途渺茫；年老多病者往往认为自己年纪大，体弱多病，常常有怕死心理，一旦有病，即认为死神来临；意志薄弱者一旦遇到在他们看来需要"开膛破肚"的手术，则如天塌一般，心理难于接受，很容易出现绝望心理。

（4）期盼心理：大多数患者还有一种期盼心理，期盼自己的病情是疾病的早期阶段，期盼能有一位医术高超的医师给自己动手术，期盼手术、麻醉一切顺利，期盼预后良好等。这是一种好的心理状态，应当鼓励并尽量给予患者极大的希望。

2. 手术中的心理特点　术中患者普遍存在紧张、焦虑、恐惧等心理反应，不仅对神经、内分泌、呼吸及循环系统产生影响，甚至干扰手术的顺利实施。手术患者在手术室停留的时间虽然短暂，但却是整个疾病治疗过程中最关键的环节。手术室是一个特殊的医疗场所，单调的色彩，安静的环境，与外界封闭的管理使患者产生不同程度的压抑和恐惧。非全身麻醉的患者，在手术中的恐惧心理达到了最高点，往往非常注意手术中医务人员的言行举止，表现为用心倾听、揣摩；对手术器械撞击的声音格外留心与敏感。全身麻醉的患者，会对麻醉前、麻醉醒后的所见所闻特别在意。

3. 手术后患者的心理特点　手术后恢复需要一个过程，在此期间的各种实际问题，如麻醉药物作用过后的疼痛、伤口换药、引流等都会对患者形成刺激，引发心理问题。一般术前生理应激水平高的患者，术后仍维持较高的心理反应。由于重大手术有可能引起部分生理功能丧失和体像改变，容易导致许多心理问题，如愤怒、自卑、焦虑、人际关系障碍等。有的患者可能因术后不能生活自理、长期卧床、不能工作等，继发心理障碍。部分多次手术且久治不愈者或重要生理功能丧失者术后心理反应更为强烈和复杂，甚至可继发严重的心理障碍。

手术后患者也常常伴随焦虑、恐惧、紧张等情绪反应，消极的治疗和康复动机、对手术结果的期望水平等心理因素也可直接或间接影响手术预后。手术成功对患者是一个良性的刺激，在很大程度上会改变患者的情绪状态。而手术失败会引起更多、更复杂的心理行为反应，加重患者心理负担，甚至使患者陷入极端的痛苦境地。对手术期望过高、不切实际的患者也容易引发担心、顾虑、情绪不稳、苛求等反应。

**（二）外科手术的工作特点及社会因素**

手术治疗是继药物治疗后兴起的治疗方法，涉及科室主要是外科、妇产科、眼科、耳鼻咽喉科等。随着科学技术进步，手术治疗领域不断扩大，手术方法不断增多，手术技术不断提高，手术治疗普及加快，手术治疗出现了引人注目的变化。

1. 见效快、疗效好　很多疾病手术治疗可以令其术到病除，见效快，部分能完全根治疾病，疗效显著。

2. 局限性　手术也有局限性，手术对某些疾病的治疗也只是其中的环节之一，还需要其他的综合治疗措施；有些复杂的疾病或晚期病变，手术只是探查、明确诊断或姑息治疗。

3. 风险较大　手术治疗同时有破坏正常机体组织的负性作用，存在一定的创伤性，特别是机体重要脏器手术，容易出现严重并发症。

4. 合作性强　手术是群体性劳动，环节多，不仅对手术主刀者要求很高，而且需要一个高素质的团队，涉及手术组医师的通力合作，涉及临床相关科室、医技、后勤等多个部门的密切配合。

5. 技术含量高　手术是一项技术含量非常高的工作，特别是微创手术、显微手术，对医师的技能、无菌技术、麻醉技术都有很高要求，同时对仪器设备、物资供应等条件依赖性大，要求严格。

6. 社会因素　调查研究表明外科中常见的外伤发生率与社会因素有一定关系。一些骨折的发生与生活事件、不良行为有关，如酗酒与车祸导致外伤间的关系；冰灾、水灾、地震等自然灾害导致的外科情况。社会支持、个人应对能力等对手术患者的心理应激程度、手术顺利程度及术后康复状况都有影响。

**（三）医患沟通策略**

1. 手术前的沟通策略

（1）重视手术前谈话

1）术前谈话的含义与意义：术前谈话是指医师在手术治疗之前向患者及家属或相关人员，将患者的病情、拟实施的手术方式、手术风险和预后等内容客观地予以告知，并对其咨询问题予以解答，以便得到患者和家属的理解，对即将进行的手术治疗达成统一意见。各种手术具有创伤性和危险性，对患者而言，意味着疼痛、出血、感染、功能障碍、器官缺失甚至生命危险，是神秘、生死攸关的一道坎。所以对患者及家属来说，正确的术前谈话策略对保障患者及家属的知情权、加强医患沟通、改善医患关系具有非常重要的意义。

2）术前谈话的技巧：注意突出谈话的目的，有针对性地进行沟通。让患者及家属了解手术的必要性与风险性，了解医师防御风险的能力和各项措施，了解手术的不可预测性，消除患者及家属不必要的思想顾虑和各种猜疑，赢得信任，防范医疗纠纷。注意谈话时间、地点、方式及参加谈话人员（包括医患双方）的选择。注意分清患者与家属的关系及家庭成员构成，特别是当患者失去表达能力时，建议家属先统一认识后，再作出决定。注意手术谈话的个体化原则，切忌千篇一律地向所有手术患者和家属讲同样的话，应有针对性沟通。

3）术前谈话的内容：包括对患者病情的现状及可能的进展进行详尽、合理分析，帮助患者明确急诊手术或择期手术的必要性；做好术前的各项检查与会诊，进行术前准备评估；用通俗易懂的语言讲解各种手术方式的优缺点，实事求是指导患者选择；对于手术风险预测及对策，做到客观实际；告知医患配合的措施与重要性，充分发挥患者及家属的能动性；了解手术治疗的局限性与预后以及大概费用；在充分知情同意的基础上，获得的患者本人或受权家属签字的手术知情同意书，可作为形式明确的手术授权。

4）术前谈话的要求：为患者提供手术所必需的、足够的信息时，应遵循实事求是与善意隐瞒的统一、通俗易懂、自主选择、共担风险原则，严守知情同意；客观评价手术风险，必须恰如其分，避免盲目乐观或过分恐惧，重点了解现有手术风险抵御能力的有限性，对意外情况有足够的心理准备；辩证预测手术效果，过分夸大手术作用容易导致患者、家属的失望，过分贬低手术作用容易导致患者、家属抉择困难；换位思考，细心倾听，富于同情心，尊重患者观点，把握其心理，逐步引导选择最佳手术方案；恪守医德，严格把握手术指征，严格执行手术级别，避免盲目扩大手术范围，避免盲目自信的个人英雄主义思想等。

（2）做好手术前访视：术前访视时间一般在手术前数小时至24小时，参加人员通常是麻醉师或相关辅助人员，在访视时注意详细了解病史及有关资料，掌握主要病情，注意主动做自我介绍，说明访视目的，取得患者信任和合作，以通俗易懂的方式简要介绍有关情况，包括术前注意事项、手术麻醉方法、手术体位的配合等，细心了解患者对手术存在的心理问题，有针对性地给予耐心的解释和帮助。对于恐惧心理较重者，可选择同种疾病手术后恢复期的患者以其亲身感受与患者交谈，了解实情，获得安慰。对于挫折心理患者，应该鼓励患者面对现实，正视疾病，迎接考验，争取早日战胜疾病，回归社会。对于绝望心理患者，应区别对待，积极对症处理，调动内在积极性，充分理解所处境遇，耐心给予解释和宽慰。总之，良好的术前访视有助于患者对手术有较客观的认知和了解，有助于患者获得安全感和满足感，从而减少或消除对手术的紧张、恐惧、焦虑、猜疑、绝望等心理，使身心处于接受手术治疗的最佳状态，有利于手术顺利进行。

2. **手术中的沟通策略**　手术中患者在手术室，缺乏亲属关照，同时手术室气氛严肃紧张，表情"消失"（帽子、口罩遮盖所致）等，客观上造成与患者沟通困难，医师、护士要特别注意自己的言谈举止，尽量减少言谈，表情、举止也要淡定、从容，不要给患者造成心理负担。

（1）促使患者尽快熟悉手术室环境：患者对手术室的环境和气氛极为敏感和印象深刻，因此手术室一定要整齐清洁，床单忌血迹，手术器械注意遮盖，医务人员要热情友善地进行简单语言交流，将患者转移到手术床等，促使患者尽快熟悉环境。手术中要坚持查对制度和汇报制度，严防张冠李戴、左右混淆，防止差错事故发生。

（2）行为举止表情要自然：医务人员之间只要一个眼神、一个小动作就能互相领会。切不可在非全身麻醉患者面前露出惊讶、可惜、无可奈何等表情，以免患者受到不良的暗示。特殊手术时，需要术中特殊的体位，要与患者做好沟通和解释，注意保护患者的隐私。

（3）言语注意分寸：术中注意避免使用刺激性语言和容易引起患者误会的话，如"断了""糟糕""穿破了""血止不住了""伤了某某（脏器）了""接反了""取不完了"等；对于肿瘤患者，应注意使用保护性医疗语言；手术台上还应避免谈论与手术无关的话题，手术医师谈论无关话题会使患者产生不安、不信任和恐惧，因为非全身麻醉的患者，对医务人员的言语都会非常认真地体会和考虑，当术后发生一些不良情况时，患者常会把手术中的情况联系起来。

（4）避免不良刺激：由于无菌技术的需要，使得手术室不能有过多的肢体动作，因而术中以语言沟通为主，但应注意保持手术室的安静，避免不必要的嘈杂声。如手术中医疗器械的碰撞声、医护人员的走动声，都会对患者产生不良刺激。而手术患者的紧张情绪和恐惧心理导致的生命体征波动及对疼痛的敏感、影响麻醉效果和手术进程的事例普遍存在。

（5）强调即时沟通：当术中发现术前未涉及的新病情或术中发现与术前诊断不符，需要采取新的治疗方案，应即时与家属做新一轮的沟通，切忌忽略谈话沟通而直接手术。手术因情况有变需要更换手术医师时，应即时告知患者。手术出现意外情况，无论是患者的个体原因还是医务人员差错，都应即时与患者家属沟通，讲明采取的具体应对措施，以得到家属的理解、配合与支持。

3. **手术后的沟通策略**　手术完毕，患者最关心的就是手术效果如何。此时，医务人员应如实告知手术效果，给患者以精神上的安慰和鼓励。手术完毕，并不意味一切都平安无事了，还有许多新的病情变化可能出现。术后及时发现问题，正确处理，对于稳定患者及家属情绪，使患者比较顺利地度过手术恢复期非常重要。

（1）勤观察、常沟通：手术后，医务人员不管如何疲惫，也要耐心细致地与患者或家属交谈，告诉家属手术中情况、术后需要注意事项。并询问病情和术后情况，再次确认引流管、填充物和敷料的正确与否，对重要脏器手术的患者，必要时还要连续观察，直到病情平稳。

（2）注意术后合理使用止痛剂：确保每位患者麻醉后、术后随访，及时调整术后镇痛泵参数，避免镇痛过浅，也要防止过量，避免成瘾，保证术后镇痛效果。

（3）做好术后心理疏导：术后躯体虚弱、疲惫不堪，患者会烦躁、惶恐、不愿说话、食欲缺乏、睡眠不佳等，还有患者出现悲观失望心理，情绪不稳定。医务人员应认真细致做好心理疏导工作，以减轻患者的心理紧张。同时要重视非语言沟通，积极与家属配合，让患者认识到手术治疗后病情好转是逐步的，及时帮助患者减少"角色行为"，增强患者治愈疾病的信心。有些特殊手术，如重要脏器的切除手术、生殖系统手术、器官移植、破坏容貌手术等，会对患者产生特殊的自卑、绝望等心理反应，应给予同情和帮助，勉励他们去勇敢地面对现实，以积极的态度善待人生。

（4）正确指导术后活动：如肺部手术后鼓励患者多咳嗽、咳痰、保障气管通畅；腹部手术后患者适当活动，以加速血液循环，促进康复，肛门排气后才可考虑进食；骨科手术后患者要保持功能位，避免畸形，病情允许时及时功能锻炼等。

# 四、传染病医患沟通策略

## （一）常见传染病患者的疾病、心理特征

1. 常见传染病的疾病特征

（1）病原体多，疾病谱广：传染病是由病原微生物引起的，能在人与人、动物与动物以及人与动物之间相互传染的疾病。引起传染病的病原微生物有很多种，包括病毒、立克次体、支原体、细菌、真菌及寄生虫等。这些病原体的生物学特性各不相同，因而传播方式、流行规律及危害性也不同。不同病原体导致的疾病所引起的临床表现不相同，如急性甲型肝炎多有发热，急性乙型肝炎可有皮疹、关节症状，急性丙型肝炎多无明显临床症状。

（2）有传染性，传播途径多：病原体从宿主排出体外，通过一定方式到达新的易感染者体内，呈现出一定传染性，其传染强度与病原体种类、数量、毒力、易感者的免疫状态等有关。传染性是传染病的基本特征之一，但不同病期的患者，其传染性的强弱不同，一般来说临床症状最明显时，其传染性最强。传染的途径有很多种，如可通过咳嗽、喷嚏排出的分泌物和飞沫，经呼吸道传播；也可借粪便排出体外，污染水和食物，经消化道传播；日常生活接触如被污染的手、用具、玩具也可传播疾病；有些疾病可通过血液、体液及血制品引起传播；有些还可通过虫媒叮咬把病原体传给易感者。

（3）年龄跨度大，疾病谱不同：任何年龄段都可能患传染病，特别是免疫系统发育不全的婴幼儿，脏器功能衰退、抵抗力减弱的老年人。总之，人的一生中或多或少被不同病原微生物感染过，只是由于病原体的不同，机体防御功能不同而有不同的表现，如病原体被清除、隐性感染状态、显性感染、病原携带状态或潜伏性感染。不同的年龄段被感染的疾病谱有所不同。如麻疹、流行性脑脊髓膜炎等多见于婴幼儿、儿童；水痘-带状疱疹病毒感染小孩多表现为水痘，而感染成人多表现为带状疱疹；血吸虫病、肾综合征出血热等多见于青壮年。婴幼儿期感染乙型肝炎病毒，多成为慢性乙型肝炎病毒携带

者，而成年人感染则多为自限性感染。

（4）疾病谱变化快：随着医学技术的发展，许多传染病得到了有效的控制，有些甚至已经灭绝，如天花、脊髓灰质炎。但目前全球传染病防治仍然面临许多威胁：①新发传染病陆续出现：艾滋病、猫抓病、严重急性呼吸综合征（SARS）与新型冠状病毒肺炎、EV71肠道病毒感染、甲型H1N1流感、H7N9流感、埃博拉出血热等；②再现传染病在某些地区"死灰复燃"：如结核病、血吸虫病、性病、霍乱和疟疾等最为突出；③人畜共患病将与人类长期共存：其中鼠疫、狂犬病、朊粒病等都曾造成大规模流行，死亡率较高。

2. 常见传染病患者的心理特征

（1）忧郁、焦虑心理：传染病患者，尤其是慢性传染病患者，由于病程较长，病情反复发作，部分疾病尚无彻底根治方法，因此患者往往充满忧郁、感到沮丧。同时，由于对疾病的有关知识了解不够、道听途说、一知半解，过分关注自身身体状况的细微变化并常与疾病联系在一起，对自己的健康前景感到担忧，往往表现出紧张不安。如果牵涉到升学、就业、恋爱、婚姻和家庭问题，更会使患者焦虑不安、沮丧，甚至精神抑郁。

（2）自卑、悲观心理：传染病患者往往有着这样的矛盾心态，既怕自己的病传染给亲朋好友，又担心别人因为自己有传染病而疏远自己、歧视自己，无形加重了患者的心理负担。同时患者对医院的防护隔离措施不理解，误以为医务人员不愿意接近或对自己冷淡，容易产生传染病不被人接受的念头，从而产生自卑、悲观心理。

（3）孤独、恐惧心理：因疾病的严格隔离、严格的探视制度以及限制陪护、限制外出；不同种类的传染病不能相互接触、交流；部分疾病患者住院时间长、恢复慢、生活单调；医务人员戴口鼻罩、着装整齐，甚至穿隔离衣；病房不时弥漫消毒药物气味等，都给患者一种陌生和压抑感，使患者感到空虚、孤独、恐惧、无助、厌倦。

（4）自责、内疚心理：患者患传染病后，尤其是艾滋病或其他性传播疾病，一旦病情暴露往往对家人、朋友或单位产生或多或少的不利影响；或是长期治病，增加了家庭的经济负担；或是无意间导致疾病在家庭中传播，都使患者深深自责、感到内疚。

（5）不安全感和无所谓心理：个别传染病患者，住院期间因担心再被传染其他疾病而表现出过分的谨慎、小心、多疑，不敢随便乱动，如不敢碰其他患者或病房的任何东西，甚至担心医师正常查房体检的接触等。也有个别患者完全相反，他们不了解或不相信疾病的传染性，表现为举止随便，不遵守消毒隔离制度，随便使用他人的物品，甚至不采取任何措施，随意外出。

（6）盲目治疗心理：有些传染病，如慢性病毒性肝炎、艾滋病，到目前为止治疗尚无突破性进展。许多乙型肝炎患者对肝病的基本知识及其治疗现状不甚了解，求医治病的心情非常迫切，往往四处打听有无偏方、秘方，故"乱投医、乱服药"的现象十分严重。同时，由于经济利益的驱使，许多不具备治疗条件的医院和个体医师采取虚假广告、虚假宣传等手段，骗取患者就医，这些不规范的治疗往往是雪上加霜，结果不但花了许多冤枉钱，而且延误甚至加重病情。

（7）自暴自弃心理：慢性乙型肝炎迁延不愈，容易反复，许多乙型肝炎患者即使经过正规治疗，病情在一段时间内趋于好转或稳定，但一段时间后临床症状又有加重或化验检查再度异常，这常常导致部分患者自暴自弃，认为治疗没有意义，干脆就不检查、不治疗，最后延误治疗。还有部分意外感染的艾滋病患者，情绪消沉，自暴自弃，甚至有意报复社会，走向违法犯罪的道路。

**（二）家属的心理特征及社会因素**

1. 家属的心理特征

（1）焦虑和紧张：家属对传染病缺乏认识，部分疾病因长期治疗，经济负担较重而出现焦虑情绪，担心能否被治愈，担心会受到社会的歧视等而紧张不安。

（2）恐惧与缺乏安全感：由于疾病病情反复而对疾病的预后产生恐惧感，家属因心疼患者而对进行的各种注射和侵袭性检查产生恐惧感；家属担心并照顾患者，面对像新型冠状病毒肺炎一样的急性、传染性极强的疾病或像甲型 H1N1 流感波及范围广的疾病，害怕自身被传染而感到极度的恐惧；对医院的隔离与不能陪护不放心、缺乏安全感。

（3）期待心理：家属因担心传染病会影响患者的工作、学习、婚姻，而往往期望值很高，希望能很快治愈患者，但部分疾病病程长、恢复较慢，患者及家属有病急乱投医的情况，甚至随意改变治疗方案，既干扰正常治疗又加重经济负担，甚至耽误治疗时机。

2. 社会因素　传染病具有传染性，在一定条件下可造成流行，其流行既有隐蔽性又有突发性，传染病的流行与危害具有不可预测性。传染病一直被认为是威胁人类生存与健康、阻碍社会及经济发展的最主要危害之一。2020 年新型冠状病毒肺炎的暴发严重影响了全球的社会及经济生活。自 2009 年 4 月墨西哥发现首例甲型 H1N1 流感患者起，甲型 H1N1 流感对当时世界公共卫生防疫系统形成了巨大冲击，给全世界造成的经济损失已经无从计算。

（1）社会制度、意识形态：社会制度决定人们的生活方式和意识形态，进而影响传染病的发生与流行。近些年来，西方国家艾滋病流行与性生活混乱，特别是与同性恋的关联极大，促使人们重新估量和规范自己的生活方式。

（2）社会经济状况以及生态环境的改变：影响传染病发生与流行最主要的社会经济因素是贫穷。贫穷和疾病的关系表现为发展中国家，与发达国家的疾病模式有明显差异。贫穷、饥饿、营养不良、生态环境破坏与社会卫生服务不足是传染病传播与流行的隐患。

（3）人口流动及人口城市化：流动人口在各个城市之间川流不息，他们自我保护意识薄弱，意味着可能带来新的传染病。同时也是某些传染病如结核、艾滋病等流行的一个非常重要的促进因素。城市化把大量免疫力低下者，尤其是老人和小孩集中在一起，同时人口过快增长，加重社会负担，影响卫生资源投入，对人类传染病预防工作提出了空前的挑战。

（4）其他社会因素：生活方式、风俗习惯、宗教信仰、文化素养等其他因素也可影响流行过程。例如，我国有些地区居民喜欢吃生的或半生的水产品而易患肺吸虫病、华支睾吸虫病、甲型肝炎等；缺少饭前便后洗手的卫生习惯者易患肠道传染病。

**（三）医患沟通策略**

1. 理智对待现实、不急不躁　尽管传染病有传染性，但随着医学知识的发展，医务人员可以明确其病原体、了解其传播途径，能准确预防、控制传染病的流行与传播，应理智对待现实。正如新型冠状病毒肺炎和甲型 H1N1 流感等，尽管短时间内迅速波及全球，但实践和研究表明是可防、可控、可治的。同样对于乙型肝炎表面抗原阳性，或者患乙型肝炎，首先不要产生过度恐慌心理，但必须了解过度劳累、情绪低落或其他因素导致机体免疫力低下等是引起慢性乙型肝炎反复发作的主要原因。因此，无论是作为携带者还是患者，都应在心理上保持平和，避免过度紧张。

2. 尊重知情权和隐私权　在诊疗过程中，要充分尊重患者的知情权，及时告知患者及其家属患者所患的疾病、病情已经发展的程度、疾病的预后、有哪些医疗措施可以选择、各有什么利弊、可能存在的风险，让患者及其家属做到心中有数，以免遇到问题时，因毫无准备而产生怨恨、怪罪。例如，对于重症肝炎（肝衰竭）的早期患者，一定要及时与家属及患者沟通，目前缺乏特效治疗方法，使其理解治疗的难度。再如，结核性脑炎患者，由于抗结核治疗的起效较慢，在治疗的过程中脑部病灶可继续增多、增大，出现新的症状或体征，如未及时沟通，容易导致家属的不理解。在尊重知情权的同时，应避免故意泄露传染病患者、病原携带者、疑似传染病患者、密切接触者涉及个人隐私的有关信息、资料，这是法律法规、职业道德所不允许的。

3. 缩短沟通距离　传染病患者不仅有疾病折磨之苦，更担心对周围人造成威胁而受到歧视，隔离制度限制甚至剥夺了他们交往的权利，如果得不到医务人员的关心和理解，会出现剧烈的心理变化。因此，在诊疗过程中，医务人员应学会换位思考，淡化自我保护意识，充分尊重理解患者，平等对待患者，要有意识地通过语言的和非语言沟通方式，拉近与患者之间的距离，让患者感到亲切、温暖，能够敞开心扉，及时反映自己的病情和想法，积极配合治疗。对于悲观、紧张、忧郁、焦虑的患者，应积极取得家人和朋友的配合，拓宽沟通渠道，亲人的安慰、关心，朋友、同事的关怀、理解，对患者的治疗起着非常积极的作用。

4. 解释鼓励、调适心理　传染病患者由于文化背景、年龄、病情等因素不同，存在多种多样的心理情绪状态，医务人员应针对不同的个性特征，采取多种方式调适他们的心理情绪。对于自卑、悲观心理者，要对各种隔离消毒措施做好解释工作，使他们从内心理解并接受这些措施的目的与意义，了解只要积极配合治疗与护理，很多疾病是可以根治的；对于孤独、恐惧的患者，要多接触、多交谈，使患者觉得医务人员也可以像朋友一样接近、依赖；对有被限制心理的患者，应了解其内心感受，做好隔离重要性的解释工作，在生活上给予尽可能的关照；对抱无所谓心态的患者，看到其违反有关《中华人民共和国传染病防治法》规定的行为要态度坚决、语气果断地予以制止，甚至严厉批评，同时加强管理，组织学习有关知识，使其深刻认识到隔离、消毒措施的重要性及其错误行为的危害性。

5. 选择合适的治疗方案　传染病，尤其是慢性传染病，一般疗程长、医疗费用高，医师应该根据病情，拟定不同的治疗方案，然后和患者及家属商讨，让他们了解各种方案的利弊，充分参考他们的意见，然后确定治疗方案。这样患者及家属才乐意接受，才会有良好的治疗依从性。如慢性乙型病毒性肝炎，可给予抗病毒治疗，也可行保肝治疗，但是所谓保肝治疗只是对症治疗。因此，目前国内外的许多指南建议只要有适应证，应首先进行抗病毒治疗。目前抗病毒治疗的药物较多，这些药物有不同的用药方法、疗程、适应证及价格，面对这些治疗方案，患者可能无所适从，也可能从非专业报刊、病友或网络上得到一些片面的信息，有时甚至是错误的信息，因此医师应从专业的角度，纠正患者的认识误区，根据患者的病情、经济状况、既往用药情况等，帮助患者制订合理的、科学的治疗方案。

6. 积极引导配合治疗　传染病，特别是慢性病毒性肝炎、结核病、艾滋病等疾病，由于自身的特点，需要长期观察、治疗，因此患者的依从性对疗效和预后影响很大，一定要争取到患者的积极配合，以期达到治疗的目的，否则前功尽弃，甚至病情反弹加重。

要取得患者的配合，必须要赢得患者的信任，对不同的人群应采取不同的方式。面对文化水平较高的患者，医师可以展示专业的功底及对疾病的把握能力，赢得患者的信任而更好地配合治疗；而对文化水平较低、医学常识比较缺乏的患者，宜用通俗易懂、简单明了的语言和患者交流，让患者了解自身的病情及治疗措施，以配合治疗。

7. 开展健康教育、增加信息投放　传染病患者健康教育应贯穿始终。健康教育的对象，主要是患者，但还要包括患者的家属及亲朋好友。教育的内容包括疾病的传播途径及防护知识、如何与他人正常相处、某些医疗处置的目的和意义、出院指导等。以减少人们由于不了解传染病的传播方式而对传染病患者产生恐惧心理而引起社会的排斥和歧视。同时也要引导传染病患者遵守社会公德，注意尽量避免从事可能感染他人的工作，同时也要学会理解他人对传染病患者存在的恐惧心理。

健康教育可采取多种方式，除传统、常规的健康教育方式外，还可根据患者情况选择个性化的方式。如病友互助方式，选择心情开朗、对自己病情有正确认识的患者主动和其他患者交流，常常能起到减轻和消除患者心理压力的作用。也可采用电话、书信、网络等方式咨询，这种方式既可以免除患者的顾虑，又可以解决患者的问题，特别适合一些特殊传染病患者，如性病、艾滋病患者等。

8. 保护自我、合法维权　尽管《中华人民共和国传染病防治法》（2013年修订版）第16条明确规定："任何单位和个人不得歧视传染病病人、病原携带者和疑似传染病病人"；尽管《中华人民共和国食品安全法实施条例》不再明令禁止乙肝病毒携带者从事食品卫生行业；尽管2010年2月，卫生部、人力资源和社会保障部、教育部联合发布的《关于进一步规范入学和就业体检项目维护乙肝表面抗原携带者入学和就业权利的通知》中明确取消入学、就业体检中的乙肝检测项目，并强调保护携带者的隐私权；尽管2010年国家公务员体检标准也规定乙肝病原携带者，经检查排除肝炎的为合格；也尽管人们认识乙型肝炎、艾滋病等传染病的水平得到了科学提升，可由于传统观念根深蒂固，目前社会上对他们仍然存在种种误解。因此，这些患者应该学会自我保护，一方面当病情需要治疗时必须积极治疗，另一方面作好保密工作，尽量减少负面影响。当日常生活、学习、工作遭遇各种各样不公正待遇，甚至是歧视时，应该积极应用法律、法规知识，捍卫自己的合法权益，逃避或激化矛盾都是不可取的。

## 五、性传播疾病患者医患沟通策略

### （一）性传播疾病患者的疾病特点、心理特征

1. 性传播疾病患者的疾病特点

（1）多种传播途径，以性接触传播为主：性传播疾病（简称性病），传统或狭义的概念：主要是指通过婚外性行为、嫖娼、卖淫或某些特殊性行为而感染的外生殖器或阴部甚至全身发生的炎症性疾病；广义的概念：性病有多种传播途径，除性行为外，还有非性行为传播方式，即血液传播、接触不洁衣物和母婴传播等。性病的发生多由性行为、性接触导致。

（2）隐蔽性强：性病是个人最隐秘的问题，此类患者经常隐瞒病史，拒绝承认不洁性行为史，认为不可能患有此病。而且由于传播途径——性接触途径、血液传播途径和母婴途径的特殊性，使得性病具有很强的隐蔽性。

（3）具有传染性：性病属于传染病，不同的疾病具有不同程度的传染性。《中华人民共和国传染病防治法》规定梅毒、淋病、尖锐湿疣、非淋菌性尿道炎、生殖器疱疹、软下疳、性病性淋巴肉芽肿、艾滋病是重点防治的性病。

（4）病种多、临床表现复杂：性病包括很多疾病，除重点防治的八种性病外，还包括非特异性盆腔炎、生殖器念珠菌病、滴虫病、疥疮、阴虱、股癣等。病种多，其临床表现也就复杂，如在皮肤上出现皮损，不同种类的性病，皮损表现不同，同一疾病在不同阶段或同一阶段可出现不同的皮损表现。

（5）发病率上升、年龄年轻化：性病的传播对全球而言，都是一个严重的问题。我国 2008 年全国甲、乙类传染病报告发病数居第四位的是梅毒。近几年调查，现在性病患者以中青年为主，20～30 岁的青年占总数的 70%，且未婚者患性病的多，占 45%。

（6）危害大，后果严重：很多性病以性接触传播为主，没有彻底治愈，其性配偶随时可能被传染。特别是孕妇患有性病，将直接或间接影响胎儿的正常发育，甚至传给新生儿。艾滋病是近年来传播最广、影响最大、死亡率最高的性病。我国 2008 年全国甲、乙类传染病报告死亡数居第一位的是艾滋病。《2008 年全球艾滋病疫情报告》表明，2007 年约有 200 万人死于艾滋病。

（7）可预防：由于性病的传播途径明确，具有可预防性。对于性接触途径，杜绝不洁性行为、采取有效保护措施；对于血液传播途径，规范献血员、严格把握输血指征；对于母婴途径，做好母婴垂直传播阻断工作等，都可使性病的发病率得到有效控制。

2. 性传播疾病患者的心理特征

（1）羞耻和内疚：人们总是将艾滋病等性病与性混乱联系在一起，而很多人群受传统文化的影响，视性病为"脏病""见不得人的病"，从而使患者产生自卑、羞耻感。同时有的患者不愿让别人知道，羞于就诊，隐瞒病史，延误诊治。由于性病的发生常与不洁性行为有关，患者对陷入疾病状态是有责任的，特别是影响家人时，很多患者产生负罪感，感到悔恨、内疚。这种内疚感有利于性病的防治，具有积极的作用，但严重的内疚心理向极端发展时，可能使患者走向绝路。

（2）恐惧心理：就目前的医疗水平而言，大多数性病，除艾滋病外，经过规范治疗，完全可以治愈。然而有些性病患者，已经过正规治疗，但只要稍稍感觉到一点不舒服，就会紧张、不安和恐惧，甚至正常的工作和生活也无法进行，即出现"性病恐惧症"。目前对于艾滋病治疗没有特效药，也没有研究出有效的预防控制疫苗，因此艾滋病感染者或患者深知他们迟早得面对死亡，因而表现出极大的恐惧死亡心理。还有绝大多数性病患者有畏惧心理，他们害怕单位领导和同事知道、害怕家人知道、害怕亲友知道而导致的病情公开，同时也害怕传给别人。

（3）孤独感：一些性病，特别是感染了艾滋病病毒，一旦检查确诊为艾滋病病毒携带者或艾滋病患者后，需要追踪观察或隔离治疗，以控制传播。自贴上艾滋病这一"标签"开始，其他社会成员或家属便会指责或疏远他们。因此这类患者饱受孤独之苦。

（4）愤怒心理和遗弃感：一些自尊心强，而又缺乏医学知识的患者，如果他们的性病是被配偶传染的，这些人群常表现为异常的愤怒和激动。还有些性病患者，把自己视为"坏人"，加之社会上普遍存在歧视性病患者，不仅领导、同事另眼相看，家人嫌弃，就连部分医师也冷嘲热讽，使患者觉得被家庭、被社会遗弃。

（5）悲观绝望或自甘堕落：有些性病，限于目前的治疗手段或病情顽固，或患者求医不正规，治疗盲目，往往治疗不及时，用药不规范，疗程未足够，导致病情迁延不愈，或者治愈后又复发，特别是艾滋病无法治愈等原因给患者造成沉重的心理压力，使一些患者产生悲观绝望心理，不配合治疗或放弃治疗而有轻生念头，也有的甚至更加放纵自己，自甘堕落，把疾病传给更多的人，加重了性病的蔓延。

（6）乱投医、经济负担沉重：部分性病患者，希望能悄悄解决问题，尽快治愈疾病，常会听信不实宣传而病急乱投医，到一些不正规医疗诊所就诊，不仅得不到正规有效的治疗，甚至过度治疗，浪费大量财力，或者导致病情加重。如果确为艾滋病，一旦需要治疗，疗程长，需花费大量资金，造成其沉重的经济负担。

**（二）家属的心理特征及社会因素**

1. 家属的心理特征　家属，尤其是爱人、小孩、其他至亲对性病患者往往持厌恶、冷漠、指责、怨恨、愤怒等心理特征，特别是对于艾滋病，往往还存在害怕、恐惧，甚至是自卑等心理反应。

2. 社会因素　性病是一个重要的社会公共卫生问题，性病的发生常与社会因素密切相关。这些因素包括当地的生活条件、经济状况、营养状况、伦理道德观等。性病不仅威胁人民的生命和健康，也给社会和经济发展，特别是对发展中国家产生了严重的影响。性病已成为发展中国家失去健康寿命最主要的原因之一。当前我国性病与以往比较，存在患者年轻化、性病早期化、患者广泛化、染病同性化等新的社会特点。

**（三）医患沟通策略**

1. 诊疗环境人性化　性病患者患病是自己的隐私，因此性病门诊的每个诊室应注意位置的隐蔽性，最好能做到一个患者、一个医师、一个诊室。使患者与医师有一个较宽松的沟通环境，便于详细询问病史，也便于医师较全面的检查，减少误诊、漏诊。

2. 平等相待、尊重人格　性病患者，特别是艾滋病患者一般心理压力很大，接触时医师要尊重他们的人格，大胆接触，充分、耐心地听取患者的倾诉，包括患者的症状、体征和治疗史及疗效等，规范记录。要以平等的态度接待患者，做到一视同仁，不要有任何歧视态度，以热情、诚挚的态度去取得患者的信任，使患者接受医务人员的诊治。

3. 教育引导、增强依从性　对怀疑患有性病者，不要自行治疗或找江湖游医治疗，而应到正规医院治疗。对于性病患者，医师在沟通中则应深入浅出地阐述有关疾病的病因、发病机制及目前有关疾病的治疗进展，介绍目前主要疗法的利弊及治疗中的注意事项。使患者能充分理解医师对其疾病的处置方法，了解疾病治疗是一个渐进过程，增强治疗疾病的自信，提高患者对治疗的依从性。特别是对于艾滋病的长期高效抗逆转录治疗，更应注意治疗的依从性。

4. 知识宣教、解除心理负担　性病患者是受害者，也是疾病的潜在传播者。通过教育使他们从疾病的传播者转变为性病防治的宣传者。做好宣教，使患者明白，性病没有治愈前，大多还具有传染性，特别是与配偶间的性接触，应该及时就诊，以便早期发现、早期诊断、早期治疗。教育患者自尊、自爱。积极开展性病咨询，对于患者的恐惧、负疚、悲观、自暴自弃、绝望等各种心理，做好积极的心理疏导。

5. 保守医密　有关性病问题是属于个人最隐秘的问题，必须对性病患者病情、隐私保密，任何有意无意泄露性病咨询和治疗中具体内容的行为，都是职业道德所不允许的。对艾滋病患者的信息能否告知患者家属，我国 2006 年通过的《艾滋病防治条例》第四十二条规定，对确诊的艾滋病病毒感染者和艾滋病患者，应当将其感染或者发病的事实告知本人；本人为无行为能力人或者限制行为能力人的，应当告知其监护人。显然，对于完全行为能力人而言，相关信息除患者本人外的其他人都不能告知。但第三十八条规定，艾滋病病毒感染者和艾滋病患者应当将感染或者发病的事实及时告知与其有性关系者。因此，对于患者不同意告知时，医务人员应耐心做思想工作，选择合适的时间告知其有性关系者或有关家属。

6. 重视家属沟通　重视和家属及其他社会成员的沟通工作，获得他们的支持。性病不同于一般意义上的疾病，往往得不到家属的同情和帮助，得到的更多的是指责。因此，医务人员要努力做好家属和其他成员的沟通工作，让他们认识到性病并非都是非法、不洁性行为所致，也可能是通过输血、不洁衣物传染等途径传播，从侧面给予患者最大限度的理解和同情、安慰和帮助，即使是性传播，也应采取人道主义精神，帮助其积极治疗，防止部分患者自暴自弃，甚至走向报复社会等犯罪道路。

# 六、恶性肿瘤患者医患沟通策略

## （一）恶性肿瘤患者的疾病特点、心理特征

1. 恶性肿瘤患者的疾病特点

（1）多龄化、危害大：任何年龄都可能发生恶性肿瘤，多以成年人为主。但近些年的研究表明有两极分化趋势：年轻化和老龄化。在我国原多发于 50 岁左右的宫颈癌，现在发病年龄提早了近 10 年。平均年龄每增加 1 岁，恶性肿瘤发病率上升约 11.44/10 万。恶性肿瘤危害性大，可造成阻塞和压迫症状，破坏所在器官的结构和功能，侵袭破坏邻近器官，引起坏死、出血、感染、疼痛、发热、恶病质等。由于恶性肿瘤本身的特点以及诊断等条件的限制，恶性肿瘤不易早期发现，诊断时常常失去了最佳的治疗时机，导致很多恶性肿瘤患者的生存时间较短。

（2）涉及学科多：恶性肿瘤是一大类疾病，目前所知的恶性肿瘤就有 100 多种。由于恶性肿瘤发病部位、病情所处时期、发病的年龄各不相同，选择治疗方法不尽相同，在同一个患者的不同疾病阶段处理也不相同，所以是一个与多学科密切相关的疾病，在诊断治疗时特别强调多学科参与。

（3）治疗方法多：由于肿瘤出现在全身很多部位，每个部位的生理功能不同，肿瘤的治疗机制和原则也不一样。目前临床用于恶性肿瘤治疗的方法主要有外科手术、放疗、化疗、介入治疗、器官组织移植、生物反应调节剂治疗、中医中药以及姑息性治疗等。每一种治疗手段都有其独有的优势，但也有其劣势。因此，采用单一治疗方法治疗肿瘤，难以达到理想的根治效果。目前肿瘤临床治疗已经进入综合治疗的时代。肿瘤综合治疗就是根据患者的机体状况，肿瘤的病理类型、侵犯范围（病期）和发展趋势，有计划地、科学合理地应用现有的多种治疗手段，以期较大幅度地提高治愈率，同时提高患者的生活质量。

（4）疗效不确定：恶性肿瘤疾病本身的特点决定了恶性肿瘤治疗效果的不确定性。特别是恶性肿瘤的转移特性，而且往往不可预见，所以尽管有多种治疗手段，仍然不能获得一个明确的治疗结果，也就是不能预知患者的生存时间，不能确定治疗的预后，往往要在治疗结束后进行评价，才能得出结果。目前肿瘤临床治疗强调综合治疗，并应随时将现代新方法和新技术吸收进来，才能真正提高肿瘤的诊疗水平。由于综合治疗与新方法和新技术的应用等直接导致恶性肿瘤的高昂治疗费用，据临床统计表明，一个恶性肿瘤患者从诊断至死亡，依据不同的地区和治疗水平，平均治疗费用为 10 万～20 万元人民币。

2. 恶性肿瘤患者的心理特征

（1）患病期间的心理：恶性肿瘤患者从最初得知疾病到最终接受治疗，一般有如下心理变化时期：首先，得知是恶性肿瘤的消息，一纸诊断报告，犹如死刑宣判书，对患者是一个恶性精神刺激，会感到无比震惊，并很快表示否认，怀疑诊断的可靠性；其次，发现恶性肿瘤是无可否认的事实时，表现为极大的愤怒；再次，经过大发雷霆发泄后，觉得对疾病没有任何帮助，就会想尽办法治疗；然后，当经过一些治疗后，效果不理想，甚至加重或复发时，患者感到抑郁、绝望；最后，经历内心挣扎、家属劝慰后，心境平和，理性地接受治疗。不同的恶性肿瘤患者，可同时发生、反复出现或长时间停留在某时期。

（2）治疗期间的心理

1）忧虑：这是最常见，也是普遍存在的心理特征，很多原因都可导致，如对恶性肿瘤这类疾病的认知水平不高、对突然得知是绝症没有足够的思想准备、对恶性肿瘤治疗预后没有足够信心等。

2）恐惧：对于恶性肿瘤的恐惧是全球性的，因其意味着极度的痛苦、衰弱和死亡。表现为害怕疼痛；害怕手术、放疗、药物化疗引起的毒副作用；害怕肿瘤的转移；害怕与家属分离，孤独无助；害怕可能出现的重要功能不全等。

3）抑郁：随着疾病的进展，患者要不断地忍受各种治疗所带来的痛苦，如手术所带来的器官缺失、生理功能异常；放疗、化疗所导致的不思饮食、造血功能异常、脱发等形象的改变等，患者多出现寡言少语、抑郁多虑。

4）绝望：由于对恶性肿瘤疾病的认知不足、恶性肿瘤疗效不理想、病情容易进展恶化、复发等不良因素刺激，很多患者可能表现为万念俱灰、消极厌世，甚至对生活失去信心而产生自杀倾向；也有的产生绝望心理，拒绝配合任何治疗。

**（二）家属的心理特征及社会因素**

1. 家属的心理特征

（1）家属的心理变化：恶性肿瘤的诊断，对家属的打击无疑是巨大的，往往超出人们的预料，家属成员难以接受这个不幸的消息，犹如晴天霹雳，他们会十分痛苦、情绪消沉、精神不振。有的家属会失声痛哭，有的沉默不语，只有极少数能保持镇静。有时候，他们的痛苦甚至超过了恶性肿瘤患者本人。由于对恶性肿瘤患者病情和预后的担忧、长期陪护、巨额经济负担、承担更多的义务与责任、慢性失眠、人际交往的缺乏等可能成为影响家属心理健康的重要因素，使他们产生不良心理感受，如焦虑、抑郁等。

（2）对恶性肿瘤认知水平较低：良好的治疗结果来源于正确的认识。对于恶性肿瘤，虽然大家对它的认识和了解有所提高，但至今还不完全清楚其发病机制，也未找到特效治疗方法，因此，很多人仍然认为恶性肿瘤就意味着"绝症"。由于恶性肿瘤的治疗方法较为复杂，且恶性肿瘤的治疗是临床上发展相对迅速的学科之一，牵涉到多学科合作，因此需要医务人员与患者及家属进行详细的沟通，强化对疾病的客观认识，主动选择治疗权，提高治疗依从性。

（3）对治疗的期望值过大：纵观恶性肿瘤治疗方法，肿瘤外科学、肿瘤放射学、肿瘤化学治疗是现代肿瘤治疗的三大支柱，其方法各有其优势和不足。尽管细胞分子生物学等发展造就了不少新的治疗手段如生物治疗和介入治疗等，但这些新方法就治疗效果尚不能与三大传统手段媲美。由于恶性肿瘤疾病的特点，患者的预期生存时间较短，患者及家属对治疗成功的期望值过高，容易造成患者及家属对医师治疗方法过度期望的想法。一旦患者出现疾病进展、复发、疗效不佳，则期望落空，极易造成医疗纠纷事件。

（4）病急乱投医、乱用药：有关肿瘤不规范治疗的报道已有很多，肿瘤不规范治疗的后果可能会使患者承受高昂的医疗费用、与治疗有关的痛苦，甚至付出生命的代价。众所周知，恶性肿瘤是目前医学上尚待解决的世界难题之一，必须从整体考虑，综合治疗。而一些媒体不客观的宣传，不良商家受市场利润的驱使，误导肿瘤患者，使患者及家属陷入"病急乱投医、乱用药"的状况，这种情况会导致病情的进一步恶化，使治疗更加复杂、难以掌控。

2. 社会因素　恶性肿瘤是当前危害人类健康的主要疾病之一，种族、生活方式、风俗习惯、宗教、文化、经济地位及职业等因素均与恶性肿瘤的发生有一定关联。尽管近30多年来，科学家对肿瘤发生、发展的机制等有了深入的认识并取得了重要进展，然而在全球范围内，恶性肿瘤仍然极大地危害人类的健康与生命。自20世纪70年代以来，我国的恶性肿瘤发病率及死亡率一直呈上升趋势，2002年恶性肿瘤发病人数约220万，死亡约160万。有研究资料表明，目前中国恶性肿瘤发病率，男性为（130.3～305.4)/10万，女性为（39.5～248.7)/10万人。随着人口老龄化进程的发展，环境、空气因素的影响以及工业化的进程加速，恶性肿瘤已成为全球居民健康的主要问题。

**（三）医患沟通策略**

1. 知情同意与保护性医疗制度　对恶性肿瘤诊断，要不要告诉患者，这就涉及知情同意和保护性医疗制度问题。根据《中华人民共和国执业医师法》《医疗事故处理条例》等规定，尊重患者的知情同意权是医务人员最基本的伦理义务，而实施保护性医疗制度是在特殊情况下的处理方式，当两者冲突时，为保障医疗的最终目的，优先遵循保护性医疗制度。也有的强调知情权应该服从于生存权。总的来说，一切必须以患者的生存利益为前提。目前的临床实践表明，对肿瘤患者告知其真实病情，可减轻患者及家属的心理负担，使其主动配合治疗，同时有利于患者掌握自己疾病治疗的主动权，并对自己的处境有一个客观的认知，促使患者能够主动地处理好相关的社会及家庭事务，勇敢面对生活。正确的告知方法应根据患者的具体情况（如知识、阅历、年龄、性格等）有计划、有步骤地告知。医护人员应遵循"知情同意，不伤害，最优化"的医学伦理原则。

2. 引导科学认识恶性肿瘤　肿瘤知识的贫乏使人们在"癌"字面前不知所措，难以承受，难以面对"癌症"所带来的打击。存在"癌症是绝症""癌症等于死亡"等片面认识，因此医务人员应当加强对恶性肿瘤科普知识的宣传教育，帮助患者建立对恶性肿瘤的科学认识，一方面承认恶性肿瘤的严重危害性，另一方面也要使患者相信只要早发现、早诊断、早治疗，恶性肿瘤是可以战胜的。也要让患者明白，即使不能痊愈，也可以继续生存，提高生活质量，延长寿命。

3. 调适心理，把生存压力转化为求生动力　积极运用支持性心理治疗手段，保护和增进患者的期望和信心，帮助患者克服不良情绪的影响。根据患者的性格类型进行心理疏导，鼓励患者保持乐观的心态，从精神上战胜疾病，配合治疗与护理，勇敢地面对疾病，做战胜疾病的强者。注意充分发挥家庭及社会的作用，为其创造一个健康的家庭氛围，使患者勇敢地走出被抛弃、悲观、抑郁、绝望的情绪阴影。注意防止患者出现心理崩溃，合理恰当运用保护性医疗措施，防止极端行为。指导患者恰当使用心理防卫机制，精神上的解脱会使机体的免疫系统更好地发挥抗病作用，原来的压力就可以变成战胜恶性肿瘤的动力。无论病情多么严重，都不能让患者感到绝望。即使到了没有任何办法时，也要给予患者以信心。随着治疗的进展以及由此给患者心理上所带来的变化，坏消息也必须一步一步地跟进。这样做可能会使癌症患者不断保持精神压力，但这并不是让其走向绝望，而是促使其把生存压力转化为求生动力。

4. 合理治疗，注重人性化服务　由于恶性肿瘤疾病个体差异、治疗过程的复杂及多样性，诸多相关问题医学界尚无定论，尚属于未解决的医学难题，因此需要临床医师精通专科及相关学科知识，尽可能准确地诊断病情分期，客观真实地给患者提供相关信息，全面客观地分析各种治疗方法的优势与不足，有效地帮助患者及家属进行治疗的选择。癌症并不等于死亡，世界卫生组织早已确认，1/3 的恶性肿瘤是可以预防的，1/3 是可以治愈的，还有 1/3 是可以通过医疗手段改善生活治疗和延长生命的。恶性肿瘤的治疗是一个发展相对较快的学科，不时有新的治疗药物、治疗方法。在充分了解患者及家属需求的基础上，临床医师应根据患者病情的需要以及患者的客观经济条件，给予相应的治疗推荐，应强调选择个体化治疗。对于肿瘤患者应尽可能提供人性化的服务，在服务理念上从"以疾病为中心"转到"以患者为中心"。只有建立在人性化基础上的信任，才能增强医师治病的信心，才能增强肿瘤患者及家属的信心，从而避免或减少"防卫性"诊疗措施。

5. 治疗过程中提供充分的信息　恶性肿瘤外科治疗不能"一切了之"，切掉的病灶只是肿瘤的"标"，而致癌因素及免疫监控失调才是肿瘤的"本"，单纯切除肿瘤，解决不了癌症术后复发、扩散、转移等难题。恶性肿瘤内科治疗周期长，治疗方法复杂，相关的各种治疗所引起的副作用必须事先说明告知，如化疗药物最大的副作用是缺乏对肿瘤细胞的选择性杀伤，在杀伤癌细胞的同时，也损害造血系统和胃肠道系统，有些药物对心脏、肝脏有明显的毒性，化疗还可产生延迟或远期的副作用。放射治疗可造成无选择性地损伤正常组织细胞，如全身表现为头晕、食欲缺乏、恶心呕吐、放射性皮炎等，小儿进行放疗可导致发育不良、畸形，甚至影响生育系统等。

6. 始终保持与患者及家属沟通　恶性肿瘤患者的治疗方法随着病情的变化而需要不断调整，这就要求医务人员应经常保持和患者及家属密切沟通，如实地告知疾病的过程及变化，同时征得同意和治疗方案的调整。因为从维权的角度讲，患者及其家属有知情权、选择权，医师必须给予充分尊重。但医疗质量受到诸多因素的影响，即使提出了正确的诊疗方案，由于疾病的特殊性，或家属不支持、不理解、不配合，同样会危及患者的安全。因此，要多听患者及家属的意见，要掌握患者病情、治疗情况、检查结果，掌握患者和家属的心理状态；留意沟通对象的情绪状态、沟通感受；留意对疾病的期望值及对医师的情绪反应；避免用刺激性的语言，避免过多使用专业术语，避免刻意改变对方观点和压抑对方情绪。

7. 主动防范医疗纠纷　所有治疗与检查应签署相关知情同意书。知情同意书是患者行使知情权及选择权的表现形式，也是医院已经履行告知义务的重要凭证，更是一个重要的证据。尽管签署的相关知情同意书等文件从法律角度来说不能作为发生纠纷时推卸应负责任的手段和凭据，但至少可证明患者或其家属的知情同意、对所采取治疗方案的态度。知情同意是一个具有丰富伦理内涵的概念，是患者享有知情权、同意权，医师有告知的义务。恶性肿瘤治疗要求多学科综合治疗，在治疗过程中患者可能会到不同的医院或不同的学科就诊，虽然目前肿瘤治疗尚没有一个统一的规范，但仍有一定的治疗依据可循。对于不同医院或不同医师所采取的治疗方案，不要妄加评价或指责，以免造成不必要的医疗纠纷。

8. 做好临终关怀　死亡是每个人的必然结局。然而，无论是谁，从"人本主义"角度，他的"死"应该与"生"一样，有尊严、得到充分尊重。特别是因为晚期肿瘤这类疾病所致死，本身有一定的预兆和时间准备，更应该强调有尊严，应得到充分的关怀。对于晚期肿瘤患者的症状有的可以用药物来解决，但必须有更多而细致的临床医护工作才是临终关怀的基础，要和患者及患者家属充分交流，提供一切可能的方法来减轻临终患者的各种不适和痛苦。

# 七、危重病患者医患沟通策略

## （一）危重病患者的疾病特点、心理特征

1. 危重病患者的疾病特点

（1）突发的病情：部分危重病患者表现为突发的病情，如心搏骤停、大出血患者很快出现休克，甚至突然死亡。产科分娩过程中出现的子宫破裂、羊水栓塞、产后出血等并发症，一般均在瞬间发生，会对母儿造成严重危害。

（2）危重的病情：危重病患者，其病情往往来势凶险，性命危在旦夕，如严重的颅脑外伤，病势急骤，病情危重，要求迅速准确判断，立即采取抢救治疗措施。部分病情变化多端，如小儿患病时起病急、变化迅速，要求及时诊断与处理。

（3）疾病谱广泛：一般来说，医院发出病危通知单的患者，即可视为危重病患者。主要指急性心肌梗死、呼吸衰竭、循环功能衰竭、肝衰竭、严重中毒、重度烧伤、严重颅脑外伤以及器官移植等大手术患者。因此，危重病患者涉及医学领域中的多学科、多专业。

（4）紧急的就医：许多危重病患者生命危在旦夕，必须采取紧急的处理措施，才能暂时脱离危险或缓解症状。如大血管外伤，必须即刻采取止血措施，否则容易发生失血性休克，继而导致多器官功能障碍。

（5）严重的后果：危重病患者病死率高，致残率高，如急性脑血管疾病，其死亡率很高，后遗症发生率也高，生活严重不能自理，给家庭和社会带来了沉重的负担。部分危重病患者，病情突发，即使及时救治，也会因病史不明、来不及检查等诊断不清，不能采取有效的积极措施，而出现死亡的严重后果。

2. 危重病患者的心理特征　不同的危重病患者由于所患疾病种类、心理素质、文化水平、疾病了解程度等不同，其心理变化的特征表现为多样性。危重病患者症状严重，活动受限，甚至生命体征不稳定，生死未卜，心理处于高度应激状态。最早表现为紧张、焦虑、恐惧，甚至绝望，主要是对死亡的恐惧，部分患者产生濒死的心理反应；其次部分患者随病情的变化可能发生心理否认反应、心理损失反应而表现为忧郁、悲观、渴求或拒绝医治，最后当病情有所缓解，但对重症监护病房产生心理依赖或缺乏足够心理准备时表现为焦虑或垂危感。也可出现行为退化，情感幼稚，大声哭闹，依赖性增强等心理变化。

**（二）危重病患者家属的心理特征**

危重病患者大多是突然起病或是慢性病骤然加重，其家属就医的心情非常急切，希望医师能立即明确诊断并及时采取治疗措施，希望短时间内脱离危险，短时间内改善症状。但检查、药物作用、手术准备、病情改善等均需一定时间、过程。部分患者病情预后不良，或经过各方抢救仍然无法挽救等情况。而部分家属对这些严重的后果没有足够的认识，缺乏充分的心理准备，难以接受事实，容易将责任推卸到医务人员身上。因此，家属情绪容易激动，容易不理解，甚至造成误解，发生冲突等矛盾。由于危重病患者是在重症监护室里进行治疗，家属只能在规定时间短时间访视患者，渴望及时了解病情及转归。一般来说，危重病患者家属的心理需求高于普通患者家属，多表现为焦虑、惊恐万状、易激动、紧张不安、不知所措、长吁短叹、哭泣等。

**（三）危重病患者工作特点**

1. 紧急性与条理性　危重病患者的救治工作必须分秒必争，"时间就是生命"，这就使得医务工作者必须时刻准备投入到不同的抢救工作中去，突出了工作的紧急性。为了做好突发事件中各种危重病患者的救治工作，医务人员需要具备敏捷的反应应急能力，工作节奏紧张有序、忙而不乱，特别是需要多学科、多专业成员密切配合时，体现了工作的条理性。

2. 随机性与预见性　危重病患者疾病的发生没有明显的时序性，就诊时间、病种、危重程度等具有不可预见性，随机性大。但危重病患者工作还是具有一定的可预见性。一般来说，内科危重病患者就诊时间在下班后较多；外科创伤患者就诊时间一般聚集在早晨或晚上。冬季气候变化，重症肺炎、慢性支气管炎、肺源性心脏病合并心功能、肺衰竭多；小儿夏秋季节中毒性菌痢、流行性乙型脑炎多。

3. 专业性与全能性　危重病患者疾病谱广泛、病情危重或复杂，而且可能存在多系统、多器官受累，有时一个患者抢救治疗涉及内、外、妇产、传染等数个专业科室。这就要求医务人员除了熟练掌握本专业医疗护理的理论与技术外，还需要具备多学科专业的知识和技能，这样才能及时、准确、有效地抢救患者，才能避免遗漏诊断、延误诊断，从容面对各种危急情况，争分夺秒地抢救患者，达到最好的治疗效果。

4. 突出性与尖锐性　危重病患者抢救治疗中由于病情危急、理想与现实的差异等，使得医患发生摩擦的机会大。同时，患者虽然病情危急，求医紧迫，但医务人员为了保证治疗的准确性和安全性，除一些紧急处理外，必须先详细采集病史，进行必要的检查方可继续处理，这就造成了医患双方需求和现实之间的矛盾。如果患者、陪护及家属焦急、紧张，情绪和理智失去控制，医务人员的情绪也可能受抢救压力的影响。这时，医患双方的沟通显得非常紧迫、重要，但难度大。

5. 关键性与全面性　危重病患者的抢救治疗中，关键的是要先分清轻重缓急，抓好主要矛盾、重点中心问题，尽快尽早地处理好关键点，需要医务人员丰富的临床经验、敏锐的思维、果断的行动。处理好主要矛盾后或同时还必须要有整体观，要兼顾全局考虑，否则继发的病变也会影响患者的痊愈，甚至生命。例如，休克患者首先必须尽快维持循环稳定，同时给予病因治疗，注意多器官功能的保护，否则将会前功尽弃。

**（四）医患沟通策略**

1. 从容面对危急情况　危重病患者抢救是患者及家属最关心的问题，如果处理不好，就可能给患者带来不可弥补的损失，给家属带来痛苦。医务人员要有强烈的责任意识，态度积极主动，密切观察病情，使患者感到自己被人尊重和重视，从而获得安全感；危重病患者交接班时一定要床旁交班，紧密衔接；对于同时患有多种疾病的患者，强调"首诊负责制"，主动联系多科室紧急会诊，共同商讨抢救治疗方案。医务人员在抢救时，一定不要在患者面前表现出紧张无助、方寸大乱，要在严峻中表现出深谋远虑、富有决断。因为在这个时候，患者及亲属是把医务人员当作唯一的救命稻草，看到医务人员抢救时沉着、冷静、坚定的表情，患者才能感觉到希望，才会有信心，家属才会放心，即使患者抢救失败也不会觉得遗憾。

2. 迅速有效实施抢救　危重病患者抢救的核心就是争取时间与挽救生命。危重病患者的病情具有危重性、紧迫性。疾病的诊治中，快速正确诊断是正确治疗的前提，是抢救治疗成功的保障。因此，医务人员应积极果断诊断，急患者之所急，迅速投入到急救工作中去。做到一边抢救、一边询问，紧张而有序地实施病史采集、必需的检查和准确的救治。同时医院要健全急诊绿色通道的保障，要确保生命绿色通道畅通，争取抢救时间，创造抢救条件，提高患者的救治成功率。

3. 多学科精诚协作　部分危重病患者病情复杂严重，往往涉及多系统、多器官的创伤或病变，需要多专业、多学科医务人员精诚协作的团队精神，用系统的、全面的、重点的眼光研究疑难危重病患者的病情，采取最佳的救治措施，使患者的治疗及时、全面、有效。科室间相互推诿、科室间衔接滞后等问题往往是导致医患矛盾集中的主要原因。这就要求各科医务人员必须互相尊重、互相帮助、密切配合，绝不能相互诋毁、互相拆台。

4. 注重沟通、激励信心　对危重病患者及家属，容易情绪不稳定，医务人员在接诊时、救治时要注重人性化沟通。以高度的同情心去理解患者，换位思考，把患者当朋友一样，去感动患者，消除恐惧感；以高度的耐心去应对患者及家属焦虑、激动、鲁莽的询问、质疑或发泄，注意保持冷静沉着的态度；对患者应鼓励其合理地宣泄情绪，给予充分的精神支持，以宽容心去接纳和善待患者，即使是所谓的"三无"人员、罪犯等，也要一视同仁。对重症绝望的患者，医务人员要耐心疏导，做好心理诊疗，建立起接受治疗的最佳心理环境和身体状态，激励起康复的信心，家属探视时也应保持镇定、控制情绪，谈论有利于疾病康复的话题。积极应对患者的依赖情绪，强调让患者尝试简单的、初步的恢复训练，为其建立"我办得到"的信念。

5. 交代病情、如实记录　危重病患者救治中医务人员要充分认识到急救中潜在的纠纷和法律问题，提高执行各项规章制度的自觉性，要以高度的责任心投入工作，减少、避免或杜绝医患矛盾。特别是交代病情时，要充分考虑到疾病差异、心理差异、文化差异，采取个性化的沟通、因人沟通、因需沟通，认真贯彻知情同意原则。详尽、及时、认真告知患者病情的风险程度，对治疗方案充分协商，反复解释，尊重患者和家属的选择，取得他们的理解、支持和配合，引导正确的治疗。同时如实记录、完整保存病情和抢救经过，这也是处理医患纠纷的重要法律依据，也是进行经验总结、科研活动的珍贵资料。

6. 选择时机、告知病情　因为多数患者预后不佳，而且时间紧、变化快，有时患者来不及接受现实，死亡就已降临。对于患者的哭闹、沉默和质问等，医护人员应表示愿意接受，并理解他们的心理和举动。可暂不谈及患者的病情，积极采取相应的治疗措施，耐心地给予抚慰、关心和照料。一旦生命体征趋于稳定，患者的痛苦有所减轻，医护人员要及时以稳妥的方式、积极谨慎的话语鼓励患者要正确地对待疾病，在患者感到治疗有效的同时，树立起与疾病作斗争的信心，逐步告知病情及下一步的治疗计划。因此选择适当时机，坦诚相告更易使患者正视自己的病情，更积极地配合治疗。

## 八、临终患者医患沟通策略

临终患者是指生命预期在6个月以内，在经过积极治疗后仍无生存希望，其身体主要器官的生理功能趋于衰竭，生命活动走向完结，处于死亡来临之前的临终阶段患者。现代的临终关怀是一种特殊的公共卫生保健服务，是由医师、护理人员等多学科的人员组成的团队，对无治愈希望患者的积极与整体性照顾，其目的在于确保患者及其家属的生活品质；临终关怀以控制疼痛、缓解患者其他相关生理症状，以及解除患者心理、社会与灵性层面的痛苦为重点；强调的是通过服务者为患者提供保守性的治疗和支持性的照顾，尽可能地使患者有尊严地平静安详地告别人世。与此同时，向患者家属提供支持系统与哀伤辅导。临终关怀的目的，一方面是帮助患者了解死亡、接受死亡，在人道主义的关怀下，享受良好的医疗消费，使他们能够有价值、有意义、有尊严地度过人生的最后阶段，超越躯体的痛苦，安详而无牵挂地离开亲人、离开这个世界；另一方面是给予家属精神上的支持与慰藉，帮助他们直面死亡的事实，坦然地接受失去亲人的事实和所要面临的问题。

### (一) 临终患者的心理特征

1. 临终患者的心理特征当被告知病情已是晚期，无法医治，生命危在旦夕时，没有人能立即接受。临终患者主要表现为恐惧和遗憾。

(1) 恐惧：对未知、失落、分离、死亡时形象、死亡过程的恐惧。具体表现为：①对未知死亡和死亡之后未知的恐惧。他们不知道死亡的滋味，也不知道人死后会到哪里去；②在患者自己的生命里必然有一些难以忘怀的人和事，这些人和事也都会随着死亡而消失，所以有种对失落的恐惧；③对自己非常喜欢的人、爱的人再也不能相见这种分离滋味的恐惧；④有些人怕自己死亡时面目狰狞，也害怕死亡的过程痛苦等。

(2) 遗憾：对未完成事业的遗憾，对未了心愿的遗憾，对以往的工作生活中所犯过错没有机会弥补感到遗憾等。

2. 临终患者的心理变化阶段　人们普遍接受的临终患者心理状态大致按照以下 5 个阶段顺序进行：否认期、愤怒期、协议期、忧郁期、接受期。

（1）否认期：患者从最早的麻木、毫无感觉，到不相信、不愿接受这个事实。患者角色表现得迅速、激烈、多疑，并渴望出现奇迹。否认心理是一种自我保护机制。

（2）愤怒期：患者发现是无可否认的事实时，表现为生气或愤怒，以及对医师、朋友、家人、医疗制度、社会的不满，百般挑剔，无理取闹，甚至有攻击倾向。

（3）协议期：患者内心期望以其他的事或物来交换这个不幸的事实。此时，为了治疗疾病，往往表现为友好的心态和积极的配合，并无条件接受医护人员的医治，但时常感到紧张、惊恐不安，并四处寻觅各种灵丹妙药、偏方、秘方，希望起死回生，延长生命。

（4）忧郁期：患者确定这已是不能改变的事实时，失落的感觉油然而生。容易出现强烈的孤独感，表现为沉默寡言、压抑、懒于活动、瞻前顾后、终日忧心忡忡，经常出现极度恐惧、绝望心理，不愿配合医护人员，精神萎靡不振，不吃不喝，甚至有自杀倾向。

（5）接受期：患者内心经激烈挣扎奋斗后，最终领悟到自怨自怜也是于事无补，进而摆脱困扰，心境变得平和，接受这个事实。不少患者在经历了上述的心理变化后，对死亡有了一定的认识，并作好了思想准备，表现为平静、安详，对周围任何人和事物都不感兴趣，不愿与人谈话，喜欢独处。甚至有的患者不愿增加亲人和社会的负担，希望早日结束生命。

由于环境、社会、文化素养及人生阅历对患者的心理影响很大，以上心理变化是没有顺序和时间规律的，有些临终患者可同时发生、反复发生或停留在某个阶段，而且每个患者的反应程度也不一样。我国临终患者往往在否认期之前存在一个明显的回避期，甚至替代了否认期，这可能与中国人的传统习俗、历史文化背景等有关。

**（二）家属的心理特征及社会因素**

1. 家属的心理特征　面对死亡，任何医疗技术和临床护理都显得苍白无力，患者无比痛苦。患者家属与患者朝夕相处、感情深厚，特别是临终患者在家庭中有着十分重要的地位时，他们不仅是家庭经济的支柱，也是家庭成员情感的寄托，家属成员得知自己亲人将不久人世，他们不愿意，也无法接受这个不幸的消息，他们会十分痛苦，情绪消沉，精神不振。一方面他们要忍受着情感上的痛苦、折磨，强作笑颜应对患者，有的时候，他们的痛苦甚至超过了临终患者本人；另一方面，在照顾患者的过程中，消耗了大量的体力和精力，又要承担对家庭带来的不良影响等。因此，患者的临终状态对家属是一个严重的心理应激，在精神上会受到严重的打击。

2. 社会因素

（1）临终关怀与多元文化伦理间的矛盾：由于不同文化理解模式的存在，医师往往不能有针对性地对患者进行关怀与服务。例如，我国大小凉山的彝族人，他们在患病初始是请宗教师"毕摩"做仪式。彝族人死在外面，被认为难以被祖先认同，为此住院的彝族病危者常常还没有履行医疗上的临终关怀科学程序，就早已被家属悄悄运回家中。这种伦理的矛盾，导致医疗行为原则在遭遇不同文化场景和不同人群需求时常常处于困境，从而使临终关怀原则无法实行。这严重影响了我国临终关怀事业的进展。

（2）临终关怀的社会支持问题

1）社会医疗保险的支持力度不够：我国目前大多数的医疗保险计划不包括提供临终关怀所需要的服务，社会基本医疗保险的享用人群覆盖面还不够大，重点支付大病、重病、急症等的费用，且规定了支付比例。这对于我国临终关怀工作的开展有一定的影响。

2）医护人员专业知识的不足：我国临终关怀由于起步较晚，尚缺乏专门从事临终关怀服务的医护人员，而现有医护人员又存在对专业知识匮乏的严重问题。目前从事临终关怀服务的医护人员，大都没有经过专业培训，也没有相关临终关怀资格证书的考查。医护人员对临终关怀的知识掌握较少，缺乏系统全面的临终关怀知识，不利临终关怀事业的发展。

3）缺乏社会工作者及志愿者：临终关怀事业的发展需要大量的社会工作者、志愿者。国外参与临终关怀的社会工作者很多。而国内社会工作者、志愿者严重缺乏，同样阻碍着临终关怀的发展。

4）学科间的合作不够：临终关怀需要医护人员、营养师、心理医师、理疗师等多学科专业人员相互合作。而目前我国从事临终关怀服务的工作人员以医护人员为主，其他学科人员参与甚少，远没有形成多学科合作的服务模式。

**（三）医患沟通策略**

1. 直面死亡，进行死亡教育　临终患者心理痛苦的根源主要是对死亡的恐惧。死亡教育在我国尚属空白，人们还未认识到开展死亡教育的必要性和重要性。人们很少在活着的时候去接受死亡教育，或对死亡进行思考。当死亡来临时，很多人都无法正确地面对。死亡教育对于临终患者具有重要性和必要性：①帮助患者正确面对自己的死亡，正确处理内在的冲突与对死亡的恐惧，树立科学、合理、健康的死亡观；②日常生活中的艺术、文学对死亡的描述，宣传以及媒体对死亡的报道、渲染，更加需要通过死亡教育正视这些冲突的信息，以健康、正常的观点来谈论生死；③因为死亡表明一个人生命的结束，通过对死亡的思考，可以帮助患者正常评价自己的生活，进而提高自己的生命和生活质量；④协助专业或非专业（包括家属）的护理人员以坦然的心态给临终患者及居丧者提供适宜的心理支持；⑤帮助患者公开地为自己的死亡做准备，如何预立遗嘱、宣告自己将来希望选择什么样的丧葬仪式、遗体如何处理等；⑥进行死亡教育可使临终患者安宁地、无痛苦地走向生命的终点，是人类文明的呼唤和人类理性意识的觉醒。

2. 引导树立正确的死亡观　要提升临终患者的生命质量，使患者没有痛苦、没有遗憾地走完人生的最后旅程，就必须通过各种途径和形式引导人们正确地认识和对待死亡。一方面，通过各种途径和形式的宣传教育引导民众正确认识生死规律，接受死亡的必然性；同时通过对医学常识的宣传普及，使公众认识到医学的局限性，引导民众逐步树立坦然面对死亡、接受死亡的理念。另一方面，要面向医学生和医务人员进行死亡教育，使医学生和医务人员了解死亡的过程和规律，从而在医疗实践中能根据不同的临终患者采取灵活多样的临终关怀模式，更好地为患者服务。

3. 生命回顾，诠释人生　生命回顾，简言之即"回想当年"，即启发和帮助患者对生命的回忆，共同怀念难忘的人与事，调节心理平衡。回忆不仅可以分散患者的注意力，填补空虚、脆弱的精神世界，而且可以平衡患者的心理。回忆成功可肯定自我，减轻自卑心理；回忆美好的友谊和爱情，可填补空虚心理；回忆痛苦的经验，可宣泄患者的怨恨与怒气。很多临终患者回忆一生，感悟到年轻时代为一些当时看来十分重大的事情、利益、地位追求是多么不可思议，在临终阶段开始大彻大悟，对名誉与地位、成功与失败、金钱与利益有了更深刻的理解，重新体验和挖掘生命的意义，总结人生经验，引发有价值的人生哲理，教育后人。

4. 满足特殊生理和心理需求　在满足临终患者日常生活需求和心理、精神需求的同时，临终关怀还有更深刻的内容，那就是满足临终患者的心底愿望。每一位临终患者在临终阶段可能提出一些的特殊生理和心理需求，由于文化水平、社会经历、宗教信仰以及兴趣爱好不同，他们的要求也就千差万别。如想吃一些特殊食品，想重返故居，想去某一地方看看等，医务人员在条件可能的前提下，应尽可能地满足。同时医护人员要善于在沟通中发现患者感兴趣的话题，引导患者交谈，满足其心理需求。还有许多临终患者特别关注子女亲情，在死前一般有两个要求，一是要见家里的亲人和好友，二是要求最后能死在家里。由此可见，家里的亲人和知心好友在临终患者的内心是何等重要，医护人员应当与家属一起努力了却患者心愿。从临终关怀实行的情况看，帮助临终患者完成其心愿，临终患者就会因"死而无憾"而平静安宁地离开人世。如果临终患者在生命的最后时刻无法实现或满足最基本的愿望和心底的渴望，就可能会"死不瞑目"。

5. 减轻恐惧和不安　临终关怀的重要内容还包括减轻临终患者和即将走到生命尽头的人对死亡的恐惧和不安的情绪。由于对生命的眷恋和不舍，人们担心死亡、害怕死亡、恐惧死亡，这是一种非常普遍而正常的心理活动。临终关怀可以通过从生理到心理对患者的细微帮助，减轻他们对死亡的设想和面临死亡到来的恐惧和不安，让他们平静甚至带着微笑离开人世。例如，在患者弥留之际，工作人员紧握临终患者的手，不断地在其耳畔温和地重复着"别害怕，我们陪着您，来，抓住我的手……"让临终患者在恐惧不安中感受到支持和依靠，他们的恐惧感和不安感便会慢慢消失，最后平静地告别人世。

6. 控制并减轻疼痛　在临终关怀中，对患者的疼痛处理是主动预防和控制，采用各种手段和方法，尽量减少患者的痛苦，而不是被动地压抑和忍受。一般情况下控制患者的疼痛主要有两种方式：药物控制和非药物控制。药物控制是在医生的指导下使用镇痛药来缓解疼痛，在临床治疗中普遍采用这种方法；而非药物控制主要是通过采用意念疗法、音乐疗法、心理疗法等方法缓解疼痛。临终关怀采用双向式，甚至把后者看得更为重要。临终关怀正是通过各种方法调动病患者的意志和对他们进行精神和心理的治疗、辅导，控制并减轻疼痛，使之从容面对病痛和苦难。

7. 不同阶段心理的沟通

(1) 否认期：此期患者易产生猜疑心理和侥幸心理，有强烈的求生欲望，对医护人员持依赖和信任的态度，特别希望医护人员对其尊重、热情，进行周到细致的治疗与护理。要采取因势利导及回避的处理方法，充分发挥患者的潜在力量，尽可能使其心境处于最佳状态。①避免谈及患者预后：多用鼓励性和暗示性的语言，特别对具有一定文化程度或对医学有所了解的患者，帮助他们分析疾病发生的原因和影响疾病的因素，充分调动他们的积极性，树立信心。②充分发挥潜在力：患者尽管处于死亡边缘，但其心理、生理和社会关系各个方面往往存在有利因素，应善于发挥和利用；如亲人的关怀、体贴、照顾和陪伴往往能起到药物不能达到的效果。在与患者交谈中要注意观察其对事物的兴趣，转移注意力，使其心情处于欣慰和轻松状态，处于医护人员和亲人的关心体贴中，让患者体会到自己生活和存在的重要性。

（2）愤怒期与协议期

1）消除负性心理：①消除愤怒心理。患者情绪焦躁，不堪忍受疾病的折磨，常无故发脾气或训斥医护人员。在这种情况下，应注意观察患者的个性和喜好，主动与患者交谈，耐心听取患者的倾诉，并与患者家属默契配合，给予宽恕和安慰以及耐心的生活照料。允许他们宣泄情感，患者迁怒时，能做到谅解，意识到患者的愤怒是一种宣泄方式，是对事不对人，同时要做到预防意外事件发生。②消除恐惧心理。针对患者悲观的情绪和对疾病的恐惧感，应该经常耐心、诚恳地与患者交谈，以满腔热情和理解的态度对待患者，让患者了解身边的每一个人都很关心他，并经常让其听音乐或与家属聊天等，消除患者的恐惧心理。③消除绝望心理。及时发现患者的心理痛苦，给予真诚的抚慰，劝其正确对待人生和疾病，消除轻生的念头，在生活护理上尽量满足患者的要求，排除干扰，使患者情绪稳定，保持短暂的心理平衡。树立患者信心，做好患者的心理诱导工作，掌握患者心理特征，进行针对性的心理咨询。

2）支持求生意识：如果一个人对生活抱有希望，就会产生克服各种疾病的力量，而这种力量对于一个临终患者是十分宝贵的精神支柱。医护人员要充分理解患者，正确解答患者提出的问题，耐心倾听，延长陪床时间，密切观察病情变化，及时调整治疗措施，密切观察用药后的反应。临终前医护人员无微不至的关怀和照料，对患者是一种极大的安慰。

（3）忧郁期：此期患者出现悲观厌世和绝望心理，不能正确对待和接受严酷的现实，不能接受即将结束的对于自己只有一次的生命，表现为出现精神错乱、恐惧、躁动、对周围人和物反感。①充分发挥陪护人的作用：此时患者最怕被人遗弃，希望别人疼爱、关心她（他），除医护人员外，亲属和朋友可谓最佳陪伴者，在抚平心理创伤方面可以起到医护人员所不能起到的精神支柱作用，故尽量安排亲朋好友见面、相聚，并尽量让家属陪伴身旁。②视患者如亲人：亲切诚恳并具有同情心，对患者出现的各种情绪反应，医护人员应予以充分理解和容忍，在交谈中因势利导、循循善诱，避免各种不文明的语言对患者的刺激。即使在患者发怒时，也要表示充分理解，尊重他们的人格。在工作中尽量做到仔细、动作轻柔，面带微笑，使患者情绪趋于稳定。③让患者了解自己的预后和转归：患者虽然对死亡有恐惧感，然而让患者了解疾病的转归要比绝对保密有一定益处，这可使患者正视自己，不再有侥幸和猜疑心理，对出现的症状保持冷静对待。

（4）接受期：此期患者对死亡不再感到恐惧，表现出冷漠心理，很少提出要求，感情多通过非语言行为来表达，患者表面看来平静，但似乎在默默等待死的到来，内心思绪万千。医护人员要注意患者传递的每一个信息的内涵，正确有效应对。①观察患者非语言行为：患者很少提出要求，但内心是很矛盾的，它可能口头上说很好，不需要别人的帮助，而在非语言行为方面却希望得到安慰和支持，如从眼神中传递求助的心情。观察这些非语言行为，有利于及时发现患者的问题。②慎重地选择给患者的每一个信息：对患者提出的问题必须按所期待的选择性地给予答复，并且要简单明确，有助于患者进行比较清晰的思考。

**（四）与临终患者家属的交流**

家属是患者的亲人，虽然在治疗过程中家属所起的作用无法代替药物的治疗作用，但在治疗过程中患者能否处于最佳心理状态，家属的作用不可忽视。患者家属消极的情绪，会给临终患者增加心理压力，以致形成不良情绪的恶性循环。在患者临终阶段，家属同样经历着痛苦的感情折磨，所以在与临终患者沟通的同时，还要与家属进行思想交流，帮助他们正确对待现实，缓解他们的心理压力，以减轻其心灵上的痛苦，并讲清家属情绪的好坏直接影响到患者的情绪而不利于治疗，不利于减轻患者的心理压力。因此，必须重视与家属的沟通，同时要给予家属心理上的支持，让他们感受到医务人员会和他们共同面对，彼此扶助。注意指导家属参与临终关怀的护理，为亲人做最后一些事，少一些"没有照顾亲人"的遗憾和折磨。

# 九、老年患者医患沟通策略

人口老龄化是 21 世纪人类发展的一个重要特征。按照国际通行的衡量标准，我国已经正式进入老龄化社会的行列。由于老年人生理上的衰老，以及各系统器官功能的衰退，易导致机体的免疫力和抵抗力都下降，对疾病的易感性增加。老年人一般患病都有两种或两种以上的疾病，病程较长，恢复较慢，且并发症也多。同时临床症状开始隐匿或不典型，一旦明显，往往病情已很严重。老年人就医机会增大，病情复杂，如何沟通，对医学生尤为重要。

**（一）老年患者的疾病特点、心理特征**

1. 老年患者的疾病特点

（1）多种脏器疾病共存，慢性病多：随着年龄的增长，老年人患病的机会增多，种类不断增加，有既往的旧病，还有新发的疾病，导致多系统、多器官疾病共同存在。尤其是高龄老人，常会同时患几种甚至多达十几种疾病，对各类疾病患病率随年龄变动的情况分析表明，在老年人常见病中，各类传染性疾病都已得到有效控制，而以肿瘤、心血管病、慢性肺病、脑血管疾病和消化系统疾病等非传染性疾病为主。

（2）隐匿起病，进展缓慢：有些老年疾病起病较隐匿，进展也较缓慢，甚至有些疾病的起病和发展在相当长的时间内均无症状，意外体检或其他疾病住院才发现。如心肌梗死可以无痛，胆石症与阑尾炎的疼痛轻微，严重肺炎症状体征隐袭，糖尿病可以无多饮多尿，往往造成漏诊或误诊，同时发现症状时病情已经较重或到了晚期。

（3）临床症状复杂而不典型：老年人由于各器官功能均有减退、感觉敏感性降低、多种疾病共存及应激功能下降等，常使疾病的临床症状变得复杂而不典型。有许多老年患者常常表现为病情重而症状轻，甚至没有临床症状或症状不明显，疾病容易被漏诊和误诊。如老年人心肌梗死可没有典型的心前区疼痛等表现，而仅表现为胸闷、气短，甚至以牙痛、腹痛为首发症状等。

（4）病情变化迅速，猝死率高：老年人由于各脏器功能及内环境稳定性明显减退、应激反应能力下降、对药物的敏感性明显降低等，抗病能力减弱。某些原发疾病一旦病情发生变化，就会迅速恶化，使医师措手不及，且容易发生猝死，给临床治疗增加了很多难度和困难。同时老年人某器官受疾病折磨后，容易累及多个器官系统而发生多器官功能障碍或衰竭，病情更为复杂且进展迅速、死亡率高。

(5) 并发症较多：老年人由于同时患多种疾病，发病时症状又多不典型，常常是以并发症的出现而被发现。老年人口渴中枢敏感性降低，常处于潜在的脱水状态。患肿瘤、中枢神经疾病、肺部疾病时可有抗利尿激素分泌异常引起的慢性低钠性脱水。老年人肾处理钾的能力减退，如有腹泻或呕吐，容易发生低血钾。长期卧床易引起肌肉萎缩、骨质疏松、直立性低血压、压疮、静脉血栓形成、坠积性肺炎、肺栓塞、精神抑郁等。

(6) 药物不良反应多，治疗难度大：老年人肾功能可降低为 20 岁时的 $50\% \sim 60\%$。因此，主要依靠肾脏排出的药物，在老年人易产生毒性反应。由于老年人多种慢性病的迁延积累等因素，常同时合并有多系统、多器官的疾病，加之药物的复杂化，疾病用药时间也较长，易于出现用药不安全情况。药物在体内的代谢和排泄均减慢，故其药物不良反应的发生率较高，所造成的药源性损害也会增加，甚至加重原有的疾病，使临床治疗难度加大，预后较差。

2. 老年患者的心理特征

(1) 孤独感：老年人由于生理功能日趋衰退，再加上离退休、老年丧偶或人际间交往少等导致很多老年患者心理上产生老而无用的心理。加之与子女分开居住，子女由于工作忙，探望机会少，孤独感就更为明显。心理上的这种孤独感如果得不到及时纠正，常会越陷越深，这些变化对老年人的心理状态都会有很大的负面影响，对疾病的预后是非常不利的。

(2) 焦虑与忧郁：是老年内科患者常见的心理表现。老年患者以前身体很好而突然发病时，缺乏足够的思想准备，正常生活被完全打乱，产生焦虑心理，临床表现为焦虑烦躁、注意力不集中、失眠多梦等。

(3) 恐惧与害怕：由于很不适应医院陌生的环境，又怕连累家庭，怕经济实力达不到、过分担心自己的病情等而使老年患者产生恐惧和害怕情绪。这是老年人进入患者角色的初始反应，此时应得到及时正确的干预。

(4) 猜疑心理：由于老年人听力减退、视力差，对医务人员常产生误解，对医务人员的表情及语言非常敏感，给自己造成很大的心理压力。他们怀疑自己的病情及预后，还担心打错针、吃错药，担心他们身上会出现医疗差错。他们对病情估计多为悲观，常表现为无病也疑，有病更疑，对疾病诊断、治疗、发展和转归的疑虑，总要反复询问，即使自己有一些轻伤小恙，也自以为是病入膏肓、无药可救，心理上也突出表现为无价值感，有的情感变得幼稚，甚至和小孩一样，为不顺心的小事而哭泣，为某处照顾不周而生气。

(5) 尊重的需要：老年人离开工作岗位后可能会情绪低落，但也希望别人了解自己曾经为社会做过贡献，借以达到自我满足、自我安慰的心理，他们自尊心强，要求受到尊敬和重视，希望医护人员给予特别的关怀和照顾。如得不到尊重，就会产生悲观心理，甚至不愿出门，久之则会引起抑郁和低沉，为疾病埋下祸根。

(6) 失落心理：离退休是人生的一次重大转折，不少老年人一时难以适应无事可做的状态，虽然全社会都关心老年人和老年工作，但部分老年人心理上总会有较强烈的失落感。老年人退休后，生活、工作和社会环境的骤然变化和闲暇时间的突然增多，会让老年人的孤独寂寞感和空虚感油然而生，很容易产生一种"被遗弃感"，这种负面情绪不仅会加速人的衰老，而且对老年人的身心健康也会造成很大的威胁。

（7）健康长寿心理：老年人都有一个共同的心愿，就是自己能有一个健康的身体，患病之后能尽快痊愈，不留任何后遗症，不给晚辈增加负担，尽可能延年益寿，能够享受既有的舒适生活，能够看到自己愿望的实现。

（8）依赖心理：老年患者大多都存在依赖性强的心理，事事想让别人帮助，即使自己能做的也不去做，完全适应了被照料的生活，形成了依赖性，这对康复十分有害。认为在医院生命有保障，人身是安全的，只有住院才能够治好病，因此病愈后不愿出院，待观察数日后确实没问题，得到经治医师确认后，才办理出院手续。有些患者病情好转后，即使非疾病所需要，也要求做全面检查，甚至从头检查一遍。

**（二）老年患者的重要社会因素**

1. 社会角色的转变　老年期是人生的一个重要转折期，老年人退休后的社会角色发生了本质的变化，进入老年期之前，个体会觉得自己有能力，对许多社会资源可以自己把握而不依赖他人。可是随着年龄的增长，这些变化不可避免地需要得到子女或者社会的帮助，于是逐渐由主体角色过渡到依赖角色，从社会活动的主角转变为了配角。同时事业上的成功证明了个体的能力并由此赋予个体较强的成就感，退休后从忙碌的职业角色转变为闲暇的家庭角色。这些突然的变化对老年人的身体、性格和心理状态都会产生很大的负面影响，直接或间接地影响到老年人的身心健康。

2. 社会环境因素　社会环境的不断变化，如空气污染、环境嘈杂、社会风气、社会经济状况、社会福利状况等，也会对老年患者的生活方式和身心健康产生很大的影响。社会环境因素对老年人心理卫生的影响已经引起社会的关注，但还远未到重视的程度，已有的社会支持系统也不够完善和专业。

3. 社会心理因素　人的心理状态会受很多因素的影响。良好的社会心理因素，如自我尊重、亲密而忠诚的关系、独创性、安静的生活环境、内在的精神活动和受人尊重、爱抚和关怀等对老年人的身心健康都大有裨益。相反，过大的精神压力、压抑、焦虑、敌对等不良的社会心理因素对老年人的身心健康损伤很大。要加强老年人躯体疾病的防治，也要让他们知道如何正确面对和接受各种现实，保持乐观的情绪，坚持老有所学、老有所事，培养兴趣爱好，丰富业余生活，并保持良好的生活习惯和人际关系。

**（三）医患沟通策略**

1. 病史采集沟通技巧　老年患者的病史采集尤其需要特别细致和全面，同时也是建立起良好医患关系的开始。因为老年人临床症状不典型，易与衰老表现相混淆，对症状感觉不敏感，症状叙述混乱、描述不准确等。故医生在病史采集过程中要特别注意耐心引导、主动询问，去伪存真，准确诊断。更要耐心和细致，多采用一些心理疏导的方法，给予患者充分的理解和尊重，并注意完整性和准确性。

病史采集过程常采用"三段式"模式，即开始、深入及结束阶段。开始阶段常用的沟通技巧主要是非语言交流、观察与倾听、提问等；深入阶段常用的沟通技巧主要是提问与澄清、反应与共情、控制与引导等；结束阶段常用的沟通技巧主要是总结、核实与协商治疗等。

2. **体格检查沟通技巧**　对老年人进行仔细、完整的体格检查，不仅有助于准确的临床诊断，更可以指导正确的治疗和预防。老年患者的体征不显著，多种疾病体征互相掩盖，且有查体时配合能力差、行动不便、耐受力差等特点，所以医生为老年患者进行查体时，对视、触、叩、听的每一个环节都一定要做到认真、仔细、全面，并结合病史，审慎地加以辨别。在查体过程中还要注意不能急于求成，而要循序渐进，逐步完成。要尽量小心谨慎、缓慢，给患者留出足够的缓冲和歇息的时间。只有这样，才能得到相对完整、有价值的体征。

3. **治疗的沟通技巧**

（1）针对患方的医学与健康教育、

1）医学知识：特别要向患者及亲属说明老年人的解剖和生理特点。①解剖特点：随年龄的增长，老年人的体态、外形轮廓会发生变化，行动会变得不稳和迟缓。②生理特点：随年龄的增长，老年人的中枢神经系统及各个器官功能发生退化或衰减，因此更容易患病和继发感染。一旦患病，痊愈和康复的也比较慢和差，同时也易产生各种精神和心理的问题。同时要说明，老年是自然衰老过程，人的一生是一个自然发展和衰老的生物学过程。从婴幼儿、儿童、青少年、青年、中年、老年，循环往复，使人生得以延续和进化，老年人和亲属应充分了解自己和客观认识疾病，坦然地面对衰老和死亡的生物学自然过程。

2）健康知识：①做好健康教育、定期到医院查体。由于老年期身体健康状况的逐渐下降和心理承受能力的减弱，故更容易患病或使原有疾病加重。因此，应经常或定期为老年患者及其亲属举办健康知识讲座和康复指导，告诉他们老年人的生理和心理特点、讲解疾病的易患人群和易患因素、指导老年患者进行康复锻炼和预防，定期提醒和督促老年人到医院进行健康体检。②张弛有度、避免过劳。这是医生需要告诉老年患者及其亲属的最多的健康教育内容，几乎适用于所有的老年患者，尤其对慢性阻塞性肺疾病、冠心病、心肌梗死、脑卒中等疾病患者，更要强调劳逸结合，避免过度的体力及心理负荷，以利于病情的稳定和康复。③生活规律、心态平和。进入老龄期后，由于社会地位、家庭成员及经济收入等的改变，老年人的生活规律和心理状态会发生很大的变化，如何能做到规律的生活，保持住良好的心态，对老年人及老年疾病患者都至关重要，尤其是老年人亲属的关怀和理解，对老年人的生活和心理影响更是非常重要的。

（2）适度告知患方治疗中的风险：老年疾病中的急、难、危、重病占相当大比例，其风险不言而喻。如老年人的急性冠脉综合征、急性左心衰、急性脑出血等，因其起病急、危险性大、死亡率高，在医生的治疗过程中，随时有出现危及生命的意外风险。故临床医生要根据每个患者的具体情况和特点，具体问题具体分析，并及时充分告知患者及其亲属治疗中有可能出现的风险及其严重程度。例如，急性心肌梗死的急诊介入治疗，医生一定要在术前与患者及其亲属充分沟通，告知该急诊治疗的必要性、术前的准备情况、术中有可能出现的意外风险及相应的抢救措施、术后有可能出现的相关并发症及意外等，以便让患者及其亲属对这种治疗有大概的了解、积极的接受和配合、对可能出现的突然变化有必要的心理准备，尽可能避免可能的医疗纠纷。

（3）给予患方治疗方案的知情选择：知情同意是临床医患沟通的重要项目，贯穿于临床医疗工作的始终。在某些情况下，同是老年患者，却常因疾病不同、患病基础情况不同、患者的抵抗力不同，而采用的治疗方案也不尽相同。医生应该及时地与患者及其亲属进行良好有效的沟通，让患者及其亲属了解疾病的进展情况及治疗方案，给患者及其亲属充分的知情权，以争取患者及其亲属的理解和配合。如老年肿瘤晚期的患者或危重病临终前的患者，患者及其亲属对治疗的态度可能会大相径庭，故医生要及时和他们进行沟通，讲清楚病情及预后，充分告知拟采用的治疗方案的利与弊，让患者及其亲属充分知情，给他们自愿选择的机会和权利，让他们自己做出同意或拒绝的决定，取得他们的理解和配合，并对知情同意签字。在与患方谈话中，切忌刻意干涉患者和亲属的个人意愿，而应充分尊重患方的选择方案。

（4）引导患者和亲属配合治疗：在老年疾病的治疗过程中，患者及其亲属对疾病的理解程度和所采取的态度对疾病的治疗效果和预后恢复都会产生直接的影响。所以，医生有责任做好患者和亲属的心理疏导工作。用最通俗易懂的语言与非语言交流方式，与患者及其亲属及时沟通，告知所患疾病相关的医学知识及诊疗方法，并充分揭示每种治疗的局限性、风险性及治疗方案，以赢得患者及其亲属的理解和配合，避免医患矛盾和纠纷。

4. 其他沟通技巧

（1）合理恰当的称呼：老年人要求受到尊重的愿望既非常强烈又非常敏感，实习生在工作中可以根据不同的性别、职业、文化程度等给予患者一个恰当的称呼，使他们心情愉快、自尊心得到满足。因此，在与其沟通时，不直呼其姓名，更不叫床号，而是尊称"叔叔""阿姨"或"爷爷""奶奶"，这样能拉近距离，也更为亲切。

（2）认真倾听交流：倾听是医生的一项基本能力。在沟通中全神贯注地倾听老年人倾诉，注意保持眼神交流，必要时给予适当的反应，表示接受对方说的内容。同时应肯定患者各种感受的真实性，切不可妄加否定，以免导致医患互不信任。热情友善地对待患者，耐心倾听他们的心声，用真诚的行动和语言与细致、周到的服务去换取其信任，使他们愿意与实习生接近、沟通，为进一步治疗、奠定良好的基础。

（3）美好善意语言：说话是一门艺术。由于老年人的身份特殊，阅历丰富，对医疗护理方面要求高、难度大，对不同意见特别敏感，所以医务人员在医患沟通时注意做到，多说安慰话，勤说鼓励话，避免争论话。老年患者即使提出了不合理的要求，医务人员也不马上拒绝，答应向上级汇报，进一步研究再答复他们。对老年患者某些生理缺陷如耳聋或腿跛，可代之以"重听""腿脚不方便"等委婉方式进行表达，使他们感到自己被尊重。

（4）支持传播动作：医务人员与患者接触得当，可以达到良好的沟通目的。要注意从一些细微动作入手，如为呕吐患者轻轻拍背，为动作不便者轻轻翻身变换体位，搀扶患者下床活动，双手紧握出院患者的手以示祝贺，这些都是有益的沟通。支持传播行为应当与说话者的感情合拍，同步进行。如患者诉说痛苦的经历，医生的表情要严肃、深沉，表示正在分担患者的痛苦；患者情绪高涨时，医生应报以兴奋的微笑，表示正在分享对方的快乐；为眼疾患者提供伴读服务，为耳聋患者提供笔谈沟通，为不方便来院的患者提供电话咨询。同患者沟通，说话时有意把语速放得慢一些，书写时字迹写得大一些。

（5）反话婉言曲说：老年患者自尊心强，面对批评，易采取自卫的态度。劝阻老年患者的不当行为不能太直率，而要反话曲说、婉言劝说。批评时也要含蓄，借用委婉、隐蔽、暗喻、渐进、商讨、提醒、参照、提问等策略方法。

## 第三节　不良医疗信息的传达策略

不良医疗信息是指在医疗过程中人们普遍认为难以医治、预后不良的疾病情况，通常也包括"噩耗"这种特殊的医疗信息。在实践中，传达不良医疗信息是医师回避不了的重要问题。因为尽管医疗技术不断进步，但医学始终是一个发展中的学科，基于"生命终究会终结"这个原则而言，不管医学发展到何种程度，医学也是有风险的，医疗技术也是有局限性，医疗中的不确定问题始终是不可避免的。当然，在所有医师遇到的较为困难的情况中，不良医疗信息或噩耗的传达是尤其困难的情况之一。因为对于自己或亲属的不良医疗信息，每个患者或亲属的情感反应是千差万别的，需要医师选择适当的时机、恰当的语言、合适的方式来传达。

### 一、不良医疗信息传达的实践难题

从本质上说，传达不良医疗信息属于医患沟通范畴。由于其主观色彩偏重，加之不良医疗信息自身丰富的内涵，很难有统一的标准或告知模式，因而就增加了告知的难度。

从被告知者的角度，他们很难接受不良医疗信息。因为这种信息产生的结果不但会使他们的身心健康受到严重的影响，同时也会影响他们的社会地位、人际关系、经济状况等各个方面，这些都是他们难以面对的问题。

从医师的角度来说，有以下原因：

1. 作为不良医疗信息的掌控者，他们往往会在面对期盼健康的被告知者的时候无法启齿，继而很难选择最佳的告知方式。

2. 由于个人经验不足，或医疗条件的限制，或医疗技术的局限，对患者的诊断存在困难或不能确定患者的预后情况，也将使不良医疗信息难于告知。

3. 不清楚被告知者所拥有的与治疗疾病相关的资源状况，包括医学专业知识、文化背景、经济条件等，害怕破坏现存的医患关系。

4. 专业角色的不同，也会导致不良医疗信息告知困难。实习生、住院规范化培训医师、进修医师、住院医师、主治医师等由于专业角色的不同，工作经验的不同，使得他们在告知不良医疗信息的过程中会有不同的考虑。

### 二、不良医疗信息传达的原则

依照惯例，对不良医疗信息告知的处理主要依靠专业经验、临床诊断。在不良医疗信息告知过程中，除上述两个方面要考虑外，还有一些基本原则可以遵循。这些原则要与实际情况相结合，灵活运用。

1. 确定合适的告知时间　一方面要保证有足够的时间告知不良医疗信息，把握好告知的时机;另一方面要避免简单直接,而应循序渐进。对告知者而言,恰当地将不良医疗信息告知患者,并使患者以良好的心态面对现实,积极地配合治疗,是需要一定时间的。因此,一定要充分考虑哪些不良医疗信息应该直接告知患者及其家属,哪些不良医疗信息应有选择地告知或需要二次告知。

2. 创造适当的环境条件　首先,不良医疗信息的掌控者应选择一个相对安静而舒适、免受外界干扰的私人空间进行告知。在告知过程中不应有外人在场。若在急诊室这种人群密集的地方,应在房门上挂上"请勿打扰"的标志。这既有利于保护被告知者的隐私,也有利于被告知者情绪的稳定。其次,在告知不良医疗信息的过程中,医师应选择一个合适的位置,采取一种相对放松的姿势。既不能让被告知者感觉到你是行色匆匆、应付了事,也不能距离他们太近,以免给人一种压迫感。

3. 明确被告知者对有关信息的了解情况　在告知不良医疗信息的过程中,要考虑到被告知者的文化程度、理解能力,告知者要用简单易懂、非专业性的语言与被告知者进行良好沟通,使其快速了解情况。也可以通过提问的方式了解被告知者已经知道了哪些信息及其未知却很关心的信息,并针对不同的情况作出适当的解释。

4. 告知者要富有同情心　"医乃仁术",除具备精湛的医术外,医师更应拥有一颗仁爱之心,在与患者及其家属进行交流时,要专心聆听他们的倾诉,尽量了解他们的难处,不要急于告知他们新的不良医疗信息,不要把自己的想法和推断强加给患者及其家属。观察患者及其家属的反应,并允许他们表达自己的情感及提出相关问题。

5. 掌握一些重要信息　医务人员在进行各种医疗行为过程中,可通过与患者和/或其家属、同室病友交流,或察言观色或聆听他们谈话,能了解到一些关于被告知者的重要信息,如经济条件、教育状况、心理反应、家庭情况甚至亲戚成员等,要及时地把这些情况反映给相关的医务人员,为后续的工作做好铺垫。

## 三、不良医疗信息传达的技巧与方法

### (一) 不良医疗信息告知的技巧

不良医疗信息的告知本质上属于沟通的范畴,因而在告知过程中是有一定技巧的。事实表明,运用一定的技巧将不良医疗信息告知患者及其家属,使其了解并理解,从而坦然面对并接受事实,会对患者及家属的情绪、对医师及治疗的满意度以及患者健康的恢复、患者的生命质量产生积极的影响。

1. 以患者及其家属已知的信息作为告知的开始　告知不良医疗信息之前,要全面了解患者及其家属对此疾病的认知程度,这将决定你如何告知这个不良医疗信息。利用患者及其家属已知的信息作为谈话的开始,会使谈话相对缓和,快速进入谈话主题。有时,尽管与被告知者进行了事先的沟通,但他们看起来仍知之甚少。这种表现可能是因为他们太过紧张,或者对于相关医学知识缺乏,或者是因为不想接受这种不良医疗信息,这就需要采用一种严肃的告知方式。同时,密切关注被告知者的反应、情绪变化等情况。根据对方情绪反应强弱程度来决定信息给予的强度,以及语言和行为的安慰。有时候,被告知者会有一些较为激烈的反应,这时不能强行干预,要待他们恢复平静后再作进一步的交流。

2. 与被告知者沟通并回答其所关心的问题　无论你将告诉被告知者什么信息,都不能操之过急。当告知不良医疗信息时，谈话通常变得正式、严肃，所以要与他们建立和谐融洽、相互信任的关系，要避免敷衍了事。在沟通过程中，被告知者有自己的逻辑思维，自己会形成一些概念、得出某些结论，有时这些结论与要告知的信息背道而驰。因此，一定要给予他们提出问题的机会，在倾听的同时，对核心问题给出有效的回答，并引导谈话的方向。对一些复杂的信息，尽量少用或不用医学术语，注重患者及其家属的实际需求。

3. 给出切合实际的希望　当把不良医疗信息传达给被告知者后，要开诚布公地与他们交流下一步所能采取的医疗措施，以及疾病将会如何发展，这个过程要严肃、审慎，特别要强调医学的不确定性、医疗技术的局限性以及某些疾病的不可治愈性，因为建立在实验科学基础上的现代医学，尽管为人类带来了很大的福音，但在"生命终结"这个问题上，医学永远不可能取得成功。所以有了"医生治病，不治命"的说法。但也一定要给予他们希望。这会让被告知者清楚疾病的治疗会有转机，也会让他们对未来充满信心。可与其讨论如何制订一些对未来病情发展控制有益的计划，为下一步的工作做好准备。

4. 与其他同事探讨告知后的反馈信息　告知者把有关与被告知者谈话的信息告诉其他同事是十分有益的，但必须注意保护某些隐私信息。这样，当其他同事与患者及其家属谈论有关疾病的诊断和治疗方面的问题时，会很好地把握谈话分寸，避免医务人员的公说公理、婆说婆法，不至于让患者感到迷惑和烦恼。与其他同事一同探讨将会使不良医疗信息的告知变得容易——因为这会得到更多专业上的意见与沟通的经验技巧，还会拓宽如何处理其他相关问题的思路。

### （二）不良医疗信息的告知方法

俗话说："天有不测风云，人有旦夕祸福。"灾难、不幸，甚至是噩耗，有时会无情地降临到人们的头上，这种不幸带给亲人们的打击如晴天霹雳、地陷天倾一般，令人惊惧、痛苦、难以承受，特别是对于年迈的老人、身患疾病的亲人，在这突如其来的致命打击面前，很可能发生意外，出现祸不单行的情形。一方面要把不良医疗信息告知到位，另一方面又要尽可能不出现新的心理与生理打击，因此告知方法显得尤为重要。一般来讲，患者应享有充分的疾病知情权，这是"尊重患者，善待生命"原则的重要体现。对患有恶性疾病的患者，应如实告知病情，以争取患者配合治疗。而现在医学实践又认为，医师应在尊重患者知情权的同时，对患者采取保护性措施。医护人员常常需要根据患者的具体情况，尽可能地减轻或缓解对他们的刺激，有针对性地进行不良医疗信息的告知与传达。

1. 根据病情轻重区别对待　如果患者疾病恶性程度较轻、诊断为早期或病情较为稳定，或能获得明确有效治疗方案的，可以如实告知；如果疾病恶性程度重、诊断为晚期或病情波动危重，或治疗方案有限、疗效不确切的，应当有计划地逐步告知，首先应让患者有活下去的希望，在告知前应作好有关资料的准备和思想准备，在告知时还要讲究方法和策略，根据被告知者的心理情绪变化，沟通内容适度，可分次沟通。切忌语言的极端化，应留有回旋余地。

2. 根据心理承受力因人而异　观察患者的言行表现、对生活的态度，通过与其亲属沟通、与同室病友的交流等途径了解患者的心理承受能力。对于心理承受能力较强、胸怀坦荡的患者，可将疾病的严重程度如实告知，并要求其密切配合治疗，争取最佳效果。对性格内向、心胸狭窄、心理承受能力较差的患者，可向其逐步渗透病情信息，使其有一个心理准备和心理适应的过程，避免一次性将全部实情说出。患者亲属及医护人员应密切观察患者心理动态，加强心理安慰，做好思想工作，严防其思维极端，走上轻生绝路。

3. 循序渐进、逐步渗透  从心理学角度来看，短暂多次的弱信号刺激比快速的强信号刺激更易被接受。在进行癌症等不良医疗信息告知时，医护人员切忌在患者毫无思想准备的情况下直接切入主题，而应运用心理学原理，先向患者介绍相关情况，采用含蓄的暗示方法，使患者逐渐意识其病情的严重性和难治性，有一定的承受能力后再进一步告知，这对于患者顺利接受疾病事实及配合治疗是有利的。实践中，有的医护人员传达不良医疗信息时，在开始阶段常以"发现病变"取代"患了癌症"，以"手术探查"取代"手术治疗"，以"肠息肉"取代"结肠癌"，等患者对疾病的诊断治疗有了初步的了解，自身有了一定的心理基础后，再适时地让患者接受不良医疗信息的事实，整个过程配合密切的观察，根据患者的反应调整进程和方法。这个方法特别适合于心理承受能力较弱的患者，可达到较满意的效果。

4. 亲属配合  在患者对疾病的认知过程中，可在亲属中选择合适人选，通常是家属中有一定威望的或患者最依赖的人，通过亲属让患者对与之相关的疾病了解部分知识，然后根据患者的心理素质，共同研究商讨对患者传达信息的程度和方法。必要时，可由亲属陪同，向患者述说病情，以利于信息的传达和患者的接受程度。在传达不良医疗信息后，所有家人应相互理解和配合，争取态度一致，应嘱亲属尽心陪侍，密切观察语言、心理及行为变化，加强守护，注意观察患者的反应，及时发现问题，密切联系医护人员。对于年龄较大或病情非常严重的患者，通常采用这种方式。

5. 善意隐瞒  在临床实践中，经常碰到患者与亲属之间对传达不良医疗信息的态度不一致的情况。患者很想知道疾病真相，而亲属则善意地主张对患者隐瞒真相。面对这种情况，医护人员更应与亲属配合，从维护患者的根本利益出发，结合实际情况，既要考虑患者的知情权与决定权，又要考虑患者的承受力、亲属的感受，妥善处理好这种矛盾。要保护患者，但绝对不是将真相封锁起来。否则，一旦谎言破灭，患者将会对身边的人产生强烈的不信任感，甚至由此而造成无法安排后事和完成最后心愿的永久遗憾，让患者含恨离世，给家人带来莫大的伤害。通常在医护人员答应隐瞒或掩盖病情时，强调"善意"二字，一定要彻底弄清原因，必要时可咨询法律人士。

**（三）噩耗传达**

噩耗是指令人吃惊的不幸的消息（多指亲朋好友或敬爱的人逝世的消息）。噩耗是一种特殊的医疗信息，噩耗的传达是医务人员经常碰到的难题。如果语言的表达不当，这种令人痛苦、恐惧的信息常使死者亲属痛不欲生，甚至出现链锁惨景。失去挚爱的亲人是世界上最痛苦的事情之一，因此也应该让家属充分宣泄心情，给予语言和行动安慰。如果存在医疗隐患或过错，加之言语不当，极易诱发医疗纠纷。因此，医务人员在把患者死亡的不幸信息通知亲属时，应格外讲究方式、方法和语言艺术，尽可能地减轻或缓解对他们的刺激。尽可能选择对被告知家属造成精神创伤最轻的方式。

1. 直言法  即以直接或较为委婉的言语把患者死亡的消息告知其亲属。直言法的适用对象是死者的旁系亲属或意志坚强、有较强自控能力的直系亲属。直言法还有一种委婉的使用情形，就是患者长期受病痛折磨、久治不愈，其亲属已有心理准备。此时，以直言告知不幸消息，一般不会引起太大的震动。这种直言方式适宜于有一定心理准备的情形，但是更多的情况下不宜采用这种方式。

使用直言法传达噩耗，必须掌握好语调的感情色彩，悲痛、低沉、亲切、关怀是传达噩耗时语调的基本要求。

2. 委婉暗示法　对于与亡故者感情深厚或年迈体弱、感情脆弱的人，不幸的消息可能会给他们带来太大的精神刺激甚至意外事件。因此，医务人员不宜用刺激性强的词汇，应使用言语暗示，婉转地传达噩耗。

在实践中，医务人员常用事先暗示和事后暗示的方法来传达。事先暗示，指的是医务人员对濒临死亡、正在抢救的患者，常在不幸发生前，就用暗示的语言来提醒其亲属作好思想准备，实践证明效果很不错，如"患者的病情趋势不好，在继续加重""这种疾病，能挽救过来的极少"和"我们正在全力抢救，不过救活的可能性很小"等。事先暗示法是医务人员传达噩耗的主要方法，但要把握好沟通的时间点，等已经出现不可逆转情况时才告知就为时过晚。事后暗示就是不幸发生后，用死亡的同义词来向被传达者暗示患者已经过世，如"他走了""他离开了我们""他去了另一个世界""我们尽了最大的努力，也没有留住他"等。

3. 逐步渗透法　这种方法适用于死者亲属聚集较多时，特别是存在医疗纠纷隐患时，若当众传达噩耗，可能会出现难以控制的局面。此时，医务人员应在死者亲属中选择与死者关系亲近、威信较高的一两个人单独交谈，用较委婉的言语把不幸的消息告知对方，然后再由对方去向其他亲属传达噩耗，使亲属们逐一了解不幸消息。

4. 公共关系（公关）法　以公关法传达噩耗，主要适用于医患关系处于危机状态的场合，如医院管理不善或医疗技术等原因造成的患者非正常死亡，把因医院医疗事故造成的噩耗告知对方是一个难题。此时医患关系处理得好，能够得到死者亲属的谅解；处理不好，则会严重影响医院和公众之间的关系。有时会成为死者亲属哄闹的起因，最后甚至不得不借助法律的手段来解决纠纷。

运用公关语言艺术来传达噩耗，主要应掌握真诚原则。真，即实事求是，在语言表达中，医院有多大责任应坦然承担；诚，即诚恳，要有解决问题的诚意，在语言、行动上都要虚心地接受公众的批评，亦应善意地理解。医务人员只有以真诚的语言、善意的态度来改变对方的敌意，才能实现双方利益的趋同，达到解决矛盾、挽回信誉的目标。

## 【思考题】

1. 门诊患者的心理特征、心理需要及其医患沟通策略是什么？
2. 急诊患者的心理特征、心理需要及其医患沟通策略是什么？
3. 入院时患者的心理特征、心理需要及其医患沟通策略是什么？
4. 医患沟通中"一个要求、两个技巧、三个掌握、四个留意、五个避免"策略是什么？
5. 患者和家属对手术认识不足，而且对手术期望值过高，如何进行有效的医患沟通？
6. 危重病患者医患沟通注意事项有哪些？

7. 如何引导临终患者及家属积极地配合治疗工作？

8. 如何指导老年患者及家属认识疾病的复杂性和风险性？

## 【本章小结】

医生是患者的求助对象，医生应当掌握不同患者的特点，针对性地进行沟通。有的患者患病单纯，专科特征明显，容易诊治；有的患者患病复杂，病程长、病情重，诊治过程复杂；有的发病突然，病情急且危重。门诊诊疗具有系统、复杂、随机、时限短、不连贯的特点。急诊诊疗紧张、有序、随机、规律、全面、协作，易产生矛盾、纠纷。住院患者病情严重或复杂，需要系统的检查和治疗。社区患者就诊便捷、针对个人制订个性化的治疗方案，诊治连续、整合、有效，但是具有一定局限性。除了患者主动就医，医护人员还需对居民进行随访和健康教育。不同患者心理特征具有差异，有的患者诊疗时紧张、焦虑、敏感，希望寻求名医、专家诊治。有的患者不以为意，急躁、抗拒，擅自中断治疗或不规律治疗，拒绝随访和健康教育。医护人员与患者或家属沟通时应该诚信、尊重、富有同情心和耐心，善于倾听和解释。掌握病情、检查结果和治疗情况；掌握患者医疗费用情况；掌握患者及家属的社会心理状况；留意沟通对象情绪状态；留意受教育程度及对沟通的感受；留意沟通对象对病情的认知程度和对交流的期望值；留意自身的情绪反应，学会自我控制；避免使用刺激对方情绪的语气、语调、语句；避免压抑对方情绪；避免刻意改变对方的观点；避免过多使用对方不易听懂的专业词汇；避免强求对方立即接受医师的意见和事实。

## 【Abstract】

Physicians are the prior subject to whom patients ask for help. Physician should adopt appropriate strategies in communication with patients in various situations，even allowing for some unexpected events. Outpatients are characterized with systematic, complex, random，time limited and incoherent pattern，while emergency cases usually present with tension, order, randomness, regularity, comprehensiveness, cooperation, and dissension. Conversely，conditions of inpatients are severe and complicated，who need systematic examination and treatment. It is convenient for community patients to access treatments and personal programs. Their diagnosis and treatments are continuous, integrated and effective，but with some limitations. Except those patients seek for medical attention，doctors and nurses also should provide follow-up and health education. Patients' psychological characteristics are varied. Some patients show tension，anxiety，and sensitivity during medical service. Some patients want to seek for a superb doctor，get professional treatment and gain the sense of security. Some patients do not take care for the disease，they are irritable and resistant during treatment，refuse to receive follow-up and health education，and might even interrupt treatment. Doctors and nurses should adopt appropriate strategies of doctor-patient communication. When facing patients，doctors should be honest，respectful，and commiserative. Doctors should be good at listening and explaining to patients. Doctors should master the condition，examination，treatment，medical expenses and social psychological status of patients. Doctors should pay attention to patients' emotional state, education level, feeling, cognitive level, and expected level. Doctors should learn to control their emotion. Doctors should avoid stimulating and depressing the mood of patients, changing patients' opinions, using difficult professional terms, and demanding patients to accept their opinions immediately.

（赵　衡　吴　洁　刘江华）

# 第六章　医患沟通的礼仪

## 第一节　医患沟通礼仪概述

### 一、医患沟通礼仪概念

#### （一）礼仪

礼仪（etiquette）是人类为维系社会正常生活而要求人们共同遵守的最起码的道德规范，它是人们在长期共同生活和交往中逐渐形成，并以风俗、习惯和传统等方式固定传递下来的。

礼仪是人类文明的产物，在各种社会交往活动中为人们所广泛认同和遵守，与历史传统、社会制度、风俗习惯、宗教信仰、时代潮流等因素密切相关。从个人角度来看，礼仪是一个人的思想道德水平、文化修养、交际能力等的外在表现。从国家角度来看，礼仪是一个国家社会文明程度、道德风尚和生活习惯的反映。从社会学角度来看，礼仪就是针对交往双方社会角色和社会地位的相互确认过程。从民俗角度来看，礼仪是待人接物的一种惯例。从审美的角度来看，礼仪是一种言行举止的表现形式美。从交际角度来看，礼仪是人际交往中最适用的一种交际方式。从传播学角度来看，礼仪是人际交往中进行相互沟通的技巧。

礼仪以建立和谐人际关系为目的，充分体现了人对自己以及他人社会角色的尊重，已成为现代人际交往中的基本规则。目前，我国医患关系不太和谐，医疗纠纷日益增多，很大一部分原因是医患沟通不到位，沟通过程忽略必要的礼仪，也是医患关系不和谐的重要诱因。

顾名思义，礼仪中的"礼"字指的是礼貌、敬人，即在人际交往中要以礼待人、尊重别人。孔子云："礼者，敬人也"，讲的也是这个道理。礼仪中的"仪"字指的是仪式、仪表，即尊重自己、尊重别人的各种表现形式。简而言之，礼仪其实就是交往艺术、待人接物之道，是一项做人的基本道德标准，是约定俗成的律己、敬人的一种行为规范，是以最恰当的方式来表现对他人尊重和理解的过程和手段，是尊重自己、尊重别人的表现形式。我国是礼仪之邦，礼仪修养已成为现代文明人必备的基本素质，成为人们社会交往、事业成功的一把金钥匙。

#### （二）医患沟通礼仪

随着社会的进步，构建和谐医患的关系要求医院不仅要向患者提供一般技术性的医疗服务，同时还要求医护人员提供人性化和个体化的令人满意的医疗体验。医患沟通礼仪正是满意的医疗服务体验必然要求，也是融洽医患关系不可缺少的润滑剂。

医患沟通是医患双方为了诊治患者的疾病、满足患者的健康需求而展开的，在诊治疾病过程中进行交流的一种方式。生物-心理-社会医学模式的建立和发展，是医学人文精神的回归，新医学模式使医患沟通比以往任何时候更显得重要。而医患沟通礼仪正是有效沟通的前提，医患沟通礼仪如果做得不好，医务人员难以取得患者信任，患者（包括家属）也不能很好理解和支持相关医疗活动，双方沟通也就无以为继。一旦出现医疗意外，容易出现患者（包括家属）对医院及医务人员进行投诉、索赔、诉讼甚至出现伤害医务人员等不正常现象，因而医患之间特别需要良好的沟通。

医患沟通礼仪是指在医患沟通的这一特定环境下，医患双方进行交往、相互沟通时应遵循的彼此相互尊重、相互理解并让彼此在交往接触过程中感到愉悦的行为规范。医患沟通礼仪是礼仪在医疗服务行业中的具体体现，是医务人员在工作场合适用的礼仪规范和工作艺术。医务人员一定要提高对礼仪的认识，因为只有学好礼仪、用好礼仪，才能更好地为患者服务。医患沟通礼仪是医患双方文化素质和道德修养的体现，也是在医疗服务过程中，医患双方进行交往、相互沟通的技巧。

"人无礼则不立，事无礼则不成，国无礼则不宁。"医患沟通礼仪，对医疗单位来说，是医疗单位形象的重要组成部分，是医疗单位文化的重要内涵，是缓解医患矛盾的重要环节，也是和国际医疗接轨的重要途径。医患沟通是医方主导的，医方和患方互动合作、进行信息交流的过程。故医患沟通礼仪是在这些互动合作、信息交流的过程中，医务人员通过言谈、表情和行为等，对患者表示尊重和友好的行为规范和惯例。

医患沟通礼仪要求医务人员言语和行为要文明，要注意礼貌，做到来有迎声、问有答声、走有送声，还要热情服务，要做到眼到、口到和意到。根据患者的个人特点和要求不同，还应提供人性化和特色化。医疗服务一定要"以患者为中心"，医务人员应该具有的思想境界是：心存感恩、服务为本、礼仪为先。

只要医务人员认识到医患沟通礼仪的重要性，有正确的服务和沟通的意识，加强礼仪和医患沟通的培训及应用，进一步提高服务质量及沟通水平，我国医患关系就一定会改善。

## 二、医患沟通礼仪的基本原则

医患沟通礼仪的目的在于交流信息、改善关系、消除顾虑、获得配合、促进康复。作为医患沟通礼仪的主体，医务人员必须有丰富的医学和社会科学知识及为人处世方面的技巧，同时还需要真诚与耐心、理解与同情，重视个人修养，遵循交流的具体原则，才能增进相互理解，改善医患关系。因此，不管选择什么沟通方式，都必须坚持以下原则即：医方主动原则、尊重患方原则、医方自律和遵守原则、礼仪适度原则、礼仪细节原则。

### （一）医方主动原则

强调与患方沟通礼仪中要以医方为主体，一定要做到有礼有节在前，在"敬人、自律、适度、真诚"的原则上进行医患交往，杜绝不文明言行。沟通礼仪中做到心诚、情真、意切、可信、积极主动，以真诚打动对方。良好的医患关系需要医患双方共同努力，但是由于医疗服务的特殊性，在医患沟通中，医务人员应该处于主动（active）地位。因为患者缺乏医学知识，在诊疗活动中，主要靠医务人员安排。加之患者到医疗机构来治病，一切都是陌生的环境，需要医疗机构一方的沟通。故由医务人员承担协调医患关系的责任是理所当然的，医务人员应该主动地和患方沟通。

**（二）尊重患方原则**

文明礼仪，强调的是"尊重为本"。由于医患双方掌握信息不对等，很多医方认为是理所当然的事情，患方不一定理解甚至抵触，这个时候特别要强调尊重（respect）患方、耐心解释和等待，切忌摆出高高在上的救世主的姿态，要充分尊重对患方人格与价值。任何人不可能尽善尽美、完美无缺，任何人也没有理由以高山仰止的目光去审视别人，也没有资格用不屑一顾的神情去嘲笑他人，医方对患方尤其应该如此。沟通中医患双方应相互尊重、相互体谅，医务人员应当尊重患者及家属的相关权益，如知情权、隐私权、选择权等，设身处地为患者着想。使患者感到被重视，有依赖感与安全感，增加战胜疾病的信心和力量，产生药物不能起到的作用。

**（三）医方自律和遵守原则**

自律（self-discipline）是在无人监督的情况下自觉遵循法度，变被动为主动，自觉地约束自己的一言一行。古语所说"君子慎独"强调的就是自律。在医患社会交往过程中，医方在心中树立起一种内心的道德信念和行为修养准则，以此来约束自己的行为、严于律己并宽以待人，实现自我教育、自我管理。医患沟通中医务人员特别要提高自身素质，树立自尊、自爱、自强的自律意识。医患关系不太和谐，原因是多方面的，但矛盾中的医方若能够敢于面对问题，提高自身的修养，以自律换取对方的信任，医患关系的改善就有新的希望。

"没有规矩，不能成方圆。"如今，人与人交往已日渐频繁，医患沟通礼仪已成为当今医患双方特别是医方，在医患交流和交往过程中所必须遵守的一种重要的行为规则和道德规范。每个医务工作者在医疗过程中，都需要时刻提醒自己，按照相关规范来执行。事实上，医患沟通礼仪中医方的自律和遵守也会有助于加强医方的个人修养和职业操守，古语所说的"修身养性"正是这个道理。

**（四）礼仪适度原则**

医疗服务有别于一般服务性行业，医患关系有别于普通服务关系。对医务人员强调尊重、爱护患者，但绝不主张和患者称兄道弟、勾肩搭背、无条件的有求必应。讲究医患沟通礼仪，需要注意医患双方的社会角色，特别要注意做到把握分寸、认真得体。保持医患双方的合适距离，但距离既可以产生美，也可以产生隔阂，必须保持适度才行，如医患沟通礼仪不够或太过，会使患者产生医方冷漠或虚伪的感觉，削弱医方的权威性和信任感。

**（五）礼仪细节原则**

"细节（details）决定成败"，教养体现于细节，细节等于素质，往往一些不起眼的小事会对最后的结果产生很大的影响。医疗活动过程中总是有许多的细节值得医务人员细心去品味、琢磨，不经意间的一句措辞、一个动作，甚至一个眼神和一种语气语调都可能在无意间对患者造成伤害而影响到沟通。医患沟通礼仪直接影响到沟通的质量和效果，而沟通工作能否做好，又往往取决于对细节的把握，所以要做好医患沟通工作，就必须以细致的作风重视每一次医患沟通，细心观察患者及家属的每一个反应，潜心把握，精心组织。在医患沟通礼仪中做到精益求精，让患者及家属满意。

# 三、新形势下医患沟通礼仪的作用

中国素有"礼仪之邦"的美称，身为华夏子孙，礼仪修养应该成为每个人道德修养的重要组成部分。医学追求的是人的身心完美，所以医务人员应努力成为具有高尚医德情操、良好医疗行为、精湛诊疗技术、娴熟医护技能的人才。随着我国医疗制度改革和现代社会就医方式的变化，医院的社会形象，医患沟通礼仪规范越来越成为影响医院生存和发展的重要条件，也是医院软件建设的重要内容。

## （一）"以人为本"是医院建设的重要部分

良好的医患沟通礼仪是"以人为本"科学发展观的必然要求。在医院的文化建设中，必须坚持"以人为本"，让患者的利益得到最大体现，提高医务人员的医疗服务意识，以促进医院各项工作的全面发展。医患沟通礼仪可以艺术地处理各种关系，减少冲突，缓和气氛，化解矛盾，有利于问题的解决。如果医护人员讲究医务礼仪，有礼在先，充分照顾患者的特殊心理需要，就可以获得患者的信赖，建立起医患心灵沟通的桥梁。如果医患双方都能以礼为准、按礼行事，必然会减少纠纷和冲突，缓解医患矛盾，做到和睦相处，相互尊重。

## （二）人文医院建设的必然要求

目前，新一轮医疗改革已经逐步展开和深化，坚持公共医疗卫生的公益性质成为改革的重点。作为提供医疗服务最直接、最重要的服务窗口，各级医院特别是公立医院强化人文管理理念，提高医务人员人文素养，而医务人员的医务礼仪素养是患者感受医院人文关怀最直接、最重要的方面，可对构建健康和谐的医患关系、促进医疗改革实效的发挥产生重要的影响。因此，人文医院建设需要良好的医患沟通礼仪。

## （三）建设国际化标准医院的需要

被称为"全球医院最高标准"的国际医疗卫生机构认证联合委员会（JCI）认证，现在已逐步成为国内医院所认可的一种先进模式。为与国际接轨，医院内涵建设不断完善，需要持续提高医疗、护理和预防保健的服务质量，不断满足患者的健康需求，提高患者的满意度，这些都要求提高医患沟通的礼仪水平。面对激烈的市场竞争，只有将"以患者为关注焦点，提高医患沟通礼仪水平"的理念及质量管理体系的标准有效建立与实施，才能使医院得以健康稳定的发展。

## （四）促进医疗营销

在激烈的竞争中，良好的医患沟通礼仪有利于医院创造优良的服务品牌。医患沟通礼仪作为医院服务的内涵代表，面对传媒和公众舆论，它比医院的硬件设备更具说服力和竞争力。通过良好的礼仪服务，带给患者舒心满意的就医体验，使医院在社会公众面前树立起满意的服务品牌，依靠礼仪服务所创建的服务品牌，成为医院发展的一种无形资本。医务人员提供的礼仪服务，使患者感受到尊重和理解，也易获得患者的信任和配合。这种信任一旦建立起来，患者往往会愿意与医院建立起长期的健康服务合作，从而达到促进医疗营销，增加医院经济效益的作用。

## （五）提高医院凝聚力和吸引力

医院文化是有利于医院发展的价值理念和行为规范的总和。医院礼仪服务，作为医院文化建设和精神文明建设的内涵之一，有助于高尚医德和良好医风的形成。一个医院要在市场经济的大潮中生存和发展，在医疗市场竞争中立足并不断拓展，就必须重视、努力创建和维护医院礼仪形象，使医院礼仪形象的影响力积淀为一种伦理道德优势，在医院管理中成为一种竞争优势，有助于塑造职业形象。加强医院医患沟通礼仪教育，实施医院礼仪服务，可带给患者及家属满意的医疗服务体验。长此以往，会促使医务人员养成良好的职业行为习惯，提升医院形象。此外，实行医患沟通礼仪服务，可极大充实医疗服务的内涵，拓展医疗服务的外延，使医务人员的礼仪形象与人格品质得到进一步升华，最终使医院的服务水平及服务质量大大提高，使医院在医疗市场的竞争中立于不败之地。

# 第二节　医患沟通中礼仪规范

## 一、个人礼仪

个人礼仪（personal etiquette）是社会个体的生活行为规范与待人处世方式，是个人仪表、言谈举止、待人接物等方面的行为标准，内容包括多方面，如修饰与衣着、仪容举止、表情服饰、谈吐及待人接物等。个人礼仪是个人道德品质、文化修养、个人素质、教育程度、交往能力等精神内涵的外在表现，其核心是以个人为支点，修养为基础，尊重他人，与人友善，表里如一，内外一致。从表面看，个人礼仪好像仅仅涉及个人穿着打扮、举手投足之类无关大雅的琐碎小事，但由细节之处显精神，言谈举止中见文化。个人礼仪其实是一个人内在的品格与文化修养的重要反映，古语云"一叶落而知天下秋"就是这个道理。

个人礼仪是建立良好医患沟通、构建和谐医患关系的前提，也是医护伦理道德、文化素养、教育背景等内涵在医疗活动中的具体表现。实行标准医务礼仪的医院，能促进人文医院品牌的建设，讲究医务礼仪的医护人员，也会在医患交往中受到信赖和尊敬。遵守医护伦理和道德规范，从而做到礼貌待人、言谈大方、举止得体，这是新时代下医务人员所必须具备的素质。

我国从 1977 年恢复高考起到目前，医学生在课堂上进行过礼仪、人际关系、美学等医学人文课程的学习较少，或许这正是他们毕业后缺乏职业自觉性，服务质量不高，医院和医护人员仪容形象有待提升的一个重要原因。乔继堂先生在其《中国人生礼俗大全》一书中指出："我们的人生，是礼仪的人生，我们的人生史，是礼仪的人生史。"在当前缺少人文关怀教育的背景下，应试教育弱化了今天医学生应"世"的能力。许多医学工作者和教育学家认识到了医患沟通和医务礼仪的重要性，所以我国部分医学院校已经开始重视对医学生进行相关的教育培训。对于缺乏相关学习经历的在岗医务人员，非常有必要补上包括尊重患者、爱护同事、遵守医院规章、文明集会、文明就餐、个人卫生等各种具体的行为方式这一课，而这些也正是个人礼仪教育中的基本内容。医学生学习和应用礼仪，要收到"少成若天性，习惯成自然"的效果，不仅需要相关礼仪教育，更需在见习、实习阶段就付诸实践。

二、体态礼仪

体态礼仪（posture etiquette），也称为肢体语言礼仪，是指人们在交际过程中人体的任何一个部位辅助言语交流的表情、行为或举止。体态礼仪内容很多，包括说、做、坐、立、行等行为语言的表达，表情、神态等仪表、仪容的形体表象的展现。其中医务人员的非言语性行为包括手势、眼神、面部表情、医患社交间的距离、肢体接触等。另外还体现在医护人员对工作精益求精、爱岗敬业、无私奉献精神风貌的内在美。体态礼仪形象生动、直观，易理解、易模仿、易运用，具有直观性、解释性、交际性和提示性等特点。但万象归宗，其宗旨是以人为本的关爱，即全心全意为患者服务。在医患沟通过程中医务人员运用恰当的体态语言会拉近医患之间的距离。

**（一）医护体态语言理论基础**

体态语言礼仪的种类很多，有表情语、手语、姿态语。在表情语中主要研究的是目光语，即常说的神态；手语是运用人体上肢表达思想、传递信息的一种体态语言，也是表现力很强的一种体态语言。手的动作较多，它包括手指、手掌、手臂及双手发出的能够承载交流信息的各种动作。姿态语是通过人的身体的各种姿态传神、传情、传递信息的一种体态语。能够成为体态语的姿态，主要有立姿、坐姿、步姿等。

**（二）医患空间关系**

空间关系学是研究人们如何运用空间进行交流的一门学科，Hall 指出我们的周围空间有 4 个区域：亲密区域、私人区域、社交区域、公共区域，并且在交流中都有不同的意义。医患之间的空间关系应该主要是在社交区域和私人区域内。

各种因素影响着我们和身旁的人坐着或者站着的距离。这个距离通常受到社会和文化标准的影响，又因为相互交流形式的不同而不同。在医患沟通中医患之间的距离如果太近达到患者的亲密区域，会让患者感到压抑，感到你侵犯了他的私人空间，让他觉得自己的隐私不安全。如果在医患沟通中距离始终保持在公共区域里，则会让患者感到冷漠、不被关心，也不利于医患的沟通。

**（三）怎样正确运用非语言行为**

用于医患沟通交流中的非语言行为包括坐姿、站姿、行姿、微笑目光、手势等行为。医务人员可以将这些行为引入临床医患沟通实践中，不仅发挥其信息传递的功能，还可以利用它来刺激患者的情感、强化医生语言、优化治疗效果，从而整体提高医患沟通的质量。医务人员是人类健康的捍卫者，肩负着治病救人、救死扶伤的职责。医务人员姿态可以表明其良好的精神状态和风貌，其音容笑貌、举手投足、衣着发饰等无形中都可能影响患者及其家属的心态。

1. 坐姿　正确规范的礼仪坐姿要求端庄而优美，给人以文雅、稳重、自然大方的美感。正确的礼仪坐姿要求"坐如钟"，指人的坐姿像座钟般端直。入座主要要领在于：注意顺序，讲究方位（左进左出），落座无声，入座得法。不可坐在椅子上前俯后仰，摇腿跷脚；不可将脚跨在椅子或沙发扶手上，或架在茶几上；在患者或上级医生面前不可双手抱在胸前，不可跷二郎腿，不可抖腿，也不要半躺半坐。离座的基本要领是：先有表示，注意先后，起身缓慢，站好再走，从左离开。要离开时必须向患者或周围的人打个招呼，表示要离开。当有人与你一同离开座位时，要注意离开的顺序，长辈或者上级先

第六章　医患沟通的礼仪

134

离开，当长者或上级站立时，你也应该马上站起来。起身时动作要轻柔缓慢，切忌大声撞到桌椅等。站立之后才能离开，中间要有一个停顿的过程，不可刚一起身脚就跨出一步。

2. 站姿　在医患沟通中，最重要的身势是站立。稳重端庄、落落大方是对医务工作者最基本的要求。站立有助于表情、动作的发挥和阐述对患者病情的分析。规范的站姿基本要求是：头正、肩平、臂垂、躯挺、腿并。医务工作者的站立位置应以能向患者充分展现自己为标准，笔直地站在患者面前，就有了无声的指令和无形的威仪。例如，医生在早上查房时，查看伤口的情况，进入患者的空间区域，这便于医生和患者之间进行直接的交流，及时了解患者的情况，对疾病的诊断、治疗和预后都有好处。在向患者讲解病情或者要求患者进行手术知情同意签字时，医生应该一边解释，一边适宜地走动，可以引起患者注意，引起患者重视，也可以用一些象征性的身姿表达自己的想法，让患者通过这些举动读出其中的要求、爱护、关心、信任等，甚至还可对语言表达进行补充和形象的说明。

3. 行姿　在行走之时，医务工作者应注意自己的仪态与风度。医务人员在行走时要做到稳健、自如、轻盈、敏捷。要保持的基本姿态是：脊背与腰部要伸展放松，脚跟首先着地。行走之时如果速度过快或者过慢，会对周围的人造成一定的不良影响，行走之时不可与患者相距过近，尤其是避免与其发生身体碰撞。

4. 微笑　在患者面前保持一个微笑的表情、谦和的面孔，是表示自己真诚、守礼的重要途径，也是对患者的尊重，对自己充满信心的表现。微笑可以表现出温馨、亲切的表情，能有效缩短医患双方的距离，给患者留下美好的心理感受，从而形成融洽的医患交流氛围。

微笑是人们的眉、眼、鼻、口、齿以及面部肌肉所进行的协调行动。正确而礼仪的微笑应该体现出动态的特点。其要点在于，①把握微笑的展现时机：应该在与患者目光接触的瞬间展现微笑，表达友好与热情；②把握微笑的层次变化：在整个交往过程中微笑的程度要有所变化，在整个过程中需要保持微笑，但要有收有放，微笑的程度有很多层次，有浅浅一笑，眼中含笑，也有热情的微笑，开朗的微笑；③注意微笑维持的长度：与患者交谈时，这个过程可能是几分钟也可能是几小时，为了表达良好积极的情绪，为了展现自信与涵养，在整个过程中可能要求医务人员始终保持微笑。在交往过程中，目光停留在患者身上的时间应该占整个过程的1/3～2/3，在这段时间里与患者目光接触的时候应该展现出灿烂笑容。其余的时间段内，应该适当地将笑容稍微收拢，保持亲和的态度即可。

微笑的美在于文雅、适度、亲切自然，符合礼仪规范。微笑要诚恳和发自内心，做到"诚于中而形于外"，切不可故作笑颜，假意奉承。在医患沟通中用善良、包容的心对待患者，用敬业奉献的热情对待工作，只有怀着这样的心态才能够表现出表里如一的微笑。

5. 目光　语俗话说："眼睛是心灵的窗户。"高境界的医患沟通是医患之间心灵的交流与和谐。医患沟通时医患关系常常是靠眼睛来建立和维持的，丰富的眼神会使医患关系和谐，减少医患纠纷的发生。因此，医务工作者应懂得如何使用眼睛，通过眼开合的大小、眼球转动的角度和周围肌肉活动的配合，眼睛可以表示肯定、否定，肯定中有期待、否定中有鼓励、亲切中有严肃、容忍中有警告等无数的情绪和态度变化。心中要树立把和谐的微笑和眼神洒向每一位患者，把爱心带进医院，用爱去感动患者，赢得患者信任的理念，而微笑、激励、爱心表达是完全可以通过目光语行为来完成的。一般来说，懂得使用目光语的医生，让患者透过他的眼神了解到的信息要比其语言表达的多得多。反过来，医生也应从患者注视的目光中了解他们的要求和信息，这种无声的交流省去许多言语的麻烦，使医生与患者都心领神会。例如，在骨折住院期间，每当患者做适当的功能锻炼时，医生不仅要不惜褒奖的言辞，还要投之以赞许的目光、微笑的眼神以示表扬和鼓励，这比单纯地说"对，就是这样锻炼"等要深刻、有效得多；对正饱受病患折磨的患者则应以鼓励的眼光来给予其勇气和信心。

6. 手势 大致可分为情绪手势、象形手势、指示手势和象征手势四种。但无论哪一种，都要力求做到准确、自然、优雅而不生硬，能恰当地传达要表达的内容。手势由于活动幅度大，又有鲜明的灵活性，因此有很大的吸引力和说服力，表达的内容也非常丰富。但手势要和说的那句话一起完成，如果太快或太慢，就不能很好地传达要表达的内容，还容易使人误解，造成传达失败。在医患沟通中，作为无声的语言，其积极作用更为明显。它不仅直接影响医患交流的效果，而且医务工作者的一个手势、一个表情都能对患者的言行产生制约作用。无论抑扬顿挫还是动静行止都可以通过一个手势来实现。对于患者的提问，用手势给患者的回答予以暗示、提醒和点拨，对启发患者似懂非懂的问题特别有效，使患者觉得很直观易懂，还可以减轻患者的压抑感。另外，为了避免医患沟通中语言过多的累述和烦琐的解释，在医患沟通时，医生应多进行手势行为（如门诊或者查房时医生张口，示意要检查患者的舌苔）。

**（四）医护体语禁忌**

1. 忌散漫松垮 医务人员作为白衣天使，应站有站相、坐有坐相，其体态应该给患者和他人以严肃、庄重、美感。忌衣衫不整、站立不正、走路不稳、双手插在裤兜里；忌背靠沙发，后背半躺半坐；忌走路弓腰驼背，低头看脚尖，穿拖鞋、裤衩等。

2. 忌冷漠无视 医务工作者与患者或家属交往时，应表现出热情，平易近人，忌不闻不问、冷眼待人；忌家属来访，不起身相迎；忌与患者约定回访时，让对方独自久等；忌只顾自己手中的事，对对方的问候及询问不及时回应等。

3. 忌傲慢无礼 在医患沟通中，医生常处于主导地位，忌对待患者和家属时常傲慢无礼，自认为救世主。比较常见的禁忌体态有斜视对方、双手抱于胸前与患者交谈；与患者及家属握手时昂首俯视对方；对他人的友好表示视而不见等。

4. 忌举止轻佻 医生担负救死扶伤的重任，应该和蔼而严肃，最忌举止轻佻。医生在与患者沟通时应端庄严肃，忌搔首弄姿、斜胯拧腰、勾肩搭背等轻佻动作，更加不允许借口检查等侵犯患者隐私。男医生检查女患者时，应有女性医护人员在场陪同。

5. 防止滥用体态语言 尽管体态语言在医患沟通中有着很大的作用，但毕竟是有声语言的辅助手段，大部分情况下不能脱离有声语言而存在。所以，医务人员运用体态语言要适度，恰到好处，切合语境，符合身份。如果每句话都伴有一个表情或动作，搔首弄眉，手舞足蹈，随意发挥，反而会弄巧成拙，令人反感。不同场合要求应用不同的肢体语言。在生活中喜庆的场合医务人员可以兴高采烈，甚至可以翩翩起舞；在与患者沟通时，如果患者正遭受病痛的折磨，就不能随意说说笑笑；而在学术会议、葬礼等严肃庄重的场合就更不能高声说笑、手舞足蹈。如果与患者交谈，或倾听他人谈话时，总是挤眉弄眼，手脚不停活动，只会让对方不安，不会认真倾听你的谈话或耐心与你交谈，甚至调头就走。过多与周围环境不协调的行为，也必定影响医患沟通的效果。所以，在医务工作者正式的工作场合，要注意运用符合语境的体态语，不可随随便便、轻率粗俗。

体态语言在医患沟通中的运用，还要注意符合表达者的身份。一般来说，中老年人要稳重老成，不能有轻浮的动作表情，青少年可活泼大方，不要故显老成持重。

体态语言往往还能体现医务人员个人的知识修养和文化水平，正常情况下，知识水平越高，体态越优雅。一个大字不识的人，言谈举止粗俗尚情有可原，但作为一个有修养、有文化的医务人员，若举止粗俗则不应该了。

# 三、语 言 礼 仪

我国著名健康教育专家洪昭光教授认为，医生一句鼓励的话，可以使患者转忧为喜，精神倍增，病情立见起色；相反，一句泄气的话，也可以使患者抑郁焦虑，卧床不起，甚至不治而亡。民间俗语也有"良言一句三冬暖，恶语伤人六月寒"之说，医学语言礼仪（verbal etiquette）对医患沟通之重要，由此可见一斑。

为实现良好的医患沟通，医德规范认为医生要善于使用五种语言：礼貌性语言、解释和安慰性语言、鼓励性语言、保护性语言、体态性语言。临床医学中的语言礼仪具体要求是：善于倾听、避免刺激、适当鼓励、正确提问、细心观察、学会微笑。该要求是尊重、聆听、交流，凝聚着真善美的和谐统一。

医患沟通中语言礼仪的技巧性很强，因为医者说话的对象是身心非正常的患者，这种礼仪技巧有相当强的医学专业性。它的技巧性表现在：有的话不能说，有的话则一定要说；有的话一定要直说，有的话则不可直说，而要婉转地说；有的话不让患者说，有的话要让患者多说。总之，医患语言礼仪是建立良好医患关系的一个重要因素，医者的语言技巧成为广大医务人员行医的基本技能。

在临床中使用恰当的语言礼仪是医务人员的传统美德，是对患者人文关怀的最直接表现。语言看来简单，然而却有着很高的艺术性，医务人员应该针对不同患者的具体情况恰当地使用不同的语言表达形式，讲究医疗服务的语言礼仪规范。所以医务人员要加强修养，自觉调理心境，从患者利益出发，善于控制和调节自己的情感和言行，不论遇到何种情况，都不应向患者发火或训斥，不以貌取人、以权取人，恰当使用医学服务语言规范中的文明用语。从而密切医患关系，减少了医患纠纷的发生。

医务工作者应该如何在平时的语言中讲礼仪呢？可以从以下六个方面着手。

## （一）准确使用普通话，注意语气、语调和语速

不管是中医的望、闻、问、切，还是西医的视、触、叩、听，语言的交流在医患沟通中尤为重要。医生与患者的接触，语言无疑是占据主导地位的。交流的基本要求就是要听懂对方的话，因此普通话在医患交流中特别重要，是医患沟通基础的基础，应该大力普及和推广普通话，以提高医务人员语言表达能力和沟通水平。医务人员在与患者语言沟通时，应该做到让患者听得懂，使对方在理解时不至于产生歧义，但如果患者只懂方言，那就要用方言或懂方言的人与之交流。在医患沟通中的关键问题上，由于患者没有听懂医生的话，就很有可能造成不可挽回的错误。因此，在医院这样的窗口服务单位，

更需要推广普通话，以达到语言沟通的预期目的。

另外值得注意的是，同一句话，如果语气、语调和语速不同，可能意义就截然不同。医患语言交流中要注意语言文明、语气诚恳、语调柔和、语速适中、吐字清晰，不要使患者误解和产生歧义。

**（二）注意倾听、合理地鼓励与赞美**

医疗活动中，老年患者、慢性病患者和焦虑压抑的患者，很多情况下需要倾诉、发泄，医护人员往往是他们倾诉的对象。倾听不仅仅是采集信息的过程，也是主动接纳、关切的过程。医护人员需要养成倾听的良好态度和习惯，理解患者的感受，同时掌握并合理运用倾听的技巧。交谈中应避免使用怀疑的口吻，如"是吗？""不可能吧！"。在患者谈话过程中，不要随意打断患者的谈话，而当自己的谈话被患者打断时，则不要显露出不悦的表情。交谈中，尽量不要带有强烈个性化的词语，尽量避免使用"不！""不能！""不行！"等字词。"谢谢""对不起""请"是使用频率最高的礼貌用语。对他人的道谢，应该给予答谢，如"没什么""别客气""应该的"。特别要注意的是，医务人员不要在患者面前谈论与患者无关的事情；在患者有痛苦表现时，应该用安慰、同情、鼓励的语言，千万不要用轻松逗笑的言语。同时还要注意对患者隐私权的尊重。结束交谈时最好能在结束前事先提醒对方，不要再提出新问题以便能按时结束；结束时需要把交谈内容小结一下，并要求患者提出意见以核实其准确性。

鼓励患者谈话，表示对他谈话的事情感兴趣；关心他的讲话，也表达对患者的接受。点头、赞美、看着对方显出若有所思，说简短的示意语或肯定的语言，都是鼓励对方继续谈话的方式。例如，不时地说"对！""好，还有呢？"等。赞美别人会给人带来美好的心情和感受，直接改善交流的气氛，促进交流的效果，导致双方交流的成功。患者得体的服饰、良好的精神状态、对病情乐观豁达的态度、对问题的合理看法等，都是医生赞美的话题。医务人员需要有良好的观察能力，在患者身上寻找长处、优点，予以合理限度的赞美，令患者感到自豪和满足。

**（三）学会换位思考和使用保护性语言**

"假如你是患者，你会怎样？"医务人员应该学会换位思考和具有宽容的态度。人常说："将心比心，以心换心。"医务人员在临床进行各项诊疗操作时，应将这种态度应用到实际中，有时患者往往直接或间接地拒绝见习生、实习医生或实习护士做处置。例如，输液时，实习护士边消毒，患者边把手往回缩，边说自己的血管如何不好扎等话，使实习护士出现畏难情绪，若做处置时除"三查七对"外，多一句话也不说，这样就更容易与患者产生隔阂。这时医务人员要进行换位思考。假如"我是患者，也愿意找操作熟练的资深护士或者专家做处置，可以减轻由于技术不熟带来的痛苦"。作为医务人员，要正确理解对方的态度，体会对方的心理，改进自己的行为和态度。医务人员要努力提高自己的文化水平和文化修养，讲话时注意自己的言语表达方式、语声、语调等，语言切忌矫揉造作，口若悬河，要尊重别人，不可信口开河，应符合保护性的治疗制度，更主要的是符合患者的心理卫生。

另外，医务人员要合理使用保护性语言与患者交流。医务人员每天与患者接触的时间、次数较多，患者的心理活动往往愿意对医务人员讲，所以，在与患者接触中要注意时间、场合，灵活运用保护性语言。如癌症患者，他们自知生命有限，心理脆弱敏感，所以医务人员的语言稍有忽视，就会给患者造成心理负担，产生一系列不利于疾病治疗的负面情绪，影响疗效。

**（四）模糊语言的使用**

在医务人员与患者的交谈中，有时出于某种需要而应该运用模糊表达。这主要表现在以下几个方面。

1. 不直接用禁忌事物或行为的精确词语　生活中和民俗中都有许多禁忌的事物和行为，如与疾病、死亡、性、排泄物等有关的事物或行为都属于语言禁忌之列，在语言中往往用委婉、模糊语言来代替表示该事物或行为的精确词语。例如，医生在早晨查房时要了解患者排泄物情况，一般都是用模糊、委婉语言，如"可以看一下您的小便吗"。

2. 用不肯定语言　在医患、护患沟通过程中，医务人员常常有意识地使用模糊语言，既显得有礼貌，同时又能达到沟通的目的。例如，一个患者刚刚检查体表的一个肿块，想要马上知道结果，就会询问医生。这时医生要礼貌地解释："结果还要一段时间才能出来，您身上的很可能是良性的，您可以放心，但也不能排除恶性肿瘤可能性。"给患者以希望及战胜疾病的信心。而不能草率地下定论："人不好好的吗，没有问题，一定没事，回去等结果"等太肯定的语言，若结果事与愿违，易使患者产生绝望心理和医患矛盾。

3. 用自我保护性语言　有些困难场合，医务人员需要运用模糊语言暂时缓和气氛、保护自己。例如，对一些复杂病情的处理及预后情况向患者和家属做直接答复时，常用的"这种情况很难说""病情确实复杂，还需要讨论""方案还没有最后确定"等模糊语言就是很典型的自我保护性语言。医务人员自我保护性语言让听话人对其说话意图产生两种或两种以上的解释，目的是保护自己，让听话人对可能的后果和责任有接受的心理准备，从而为医务人员赢得时间，处于进退自如的主动地位。

可以看到，模糊语言作为一种语言的交际手段和策略广泛应用于医患沟通中，从而避免了语言的粗俗感和生硬感，使话语显得文雅、礼貌、容易接受，起到了调节医患关系的作用。应该看到，模糊语言的语义虽然具有不确定、不明确的特点，但说话人所要表达的真实思想和意图则是清楚的，因而不会影响听话人的理解。

**（五）注重细节，人文关怀**

医患沟通中的语言要讲究细节，体现出现代医务工作者特有的人文关怀。细节决定成败，注重语言细节是提高医患沟通质量的关键；细节成就完美，以完善的细节和具有人文关怀的语言来赢得患者及家属满意是所有医务工作者的共同目标。医务人员必须注重细节品质的培养，从细微处着手，让人文关怀、细节关注转化为医务人员的自觉行动。例如，医务工作者可以个性化地选择最佳称谓，满足患者的心理需求，收集日常常用年龄称谓，划归称谓年龄段，离职的干部、教授等也可以维持原职业称谓，如部分老师、干部等不喜欢人们称呼为"大爷""大娘"等，而喜欢被人称为"老师""领导"等，而一些相对年龄小一点的老年女性，更是不喜欢被称"老大娘"，如称女士、大姐、阿姨或原来的职业称谓会更好。

**（六）常用文明用语和常见语言禁忌示例**

1. 常用文明用语示例

小朋友，你哪儿不舒服？（门诊患者，在前面可加上称谓）

您是不是哪里不舒服啊？（门诊常用）

请您先把发病情况说一下。

请先坐（躺）下，马上替您检查。

请您讲详细一点，我好多了解情况，有利于作出诊断。

您的病情是突然发生的，还是生病已有几天了，请讲具体一点。

现在为您检查一下，手有点凉。请您配合，别紧张。

请您脱掉鞋子，上检查床平卧，便于检查。

请将您的上衣撩起来，便于检查。

请往这里靠近一点，这里有空调，检查时不冷。

检查时有点难受，请稍微忍一下，谢谢配合。

您的病情，还需要做些辅助检查，才能明确诊断、进行治疗，检查单已经开好，请抓紧时间交费检查，请走好！

经检查，您的病情初步拟诊为某某，需要住院治疗，请抓紧时间交费，办理住院手续，请走好！

您不用难过，我们会尽最大努力的。

您请走好，回去要继续吃药，坚持治疗。祝您早日康复！

您是患者家属吗？他伤势很重，需立即抢救，请您合作。

同志，您的心意我们收下了，但礼物请您带走，我们医院是有规定的。

您好！我是您的主治医生，我叫某某。

早上好，某先生，我是某某医生，一会儿我将给您采集病史和检查身体，您准备一下。

您好！现在是早晨查房，昨天夜里怎么样？有哪儿不舒服吗？

请您平卧，我们要检查一下，谢谢配合！

现在感觉好一些了吗？

请松开衣带（撩起袖口）。

请别紧张，有什么不舒服请告诉我，不要闷着。

您晚上睡得好吗？（查房时用）

您伤口还疼吗？

您还咳嗽吗？吃了药舒服点了吗？

请按时服药。

注意咳嗽（大便）时不要太使劲，您的伤口（手术吻合口）还没有完全愈合。

您平时可以多吃动物肝脏，如猪肝，对您的病有好处。

您心脏不好，补液速度不能太快，否则会加重心脏负担，有生命危险，请您合作。

同志，请注意病房安静，谢谢您的配合。

同志，为了您和大家的身体健康，请不要吸烟，谢谢合作。

您的病情还需要做一下辅助检查，请办理手续，尽早检查。

这个检查需要一定的时间，请您耐心坚持一会儿。

实在抱歉，需要再抽一点血，请您配合一下。

需要给您抽一点血做血液检查，请您配合。

您请放心，这种检查我们医院已经做了很多，积累了丰富的经验。（既礼貌又宣传了

医院，通过患者的传播，可以吸引更多的患者前来就诊）

您好，现在帮您做××治疗，请您脱鞋上床躺下，做治疗时有不舒服，请立即告诉我。

您好！您的病情是××，需要做手术治疗，现在征求您的意见，如果无异议，办理一下签字手续，谢谢配合！

一般来说，手术都有风险，但这种手术我们医院做了很多，有丰富的临床经验，如果不出意外情况，相信绝大多数人都能顺利度过。

科里安排了有经验的医生为您手术，术前经过了认真讨论，请您放心。

手术还在进行中，我们的医生正在努力，请您稍等。

明天就要做手术了，请您晚上别喝水，别吃东西。义齿（假牙）、首饰等都交给家属保管，明早7：30左右由手术室某护士来接您，我会等着您来，明天手术室见（术前礼貌的交代）。

您今天气色好了很多，如果伤口愈合好的话，您很快就能出院了，不用着急。

您的病情经过治疗，现已稳定好转，由于医保费用限制，需要回家继续治疗，请多理解，请走好！请及时来院复诊。

1个月后，请您再到门诊三楼复诊。

有什么事情您尽管说，我会尽力帮您想办法的。（特别是对于有关隐私或者癌症晚期患者，医生要给予感情上的支持）

请您慢走，祝您早日康复。

2. 常见语言禁忌示例

嗨，某床！（不称呼姓名）

这事别找我，我不管！

谁和你说的（谁答应你的），找谁去！

我下班了（我不值班），你找别人去！

没上班呢，等会儿再来。

你喊什么，等一会儿，没看到我在忙着吗！

你唠叨（啰哩啰嗦）啥，有完没完！真烦人！

有意见找领导去！

不知道，墙上贴着呢，自己不会看吗？

快签字！同意书上字写这么大，眼睛还看不见？

这么点小事也要投诉？我就在这里等你！

越忙越添乱，真烦人！

我没时间和你讲这些废话！

急什么，等着吧！

不懂就不要装懂！

不是告诉你了吗，怎么还问！

你怎么瞎写！

你怎么不提前准备好！

材料怎么不带齐！

愿意等多长时间就等多长时间！

你怎么这么多毛病！

怎么连基本常识都不懂！

我是为你一个人服务吗？

你的材料我已送上去了，什么时间办好我也不知道。

叫你交多少费就交多少费，难道不相信我们吗？

怎么到现在才来取呀？

你是外国人吗，我的话你听不懂呀！

怎么这样脏兮兮的？

嫌这里不好，到别处去！

我就这态度，有意见，你找领导去！

这处方（申请单）写得不对，找某某改去！

是你看病还是我看病？听你的还是听我的？

跟你说，你也不懂！

和你说了半天，怎么还不懂？

没钱别来看病！

行了行了，你是医生还是我是医生？

怎么啦，我就这个水平。

怎么搞的，一点都不配合，这样我们怎么检查？

急什么，要快不会早点来呀？

病这么重，为什么不早点来检查？

你得的是癌症，治不好了。你慢慢等着吧！

我就这个态度，你去投诉/告好了。

又喊了，怎么这么烦。

不是有家属吗，自己做不就得了。

上面都写着，你不会自己看啊！

跟你讲过了，还要问，真笨！

某床有没有钱？没钱了，还抢救什么？

完了，某床没戏，没抢救价值了！

# 四、服饰礼仪

白大褂被视为更能体现医护人员职业特色和传统的标志性着装，距今已有超过100年的历史。虽然医护人员大部分时间都是穿着以白色为主调的职业装，但这并不意味着医护人员不需要注重日常服饰礼仪（dressing etiquette），因为一些患者（如儿科患者、精神心理疾病患者）很多时候并不喜欢白大褂所传递的严肃、权威、冷淡等象征性信息。值得注意的是，近年来，始终保守的医护服饰已有改变服装面料和款式的趋向，越来越多的医院开始放弃白色外套，改革现有的服装面料和款式，加入更多流行和生活元素，采取"美观、休闲、健康、惠民"这一新的职业着装守则，让医护人员的工作服多一点时尚休闲，以缩短医患距离，让患者感觉更为亲切。

医生和护士的仪表美，主要体现在服饰上。合适的服饰不仅给自己带来自信，更是对患者的一种尊重。首先要求医护人员统一着装，整洁、合体的工作服，面部有时可着淡妆，体现了群体严明的纪律和严谨的作风，给患者一种美好、庄重、专业的感觉。其次，要求医务人员淡妆上岗，只佩戴胸牌不戴其他任何饰品。淡妆能展示朝气蓬勃的精神面貌及美丽天使的形象。美丽、端庄、整齐的服饰，会使患者身心愉悦。整洁统一的白大褂、衬衫、领带、医师帽等医生着装是最基本的要求。

一般医院都有对医务人员的着装要求，有的还制定了书面文件，并在对新员工的培训中将医务人员日常礼仪教授给新员工。例如，工作服要洁白、平整、合体；衣扣和袖口处的扣子要扣牢，衣带要系好，穿在工作服里的衣领口、衬衣袖子不外露，裙子长度不超过白大褂；长发挽起，在工作岗位上不佩戴耳环、戒指，不留长指甲，不涂指甲油，适当化淡妆等，这些礼仪要求，在医学院校的课程里应该也有讲述。医务人员应该从如下几个方面注重服饰礼仪。

**（一）各种场合的穿着**

衣着服饰是展示一个人职业特点的关键因素和重要环节，服饰不在乎一定要穿得特别华丽，只要在合适的场合穿了合适的服装就是得体，医务工作者的服饰也不例外。

凡是跟工作有关系的正式场合及半正式场合，都要着正装出席。对男医务人员来说，可以穿着一般社交场合通用的西装礼服。在喜庆或隆重活动中，可以穿着中山装等服装。此外，在特别隆重、严肃的场合，夹克装系列显得有些随意，但是在一般场合或半正式场合，夹克装同样适用。特别要提醒男医务人员的是，男人看上去沧桑一点会给人一种可靠可信的感觉，穿着西装礼服有一些细节上的要求和讲究，在选择西装礼服时最好事先多了解一些穿着常识。女医务人员在正式场合通常讲究穿长裙，但现在短裙礼服也逐渐频繁在正式场合亮相，穿着短裙特别值得注意的是，短裙应该以齐膝为宜。比较得体的连衣裙完全可以当作礼服来穿，但是穿的时候要搭配长筒丝袜和皮鞋，切忌搭配便鞋或凉鞋，且袜子口不能露在裙子外面。女士西装裙适用于国内国际任何正式场合，而女性旗袍属于民族礼服系列，能够恰当地表现女性特有的美丽，适当情况下也是允许穿着的。在婚庆婚礼等喜庆场合，穿着方面和其他社交场合有共性，都需要穿着正式的服装。但与谈判、会议等场合不同，穿着可以更加轻松自然，稍微张扬个性，如女性着装可以比职业场合穿着更加华丽。在肃穆的场合，不宜穿着色彩艳丽、样式华丽的服装。

在休闲场合，也一定要分清楚是居家休闲还是公众休闲。居家休闲时，毕竟是私人场合，怎么穿都可以，但在公众休闲场合，即使氛围很放松，也需要穿着比较正式的休闲服。在夏天，如果有男医务人员穿着跨栏背心、居家短裤，甚至光着膀子、嘴上一根烟、脚丫一双拖鞋，会显然很不得体。

**（二）医生穿着直接影响患者**

一般来说，穿着打扮可以看出一个人的素质和教养。而根据人际交往的原则，一个风度翩翩、俊逸潇洒的人，有使人乐于与之交往的魅力，而不讲个人卫生、不修边幅、肮脏邋遢的人是不会吸引他人太多注意力的，这个道理对于医务人员同样适用。良好的仪表仪容，不仅是医务人员个人喜好的问题，同时还体现着其精神状态和文明程度，表现出对工作的热爱和对他人的尊重。

医生穿着特别需要注重整洁、庄重、得体、规范、自然。虽然服饰并不代表一个人的本质特征，但整洁而得体的穿着，这些看似很小的细节，往往会给患者留下深刻良好的第一印象，给患者一种信赖感。反之，患者会对那些不注意穿着的医生产生不信任，这样的医生也不会给患者留下一个好印象，这等于在接触的一开始，就为医患交流埋下了失败的种子。讲话唾沫横飞、抽烟吞云吐雾、衬衫领子污黑、皮鞋沾满泥点、白大褂皱皱巴巴、污迹血渍斑斑、头发乱蓬蓬、长指甲满是污垢，这个样子出现在医院里是缺乏修养的表现，也会失去作为医务人员的尊严，而且更严重的是，有传播感染疾病的风险。美国疾病预防控制中心（CDC）的资料表明，抗甲氧西林金黄色葡萄球菌（MRSA）和梭状细菌的确可以存在于医生工作服的袖子，虽然目前还没有直接证据表明这些细菌可以通过袖口传播。国外许多医院对所属员工的装扮和外在形象都有严格的规定，并制定职业着装守则。这些规定并不是指要穿得多么好看，而是要符合人们对医护人员的观感水准和职业要求，因为医生穿着的确可以直接影响到患者。

## 第三节  医患沟通中交往礼仪

### 一、见面与介绍礼仪

#### （一）握手礼仪

握手（handshake）时双目应注视对方，微笑致意或问好。在平辈的朋友中，相见时先出手为敬；在长辈与晚辈之间、上级与下级之间，应是前者先伸手，后者先问候，待前者伸手后，后者才能伸手相握；在男士与女士之间，女方伸手后，男方才能伸手相握，男士不要握紧，握手示意即可，如女方无握手之意，男方可点头或招手示意；倘若男方已是祖辈年龄，则男方也可先伸手；在主宾之间，主人应先伸手，客人再伸手相握，但客人辞行时，应是客人先伸手表示辞行，主人才能握手告别。如要同许多人握手，应当先同性后异性，先长辈后晚辈，先职位高者后职位低者，先已婚者后未婚者，即所谓长辈优先、上级优先、主人优先、女士优先。在接待外宾时，主人有向客人先伸手的义务，无论对方是男是女，主人都应先伸手以示欢迎。在社交和商务场合，当别人不按先后顺序的惯例而已经伸出手时，应毫不迟疑地立即回握。拒绝他人的握手是不礼貌的。医患之间是合同服务关系，一般不建议医务人员向患者及家属行握手礼，除非患者及家属主动伸手示意。

#### （二）介绍礼仪

掌握具有吸引人且有效率的介绍方式是现代社会生活的必需，即介绍礼仪（meeting and introducing）。一个人往往可以借由被他人介绍（introduce）、自我介绍和介绍他人，展现随和、可靠、博学等个人独特风采。国际公认的介绍顺序：将男性介绍给女性；将年轻者介绍给年长者；将职位低的人介绍给职位高的人；将客人介绍给主人等。介绍他人时，要清楚地介绍每个人的姓名、个人相关资料，如职务、头衔等并注意其称呼。当被他人介绍时，要起立，面带微笑，目视对方，且目光视对方耳或肩以上，握手并问候。作为医务人员，应主动向患者介绍自己。

### （三）名片的使用礼仪

医学生用到名片（card）的机会不多，但是为了不失礼于患者，掌握相关的礼仪仍然十分必要。名片不仅是向对方传递自己的信息数据，也是一个人身份的象征。在交往中正确使用名片可以体现个人的性格、文化素养等特点。在名片的递送中应注意交换顺序：先客后主，先低后高，由近及远，依次进行，切勿跳跃式地进行，以免对方误认为有厚此薄彼之感。在接受名片时应起身，并面带微笑注视对方。接过别人的名片后切不可随意摆弄或扔在桌子上，也不要随便地塞在口袋里或丢在包里，而应放在西服左胸的内衣袋或名片夹里，以示尊重。

## 二、接待礼仪

### （一）入院接待礼仪

入院接待礼仪（reception）影响着患者对即将入住的新环境的第一印象。当新患者进入病区时，护士应面带微笑起身迎接，表示对对方的尊重与欢迎，将患者引导至床边，先将患者安排在病床上休息，再为患者办理入院手续，然后向患者热情介绍自己、主管医生、科主任和护士长，介绍环境和病房制度，尽快消除患者的陌生感，对患者的称呼要视年龄、职业、地域习俗而定，及时为患者提供床单等必需用品，做好各项入院准备，使患者感到被重视，树立其依赖感与安全感，从而使其尽早适应新的生活环境。

### （二）诊疗过程中的礼仪

疾病的诊疗过程是建立医患关系的重要过程。要取得患者良好的配合，首先应本着尊重和爱护患者的态度，并且各项操作在执行时做到稳、准、轻、快，尽量减少创伤和刺激，以免使患者产生不愉快、不信任的感觉。操作前应向患者解释操作的目的及过程，安慰患者，缓解其紧张情绪，操作后向患者交代注意事项及可能出现的后果，当操作失误时应主动对患者说"对不起"。得到患者的谅解时应该表示感谢，如"谢谢你的理解"。如患者有特殊情况，暂时不能操作时，在不影响治疗效果的前提下，可以酌情推迟。

### （三）患者住院期间的礼仪

患者住院期间，见习生、实习生要主动跟随带教老师巡视病房，注意脚步轻柔，给予患者更多的关心和鼓励，发现问题应及时报告带教老师，患者有疑问时，耐心解释，多予安慰，尽量满足患者合理的要求，如不能满足时，也要耐心、真诚地做好解释，获得患方的理解。始终从语言及非语言方面向患者表示关切、同情与理解，使其心灵得到抚慰，提高依从性。住院期间患者病情变化、抢救或患者不幸死亡的特殊场合，医护人员言谈举止一定要注意严肃、庄重，及时和患者及其家属沟通，耐心解释，应充分理解患者及其家属的痛苦，从内心同情患者及其家属，自然流露出充满同情、沉痛的表情，给患者及其家属以温暖的感受。

### （四）送客医护礼仪

无论门诊或住院患者，在看完病或痊愈出院时，都应予以真诚的祝福或祝贺，如"希望您早日康复""祝贺您康复出院了""好走"，并应热情地送出一段距离，如到大门口、电梯口，在跟患者道别的时候，应注意语言禁忌，不应说"再见""下次再来"等忌语，应说"请慢走""请走好""请保重""请按时服药""请定时复查"等。使患者感觉到自己虽然离开医院，但仍能继续受到医护人员的关心与帮助，感到亲切温暖及身心愉快，从而有利于患者的康复。

## 三、称 谓 礼 仪

尽可能叫出患者的名字，出色的医务人员善于记住患者的名字。医护人员知道患者的名字，会给其带被来重视和尊重的感觉，也就在一定程度上拉近了医患双方的距离，即医患沟通时的称谓礼仪（appellation）。此外，根据年龄、性别、文化、职业层次等使用不同的语言技巧，要多采用协商性与礼貌性的语言，避免以床号代替称呼。对于老年患者、儿童等要根据当地的文化习俗选用相应的招呼方式和语言。例如，对待儿童要用关怀爱护性称呼，对老人要用体贴安慰的称呼，对异性要用稳重的称呼，由于患者入院后社会角色发生转换，不推荐按照其职位、职务称谓，按年龄、性别称谓更有助于营造轻松休养的治疗气氛，如老张、小李、大爷、大妈、小朋友等。见习生、实习生大多是年轻的学生，更多合理的称呼是：大爷、奶奶、大伯、大叔、阿姨、小朋友等，对于年龄相仿的患者可直接按名字称呼。

## 四、手机及电话礼仪

在拨打手机或者电话时应选择适宜的时间，尽量不要在对方休息的时间内拨打，并且对要谈论的内容事先作好准备，做到简明扼要，目的明确，而在被呼叫时应及时接听，态度谦和，问明事由，注意倾听。如果代接电话，应尊重对方的隐私，准确记忆要传达的内容，并做到及时传达。医院电话多为工作方便而设，因此电话铃响三声以内应积极接听电话，切不可让对方久等。拿起话筒后，应首先向对方问好，并报出本科室名称。询问对方找谁或什么事情需要帮忙时，讲话的态度要亲切和蔼，声调应和缓悦耳。注意掌握电话交谈的时间，不应边吃东西边接电话，或出言不逊、自言自语等，以免使对方感到茫然或困惑。通话完毕等对方挂机后再放下电话。若欲找之人不在时，应客气地告诉对方其去向或询问对方是否需要帮助、转达或留字条。向某人传达电话时，应走到他的面前轻声、清楚地告诉他："有您的电话。"见习生、实习生对于科室很多情况不熟悉，接电话时切不可妄加揣测、乱下结论，以免造成不必要的误会，给科室工作带来麻烦。

## 五、致 歉 礼 仪

道歉一般有三层含义：一是自己犯了错误，给对方造成了不便，必须要道歉；二是自己并没有不对的地方或不是故意的行为而造成了对方的不便和伤害，为了表示尊重和歉意，也应该向对方礼貌致歉；三是提出自己的意见前，因为意见和对方的意见相左，会给对方带来困扰和伤害，礼貌的做法是要先表示道歉。所以应时刻保持谦虚谨慎的态度，时刻注意提醒致歉语言，如"感谢您的建议""对不起、打搅一下""对不起，让您久等了"等。

## 六、医学生实习礼仪

### （一）见习生、实习生的特殊性

见习、实习是医学生临床医学教育过程中的重要环节，医学生将在这两个环节中尝试把所学的理论知识应用于临床实践，最终实现从学生到医生的角色转换。然而近年来，由于各种原因，医学生在临床见习、实习中的困难加大。2009年1月1日卫生部颁布的《医学教育临床实践管理暂行规定》，对在医院的医学见习生、实习生给患者看病作出了明确规定：安排指导医学生和试用期医学毕业生临床实践，需得到患者同意，且必须在临床带教老师或指导医师监督、指导下坐诊，不得独自为患者提供临床诊疗服务。这一规定的颁布规范了医学生在院见习、实习实践，但医学生面临的困境仍然存在。

由于见习生、实习生本身的临床经验不足，其操作技术不娴熟，操作规程不够规范，再加上不少见习生、实习生不善于与患者交流、沟通，如询问病史时带有暗示、审问之意，态度居高临下，语言生硬、行为拘谨，体检时动作粗重、不注意保护患者隐私，诊治过程中既不交代病情也不安慰患者，这在无形中就增加了患者的反感情绪，而这也是导致医疗纠纷和安全隐患的重要原因，这值得医务人员深思和尽量避免。

大部分患者对见习生、实习生的业务水平不信任，不愿意接受见习生、实习生的诊断治疗，这种信任危机直接导致了见习生、实习生动手机会的减少。有时又由于见习生、实习生较多，如在很多情况下，都是一名专家带着一大群学生查房，一边给患者检查和询问病情，一边指点给学生看，在这种情况下多双眼睛盯着患者看来看去，让患者不免觉得紧张、别扭，而事前和当时的良好沟通就显得尤为重要。

**（二）见习生、实习生学习医患沟通礼仪的必要性**

1. 培养高素质医学人才的需要　医学生是未来的医务工作者，将来面对的是处于疾病痛苦之中的患者，良好的礼仪素养是其职业必备素质，是构建良好医患关系的关键。高等医学教育必须重视医学生礼仪素养的提高，以适应现代医疗卫生行业的职业需要。课堂教学是系统学习训练的良好途径，现在已有越来越多的高校开设了礼仪课程、礼仪方面的讲座和培训班、礼仪展示会、文艺会演等，让礼仪教育与思想道德修养有机结合，一方面丰富了医学生的思想道德内涵，使医学生懂得礼仪是走向社会的必要教育，另一方面又教会了他们如何规范自身行为，塑造良好的仪表形象，从而在高校校园内形成文明礼貌的氛围。

礼仪教育对培养文明有礼、道德高尚的高素质人才有着十分重要的意义。中医学认为，医德高尚的医家除要具有仁爱救人之心、廉洁正直的道德质量外，还需有优良的服务态度。因为医生身系患者的安危，凡看病施治，必须严肃认真，一丝不苟，切忌粗心大意，敷衍搪塞。现代医学教育发展的趋势是加强人文教育，让医学生在优秀的人文背景下学会做人、学会做事，从而有和谐发展的能力，有更高的社会追求并不断自我完善，使医学生最终能成为具有高尚医德情操、良好医疗行为、精湛诊疗技术、娴熟医护技能的人才。

2. 医学生适应现代医疗服务的需要　一个不懂得礼仪的人以后很难做好自己的本职工作，从医患关系和医患沟通的现状及医学教育角度出发，结合现代医学模式转变的需要，礼仪教育对于医学生特别是见习生、实习生在未来临床中医患沟通能力的培养及医患沟通技巧的提高是非常必要的。医患间建立成功的双向交流沟通，可促进和谐、交互式的医患关系的良性发展，是避免医疗纠纷发生和矛盾激化的有效方法，也是素质教育的必备内容和高等医学教育改革的重要课题。

### （三）见习生、实习生应遵循的医患沟通礼仪

1. 加强沟通技巧的练习在见习生、实习生的临床学习过程中至关重要，应当尽可能耐心、专心倾听患者的倾诉，用诚心、耐心去撑起患者的信心，引导患者交谈，使患者感到安慰和舒适，给予充满希望和信任的感觉，并且注重交谈的方式和技巧，提倡学会使用身体语言来与患者沟通，培养实习生注重依据患者面部表情、体位、身体的姿势等来判定患者的需求，同时给予患者亲切的目光、关爱的触摸，让患者有被尊重感和安全感。只有充分沟通，见习生、实习生才能得到患者的信任，有更多实践的机会。

2. 树立"以患者为中心"的观念，消除患者的安全及怀疑心理，通过医患交流，患者不仅对自己的病情有所了解，而且获得了医方的人文关怀。医患关系重在沟通，要"以人为本"，实习生必须树立"以患者为中心"的观念，充分尊重患者的知情同意权、隐私权、享有的治疗护理权等的权利，消除患者的疑虑，维护患者的利益，一切"以患者为中心"，在了解不同礼仪对患者的影响的基础上，人文关怀要因人而异。

3. 加强社交礼仪培养，建立和谐的人际关系礼仪教育是一个人在社会化过程中必不可少的重要内容。一个人如果不能遵守社会生活中的礼仪要求，他就会被视为缺乏修养，受到人们的排斥。医学生正处在社会化的重要时期。他们有一种强烈的走向社会的需要，同时又普遍存在一些心理困惑。学习和应用礼仪标准，使自己成为一个集丰富文化知识和良好礼仪修养于一身的新人，从而促进自我顺利地进入社会、融入社会，实现自身价值。

加强医学生礼仪修养是其职业良好发展的需要，但美的姿态也并非一朝一夕训练即成，言谈举止、待人接物要做到礼貌、自然、得体、大方，还需要把礼仪教育贯穿于日常生活中，平时在生活中不断积累。一句问候、一个点头、一个手势、一个弯腰都是日常生活的积累，因此不可忽视生活中的一些细节问题，以养成良好的习惯。

"三人行，必有我师。"见习生、实习生本身作为一名学生，应该具有谦虚好学、吃苦耐劳的精神，在医院和科室，需要尊敬带教老师及其他医务人员，认真向他们学习。通过人际交往活动，处理好医患关系、医际关系、医社关系等诸多问题，这样才能成为一名合格的医务工作者。

## 【思考题】

1. 什么是医患沟通礼仪？
2. 良好的医患沟通礼仪有哪些重要作用？
3. 医患沟通中医务人员礼仪的基本原则有哪些？
4. 如何加强医学见习生、实习生的医患沟通礼仪？

## 【本章小结】

医患沟通礼仪是医务人员和患者之间的一种职业亲密关系。医患关系是现代医疗卫生事业的核心关系，是高质量诊断和治疗疾病的基本保证。建立在相互尊重、相互信任、相互理解、分享对生命价值观和对疾病认识基础上的良好医患关系，有利于疾病信息充分有效的双向交流，增加疾病诊断的精确性，提高患者对疾病的理解能力。医者的礼仪素养，主要体现在语言修养、富有同情、善于沟通、礼仪行为修养和礼仪习惯修养等方

面。一个好的医生，不但有渊博的医学知识，还应有良好的人文素质、工作热情、职业道德。本章旨在探讨如何针对医学生进行医疗礼仪方面的相关教育。

## 【Abstract】

The medical etiquette means a professional rapport between hospital staff and patients. The physician-patient relationship is important to the practice of health care. The physician-patient relationship forms one part of the foundations of contemporary medical ethics. The quality of the doctor-patient relationship is important to the beginning of both parties. A good relationship is based on mutual respect，trust，common values and views on disease，life and time. This is conductive to the exchange of patient information，improves the accuracy of diagnosis，and increases the patient's understanding of the disease. A doctor plays a key role in the good medical etiquette with one's professional attitude，tongue，sympathetic and constructive communication. A qualified doctor is not only equipped with the profound medical knowledge，but also with the good personality，passion，humanity and professional morality. The chapter's aims to approach the subject of how to educate medical students with a good medical etiquette.

（禹正杨　彭忠田　刘幼硕）

# 第七章 医患沟通相关法律解读

## 第一节 医患沟通的法律基础

### 一、医疗法概述

**（一）医疗法的概念和特征**（concept and characteristics of medical law）

1. 医疗法的概念 医疗法是由国家专门机关制定，并通过国家强制力来保证实施，旨在保护人们身心健康的有关医药卫生方面的所有法律和规范的总和。所谓医疗法其实包括所有有关医药卫生方面的法律规范，涵盖范围包括为维护和保障人体生命健康而进行的所有一切个人和社会活动。医疗法是掌握国家政权的统治阶级的意志和利益在医药卫生领域中的具体体现，其通过对在促进医学发展和保护人体健康的社会活动和实践中人们的各种权利与义务的规范和确定，调整和保护各种医疗法律关系和医药卫生秩序，是国家政权对医药卫生事业实施管理的重要工具，也是国家权利在医药卫生领域的具体体现。

2. 医疗法的特征 法律是统治阶级意志的体现，是由国家制定或认可并由国家强制力保证实施的所有行为规则的总和，是确认、维护和发展对统治阶级有利的社会关系和社会秩序的工具。法律作为一种特殊的社会规范，主要通过规定人们各自的权利和义务，以权利和义务为机制，干预和影响人们的行为，并以此调节人们之间的社会关系。因此，法律可以明确地告诉人们该怎样行为，不该怎样行为以及必须怎样行为。而根据法律行为主体的不同，法律有各自不同的规范作用，其规范作用具有明显确定性和可预测性。医疗行为维护着公民人身权中一项最基本的权利——生命健康权，而医疗行为的高风险性和医疗结果的不确定性使医疗行为更需要医疗法的规范，医疗法作为国家法律的一部分，作为一种医疗卫生领域的特殊社会行为规范，其主要特征如下：

（1）医疗法由国家及各级政府机构制定或认可，具有明显国家意志性：它是由国家机关根据法定权限和程序制定的有关卫生医疗活动的规范性法律文件；并受到法律认可的社会上早已存在的风俗习惯、道德规范、宗教信条等的影响和约束。

（2）医疗法的根本宗旨是保障公民的生命健康权：生命健康权是公民人身权中一项最基本的权利，这正是它有别于其他法律规范的主要标志。

（3）医疗法的科学性和技术规范性：医疗法的根本宗旨就是保护公民的生命健康，因此医疗法在制定和实施过程中必然要将大量的医学科学技术规范法律化，将直接关系到公民生命健康安全的科学的工作方法、程序、操作规范、标准等以法律和规定等形式确定下来，成为指导医疗行为的技术和行为规范，并将遵守一系列的技术行为规范确定为法律义务，使公民的生命健康权得到切实保障。从医疗事务所涉及的主要学科种类来看，它涵盖医学、药物学和卫生学三大学科体系。而医疗法也是依据医学、卫生学、生物学、药物学等自然科学的基本原理和最新研究成果而制定的，医疗法与现代医学科学技术紧密结合，体现了医疗法在实际实施时与其他法律相比具有更多的专业性、科学性和复杂性。

（4）医疗法的多样性和综合性：医疗法带有诸法合体、多种调节手段并用的法律特征。第一，我国医疗法没有专门的法律体系，其渊源体系也具有明显的多样性和综合性；第二，医疗法的调节手段也具有综合性和多样性，既有采用横向的民事关系调整医事服务活动中的权利义务关系，又有采用纵向的行政手段调整医药卫生行政管理活动中产生的社会关系；第三，医疗法除采用自己独有的法律措施外，还使用《中华人民共和国刑法》《中华人民共和国民法通则》《中华人民共和国劳动法》《中华人民共和国诉讼法》等部门法的调整手段，以有效地保护公民的生命健康权。

（5）医疗法在不同社会中具有共性：维护和保障人体生命健康已成为当今人类所面临的共同问题。人人享有健康保健，预防和消灭疾病、保障人体生命健康等问题是世界各国政府都在努力解决的问题，故各国政府为此建立的医疗法体系中形成了一些具有共性的规律和可以借鉴的规范。而一些国际医事条约，除我国声明保留的条款外，也对我国医疗活动和行为具有约束力。

**（二）医疗法的类型和表现形式**（types and forms of medical law）

医疗立法由于关系到民生，一直是我国立法的重点部分。随着人们维权意识越来越强，而医疗行为关系到人们最基本的人权，即生命健康权，故在医疗行为中，医患之间法律纠纷日益增多，因此医疗立法也越来越受到政府部门和广大群众的重视。中华人民共和国成立后在1951年由政务院制定了《医院诊所管理暂行条例》《医师暂行条例》《中医师暂行条例》等。在20世纪80年代末期，我国又相继出台了一些医事法律，如1987年6月国务院制定的《医疗事故处理办法》和2002年4月重新制定的《医疗事故处理条例》，进一步建立和完善了医疗事故处理制度，对正确处理医疗事故争议，保证医患双方合法权益具有重要意义。在1994年2月国务院发布的《医疗机构管理条例》也进一步完善了我国的医疗机构管理制度。1998年6月第九届全国人民代表大会常务委员会通过的《中华人民共和国执业医师法》确立了医师执业注册制度、医师资格考试制度，规范了医师执业准则，同时明确了执业医师的权利和义务。2003年4月国务院颁布了我国第一部综合性的中医药方面的专门法规——《中医药条例》。重要的是，2019年12月28日第十三届全国人民代表大会常务委员会第十五次会议通过了《中华人民共和国基本医疗卫生与健康促进法》。与此同时，医疗方面的立法还包括《中华人民共和国献血法》《中华人民共和国母婴保健法》《中华人民共和国母婴保健法实施办法》《医疗废物管理条例》《乡村医生从业管理条例》等。在我国公共卫生、药事方面的立法中，也有一些的针对医疗行为的法律规范，如《中华人民共和国传染病防治法》《药品管理法药品管理法》等。此外，国家卫生健康委员会也制定了很多医疗方面的部门规章，如《中华人民共和国护士管理办法》《医务人员医德规范及实施办法》《外国医师来华短期行医暂行管理办法》《中外合资、合作医疗机构管理暂行办法》等。

1. 医疗法的类型 我国现行的有关医疗卫生法律制度按照其内容可分为六大类：第一类为医疗类法律，即规范医疗机构、医疗人员以及医疗行为方面的法律制度，这主要包括《中华人民共和国执业医师法》《医疗机构管理条例》《医疗机构管理条例实施细则》《医疗事故处理条例》《乡村医生从业管理条例》等；第二类为产品类法律，即有关医疗器械管理和与人体健康相关的药品、食品、化妆品的法律制度，如《医疗器械监督管理条例》《中华人民共和国药品管理法》《血液制品管理条例》《中华人民共和国食品卫生法》《化妆品卫生监督条例》等；第三类为公共卫生类法律，即涉及公共卫生、预防保健方面的法律制度，如《中华人民共和国传染病防治法》《公共场所卫生管理条例》《突发公共卫生事件应急条例》《中华人民共和国尘肺病防治条例》《学校卫生工作条例》等；第四类为卫生公益类法律，即规范卫生公益事业的法律制度，如《中华人民共和国红十字会法》《中华人民共和国献血法》等；第五类为传统医学类法律，即与传统医学保护有关的法律制度，包括《中药品种保护条例》《中华人民共和国中医药条例》等；第六类为生物医学类法律，涉及法律法规包括《药品临床试验质量管理规范》《人类辅助生殖技术和人类精子库伦理原则》《医疗器械产品临床试用暂行规定》等。

2. 医疗法的表现形式 是指医事法律规范的各种具体表现形式或存在方式。我国医疗法按制定和颁布的部门主要有以下几种表现形式。

(1) 宪法：是国家的根本大法，它是国家一切立法的基础，也是制定各种法律、法规的依据。我国宪法中有关保护公民生命健康的医药卫生方面的许多条款，是制定医疗法律法规的重要依据，并在医疗法律体系中具有最高的法律效力。

(2) 医疗法律：这仅指由全国人民代表大会常务委员会制定的规范性医事法律文件。我国现有医疗法律主要有《中华人民共和国执业医师法》《中华人民共和国药品管理法》《中华人民共和国传染病防治法》《中华人民共和国职业病防治法》《中华人民共和国国境卫生检疫法》《中华人民共和国红十字会法》《中华人民共和国母婴保健法》《中华人民共和国献血法》《中华人民共和国食品卫生法》《中华人民共和国人口与计划生育法》十部。此外，《中华人民共和国民法通则》《中华人民共和国婚姻法》《中华人民共和国刑法》《中华人民共和国劳动法》等法律中有关医药卫生的条款也是医疗法的渊源。

(3) 医疗法规：是以宪法和医事法律为依据针对医疗行为中某一特定的调整对象而制定的法律规范。第一种是国家最高行政机关即国务院制定的，如《医疗事故处理条例》等；第二种是由医药卫生行政部门提出法规草案，经国务院批准，由医药卫生行政部门发布的，如《艾滋病监测管理的若干规定》；第三种是由地方人民代表大会及其常务委员会制定的有关医药卫生方面的规范性文件，也称为地方性医事法规，包括民族自治地方的人民代表大会颁布的医事自治条例与单行条例。

(4) 医疗规章制度：作为医疗法律和法规的有效补充，根据其制定发布的程序可分为三种类型：第一类是我国医药卫生行政部门制定发布的，如《中华人民共和国护士管理办法》等；第二类是由医药卫生行政部门与其他部门联合制定发布的，如《精神疾病司法鉴定暂行规定》等；第三类是由各级人民政府，根据医疗法律制定的地方性医疗规章制度。

(5) 医疗行为的技术性规范：由于医疗法的科学性和技术规范性特征，使其具有技术控制和法律控制的双重性质，故医疗标准、医疗技术规范和操作规程也就构成了医疗法律体系中重要组成部分。由于医疗法律和法规只对医药卫生管理中的问题进行原则性规定，而对医疗行为的具体管理和控制，则依赖医疗标准和各种行为规范。这些医疗标准和行为规范的约束力虽不及医疗法律法规，但在具体实施过程中，尤其是医疗过失判断时其地位却是十分重要的。

(6) 有关医疗卫生的国际医疗条约：是指由我国全国人民代表大会常务委员会决定同外国缔结的医疗条约和医疗协定，除我国声明保留的条款外，均对我国产生医疗活动具有约束力，如《国际卫生条例》《麻醉品单一公约》等。

我国相关医事法规虽然很多，但医疗实践证明，现有的医事方面的法律、法规并不健全和完善，甚至有时还存在着一些弊端和不足。现有医疗法律对医疗行为，包括医患沟通的具体程序、形式、实质要求都没有进行明确界定，这为医疗行为和医疗沟通的实际操作都带来了一定的困难。

### (三) 影响医患关系的法律因素 (factors that affect doctor-patient relationship)

由于我国目前解决医患纠纷的法律法规不完善、医疗行为的风险分担机制不健全、医疗资源配置不合理不规范以及我国医疗保险制度不健全等因素，医疗行为中医患双方有时容易产生一些矛盾，从而影响医患关系。例如，法律规定下医疗行为中医方究竟有怎样的权利和义务，而患者在就医时有哪些法定的权利和义务，医方为达到抢救患者的目的是否可无视患者的知情同意权和其他权利，如患者因为宗教信仰等拒绝输血，为抢救生命医方是否可以无视患者的知情同意权和治疗选择权，医方是否能在法律下免责呢？医患之间，甚至公众和媒体中的有关广泛而激烈的争论也正提示了具有高度风险的医疗行为中人们对医患之间法律关系、医患权利和义务理解上的明显差异与困惑，这也是导致医患纠纷和医患沟通困难的一个重要原因。而从法律角度探究影响医患关系的法律因素主要有以下几个方面。

1. 医疗立法有待于进一步完善和明确医患法律关系　医疗立法的目的和初衷无疑是维护医疗行为中医患双方的权益，从而使医疗行为和医患交流能够在平等的前提下更加规范而顺利地进行。然而，目前有相当比例的医师认为目前的医疗立法更为偏重于保护患者权益。而在最高人民法院《关于民事诉讼证据的若干规定》司法解释中也规定：医患之间因医疗行为引起的侵权诉讼，实行过错推定和因果关系推定，故医疗事故鉴定属于医疗机构责任倒置的范围，而不必由患方举证。这可能是由于患者长期被视为弱势群体，而无论在立法还是执法过程中，人们在感情上都往往更乐于偏向弱者，没有充分考虑到医疗行为的高风险性、损伤性和结果不确定性，从而使医生感到自己的权益没有得到充分的保护，在实际医疗工作中医生也往往不敢冒着太大风险去抢救和治疗患者。事实上，这不仅不利于医患关系的真正融洽，也在一定程度上阻碍了医学事业的持续性发展。因此，在医事立法与执法过程中，主张医疗立法与执法的主体及广大群众都应更加理智，更加客观，使法律的天平在医患双方之间不偏不倚，从而使医患双方的矛盾能够在平等公正的前提下得到真正意义上的解决。

2. 医疗立法需进一步规范和明确医疗行为中的法律责任　医疗行为的复杂性和高风险性，要求医疗立法规范医疗行为和具体责任。目前我国尚无完整的用以调整和规范医疗领域中医患行为的医疗法律体系。因此，在复杂而高风险医疗行为中有时往往缺乏具体有效的法律依据，医患关系和部分医疗行为都没有明确的法律规范，故有时容易导致医患矛盾，而当医患之间发生纠纷后又往往缺少判断正误的法律依据。例如，目前我国并没有院前急救规范标准和法律规范，如急救车应在接到呼救后应多长时间出车、现场患者病情达到什么程度和标准应当转送什么级医院等没有具体法律规范，因此医患双方经常就此产生争议和纠纷。医学美容和整形手术的成功标准和操作规范未能在法律上加以规定也是医患之间引起法律纠纷的常见原因，如以患者个人的审美作为手术成功的标准，那么每个手术都难以达到成功标准。医疗立法需进一步规范和明确医疗行为中的法律责任和医疗风险分担的法律保障。

3. 医患双方在医疗行为中必须明确各自的权利和义务　随着人民群众对健康需求的不断提高和我国民主与法制建设的逐渐完善，医疗服务需求趋于多样化，且维权意识也不断增强；相反，有部分医务人员法律意识比较淡薄，在诊疗活动中不注意维护患者的基本权益，因此容易引发医患矛盾和医疗纠纷。其中主要体现在以下几个方面。

(1) 医方未尽告知义务、患者知情同意权未受到尊重：知情同意权是法律赋予患者的最基本权利。在医患双方信息不对称的前提下，医患沟通最基本的目的之一就是让患者知情同意。患者的知情权是指患者具有知晓其所患疾病、诊疗措施及其相关事宜实情的权利，患者的同意权是指患者具有应允或拒绝医务人员给予的任何诊疗措施的权利，患者的知情同意权是指医务人员在履行告知义务后，患者具有的应允或拒绝医务人员实施相关诊疗措施的权利。我国目前还没有制定关于患者权利的专门性法律或将患者权利作为法律中的一个章节集中加以规范，现行法律规范也没有对患者知情同意权涵盖的内容和具体行使情况等作出更为具体、明确的规定。现实中医方未尽告知义务、未尊重患者知情同意权所引发的医疗纠纷日益增多。

(2) 保护性医疗与知情同意权的冲突问题：我国《病历书写基本规范（试行）》中第10条第一款规定，对患者进行手术、特殊检查、特殊治疗、实验性临床医疗时需患者本人签署同意书；但在该规范中第2款同时又规定，医务人员对患者要实施保护性医疗措施，有关情况由患者近亲属签署同意书。此外，《医疗机构管理条例实施细则》第62条规定，因实施保护性医疗措施不宜向患者说明情况的，应当将有关情况通知患者家属，所谓保护性医疗为了患者的利益就是故意不让患者知道某些信息，而这就涉及了患者的知情同意问题。《中华人民共和国执业医师法》第26条也规定，医师应当如实向患者或者其家属介绍病情，但应注意避免对患者产生不利后果。《医疗事故处理条例》第11条也规定，应当避免对患者产生不利后果。这些也都是对保护性医疗的肯定，但在临床实践中存在冲突问题，如医务人员执行《病历书写基本规范（试行）》中第10条第一款规定，会违反保护性医疗制度，执行第二款规定和《医疗机构管理条例实施细则》第62条规定又会妨碍患者行使知情同意的权利。

保护性医疗主要存在于一些严重疾病尤其是绝症患者的治疗过程中。对这种患者之所以采取保护性医疗，主要是担心不良医疗信息会对患者造成沉重的精神打击，最终不利于治疗。但这种良好的动机往往不一定收到良好的效果。患者的心理承受力很难在告知之前准确评价，而且患者的获知愿望和需求也会有很大差异。患者家属不可能完全代替患者自己的立场和意见。在严重疾病尤其是绝症的治疗过程中，由于治疗往往会给家庭成员带来经济、心理等各方面的压力，难免会出现家属与患者本人就治疗问题观点不一的情况，此时，如果采取保护性医疗措施，不让患者本人了解他的病情，一方面会侵犯其知情同意权（患者才是最终的权利主体），影响其进行个人决定（如选择怎样的治疗方式，如何安排剩下的生活，甚至遗产如何分配）的权利，更重要的是可能会因患者不知情或不能做出正确选择而进一步侵犯到患者的生命权或健康权。在美国，知情同意法规定：禁止医务人员对患者保密。而在国内，个人权利多被置于家庭利益之下，绝大多数情况下尊重的是家庭共同的决定权。尤其关于癌症的知情同意，目前实际操作中通常都是由患者家属签字同意，知情同意权归家属所有。故在医患沟通中知情同意与保护性医疗的冲突问题还有待法律进一步明确和规定。

（3）医方知情权与患方隐私权之间的冲突问题：医方知情权与患方隐私权是医患关系的又一法律问题。在医患关系中，医方知情权与患方隐私权之间存在着冲突。一方面，基于治病的需要及基于医方的知情权，医方必然要接触到患者的隐私。另一方面，有些隐私患者可能基于某种心理而不愿轻易透露，更不愿意医方将其个人隐私向第三人透露。患者隐私权的保护问题通常是由于医方向第三人透露患者个人信息而引发的。我国现有的医疗法律法规对于医疗活动中的知情同意权规定了双重主体，有的要求必须经过患者家属或单位的同意，有的要求必须由患者本人及家属共同行使，有的规定由患者本人或家属行使，有的要求只能有患者本人行使，那么在具体的医疗活动中，医务人员在告知的时候对象应当是谁，到底谁是知情同意权的主体？而且一旦把患者的病情告知了其他人就可能侵犯患者的隐私。这是医务人员在现实中不得不面对的一种困境。知情同意权是患者的权利，如果由其本人行使不会发生与患者隐私权冲突的问题。但是在我国，家本位的思想有着强大的根基和历史渊源，在当前的医疗实践中，医务人员有时把患者本人作为知情同意权的主体，有时把患者家属作为知情同意权的主体。其实，患者是一个独立的主体，只有患者本人才是自己人身权的主体，在医疗活动中，如果患者的病情涉及不愿意让其他任何人包括其家属知道的事情，而医务人员向患者的家属履行了告知义务，由患者的家属来行使知情同意权，就会侵犯到患者的隐私权。

## 二、医疗法律关系

**（一）医疗法律关系的概念和特征**（concept and characteristics of medical-legal relationship）

1. 医疗法律关系的概念 医疗法律关系的法律属性和法律适用决定了医疗事故的归责和赔偿原则，同时也决定了医疗纠纷和医疗事故的处理模式，因此医疗法律关系的法律属性是医疗行为和过失评判中的一个重大问题。法律关系是由法律设定和调整的特殊的社会关系，一般都由主体、内容和客体三要素构成。医疗法律关系实际上就是医患法律关系，从字面上理解，是指医务人员与患者之间的法律关系，从广义上来看，则是指患方与医方在医疗服务过程中形成的医患双方的权利义务关系。

医患关系实质上是一种法律关系，医患关系从法律角度看实质就是指患者在就医过程中基于身心健康的需求与医疗机构及医护人员间形成的权利和义务关系。而在法学领域，医患关系有狭义与广义两重含义，狭义的医患关系特指医生与患者之间关系的一个专门术语，广义的医患关系是指以医生为主的群体即医疗者一方，与"以患者为中心"的群体即就医者一方，在诊疗疾病和预防保健康复中所建立的一种相互关系。这种医患关系就是医疗机构与患者及其亲属之间因诊疗、护理行为而产生的一种特殊的权利义务关系。而目前对于医患关系的法律性质，学术界仍有较大争议。同时由于我国专门调整医患关系的医疗卫生立法的缺失，在医疗纠纷处理中也存在着适用法律比较混乱的状况，这种情况十分不利于医患关系的调整，也不利于医患双方权利和义务的保护和确定。因此，十分需要进行相关的医疗卫生立法，对医患关系进行明确的界定和有效的调整。而由于医学传统教育的滞后，我国部分医生还没有及时转化思想，没有及时在医患沟通中体现医疗合同为基础的医患医疗契约关系，因此很容易侵犯患者的基本权利，并导致医患诚信的危机和医患矛盾的产生。

2. 医疗法律关系的特征 医患法律关系主要表现为医患之间的医疗合同关系，但与其他民事合同关系相比较，医患法律关系则有着明显的特征：

(1) 客体的特定性：医患之间的医疗合同关系的主要客体就是生命与健康，目的是治病救人，这也正是医疗机构开设目的和患者去医疗机构求医的目的，医患法律关系的合同客体与一般合同关系的客体不同，具有明显的特定性。而且无论是从道德还是从法律上说，生命健康利益都不能成为医疗合同的标的。一般民事合同是当事人出于各自的利益需要（目的）与对方协商一致订立的，是一种利益交换，但医患法律关系中不应该存在以生命健康利益为客体（标的）的利益交换，与此同时，医疗合同的实际结果具有明显的不确定性，患者也不能以疾病治愈作为交付诊疗费的前提和医疗合同的目的。医疗法律关系是由医疗法律规范事先加以设定的，其意志性和合同目的只能在医疗行为中由双方遵循医疗法律规范设定的权利义务来实现。

(2) 医方义务具有法定性、动态复杂性、专业性和非营利性的特征：在现今法治社会里，医患关系中双方的权利义务是不对等的。医方为患者诊断、治疗是其法定义务。医方承担的义务主要是法定义务而不像一般合同那样主要是约定义务。首先医方不得拒绝患者向其求医。医方为患者作诊断、治疗服务，不能以患者支付对价为条件，即不能以营利为目的，更不能以合同自由为由拒绝患者就医。即便是医方自己不具备相应的治疗条件，也应以最大的善意告知并帮助、协助患者到另处就医。同时医方必须严格按操作规程作业。这主要是由生命健康的无比珍贵性和医疗行为的高度专业性、极大风险性决定的。医方的医疗行为必须有足够的科学理论依据并符合医学专业技术规范。医方在医疗合同中应尽义务不可能像谈合同那样由医方与患者协商一致订立，而是由法律法规及医疗规章事先规定的。一般民事合同显然不具有这样的特征。由于疾病的变化和复杂性，医疗诊治服务也具有相应的动态复杂性，故在此过程中的医方义务也具有动态复杂性的特征。

(3) 医疗资源配置的公权性：由于医方义务的法定性、专业性和非营利性，医疗资源的配置不是一般的个人或社会组织能够做得到的，只能由国家统一安排。我国的医疗资源绝大部分由国家掌握着，从医疗机构的设置、收费标准和药品价格的确定、医务人员的调配，到医疗行为规则的制定及运营监管等，几乎全在国家掌控之下。而一般民事合同多遵循意思自治原则。

（4）营运性质的公益性：医疗机构一经设立，即表明它承诺为公众服务，并且这种服务如上所述是不以对价为条件的，因此是非营利性的。私立医院和诊所虽然在运营管理等方面上和公立医院有所不同，但基于基本道德，法律也应明文规定其不得是营利性组织。而一般合同关系是以主体谋取自身利益为目的的。

3. 医疗合同关系的特殊性　医疗服务具有社会福利性和公益性、高度专业性和风险性，使医疗法律关系具有与其他消费性服务不同的特殊性。由于医疗服务本身的特殊性，在其基础建立起来的医患关系也不可能仅是一般的民事合同关系，而是具有特殊性的民事合同关系。医疗合同关系与一般的商业合同相比具有以下一些特殊性：

（1）医疗服务标的的不确定性：医患关系作为民事合同关系，其合同标的究竟是医疗服务行为还是患者的生命健康呢？虽然在医疗过程中，患者的生命和健康是医务人员和患者追求的共同目标，但是由于目前医学科技水平的限制，医方向患方提供的是现有的有限的医疗服务，如将生命和健康作为合同标的具有太多的不确定性，也具有一定的不可能性。即使在医疗水平先进的美国，每年因医疗事故死亡的人数有 4.4 万～9.8 万，比每年死于交通事故的人还要多，目前国内外医院疾病确诊率也只有 70%，各种急症抢救的成功率也只在 70%～80%。因此没有哪个医生会能保证自己从来不会误诊漏诊，也没有哪个医生能保证所有的患者都能药到病除。

医疗事务的复杂性、高风险性和个体化特点，决定了医疗合同契约具体内容的不确定性。相对人的健康来说，有身体上的健康，还有心理上的健康；再者，疾病症状互相掺杂转化和错综复杂，即使病情相同，药物、手术的个体差异不同，其预后也会明显不同。更何况，目前疾病诊断也是通过外在表现、标本检测和一些影像检查进行的，这些结果也会有误差以及相互矛盾的情况，而且医学并没有也不可能治愈所有的疾病，而个人的体质千差万别，同时许多因素也对疾病的预后有着重要的影响，因此可以说很多疾病的疗程和转归都是不能确定的。而这种不确定性也就决定了所谓医疗合同的履行期限和支付金额的不确定性；医疗合同对医疗行为的施行方式、治疗时间和医疗后果、医疗费用也不可能做到明确具体的约定。也最终决定了医疗合同完成形式的不确定性。在上述一系列的不确定性中，甚至连标的都不确定的合同下，使医方不可能事先向患方提供明确的疗效承诺条款。因此，医患关系是一种有别于一般民事法律关系的特殊民事法律关系。而在医患关系中，医生和医疗机构的主要义务是根据法律的规定或当事人的约定向患者提供专业的诊疗服务，但并不要求必须达到一定的目的，这是因为现代医学科学尚不能满足人们的所有要求，医护人员在医疗服务合同中只能保证尽最大的努力，除美容整形变性等特殊医疗服务合同外，要求医疗服务合同达到一定的目的显然是不可能的。也就是说，医生和医疗机构所负的是"过程义务"，而非"结果义务"。也就是说医疗契约是运用医师所要求的临床医学知识、技术，迅速、准确地诊断患者疾病的原因和痛苦之后，采取适当的治疗行为。正是由于医疗服务的复杂性和动态性，医疗合同完成形式存在着极大的不确定性，而患者在这种医疗合同关系中又具有明确的知情同意权和自主选择权，因此医患之间的不断沟通不仅成为疾病治疗的需要，也成为法律对医疗合同关系的基本要求。

（2）主体意思表达的非自愿性：法律规定合同关系建立在自愿原则基础上，当事人双方的意思表示一致，而合同一经依法成立便生效，对双方当事人产生约束力。而医患关系下医患双方的自愿，与一般的民事合同关系有一定的不同。患者到医疗机构就诊的自愿，往往是因为疾病或其他健康原因所迫使下的自愿；而在医患关系中，医生被赋予了公法上的强制义务，医方不得不能以合同自由为由拒绝患者就医。即便是医方自己不具备治疗条件，也应以最大的善意告知并帮助、协助患者到他处就医。医方对患者没有选择权，对于属于其诊治范围内的任何患者它都必须接受，而不能拒绝，我国法律就有明确的规定，如《中华人民共和国执业医师法》第 24 条规定，对于危急患者，医师应当采取紧急措施进行诊治，不得拒绝急救处置。所以，医患关系中的自愿是一种特殊的自愿，并不是真正的心甘情愿。而正是在这种情况下医患沟通十分必要，如不能有效沟通实现医患双方的意思表达一致，很可能最终为医患纠纷埋下伏笔。

（3）医疗行为的不等价有偿性：由于医疗服务的特殊性，医疗合同内容关乎公民的生命健康，使得其缔约自由受到法律的一定限制。在现代法制条件下，医患关系中双方的权利义务是不对等的。患者对自己健康利益、状况的处置有相当大的（理论上甚至是完全的）自由处分权，其义务则是相对较少的。而医方则不同，为患者诊断、治疗是其法定义务。按现行规定，医方有收费的权利，但收费的数额不能以由于治疗而使患者获得的健康利益为对价。无论是从道德还是从法律上说，生命健康利益都不能成为合同的标的。在义务方面，医方承担的义务主要是法定义务而不像一般合同那样主要是约定义务，也就是医方不得以合同自由为由拒绝患者就医。医患之间同时还存在医疗事务无因管理关系，即由于医方在没有约定义务和法定义务情况下，为避免患者的生命健康利益受到损害，自愿为患者提供医疗服务行为而发生的一种债权债务法律关系。一般是在患者处于昏迷状态，无法行使知情同意权的情况下，而成立医疗上的无因管理。这在本质上也是一种民事法律关系。实践中主要是有以下 3 种情形：一是医院外，发现危急或昏迷的患者而加以救治；二是对自杀未遂而不愿就医者，医方予以救治；三是特定的第三人将意识不明或不能为意见表示的患者送到医院，医院对其加以救治而该第三人又没有负担诊疗报酬的意思。这种医疗事务无因管理关系体现了诊疗行为在一定程度上是法律强制医院履行的公法上的义务。公法上正是为了充分保护患者的生命健康权，立足于医方负有治病救人的社会职责，才作出规定患者处于危急之际医方的强制缔约义务。

由于医疗服务的内容具有多样性、复杂性、可变性和高风险性，医患之间的医疗服务合同也具有明显的特殊性，而此时医患沟通也更为必要，因为医患沟通常成为医疗合同的注解和补充，也最终成为医患双方权利和义务实现的一种重要形式。患者通常对医疗工作的特殊性缺乏了解，期望值往往过高，同时医疗事业本身也是一项高风险的事业，任何一个医务人员都不可能回避医疗行为本身所带来的风险。由于医学发展水平现在达不到，将来很长的时期内也不可能达到治愈所有疾病的程度。水平再高的医生也不可能包治百病，人才和设备再优越的医院也不是所有患者的保险箱。此外，在很多诊疗过程中，都存在对患者有一定的损害损伤或者潜在损伤损害的可能，如手术不可避免会要开刀流血，吃药不可避免会存在潜在的副作用，多数诊疗方法都可能产生各种并发症，这是现代医学科学技术可以预见但却不能完全避免和防范的客观现实。有时，患者还可能因自身身体的特质性和不能获知的潜在特殊病种结合在一起，出现诊治过程中难以预料和防范的不良后果。这种医疗意外并不是医务人员和现代医学科学技术所能预见和避免的。因此，医患之间的合同契约存在明显的特殊性。

医疗契约不仅有财产流转的内容，更重要的是生命健康和身体组织、器官的治疗等涉及人身权的给付。患者到医院就诊，其挂号、医药、手术、住院等费用的给付是可以确定的，但患者生命健康的价值是不可确定的，由于医疗行为的动态复杂性，医学技术和医疗水平的高度技术性和不可测量性，故医疗行为和医疗服务的给付也是预先不可能确定的。但现在一些患者和家属有一种错误的理解：只要进了医院，既然花了钱，付出后就要获得其要求的回报，就要达到期望的目的。而且由于对医疗过程的不理解，患者往往对医疗合同的执行和医疗行为的实施存在更多的争议。其中包括在医患关系以及医疗合同契约中以谁为主体，以及如何缔结最终合同等问题，可以说这些只能通过医患沟通来最终实现。因此，医患沟通此时不仅仅是一种信息和感情的交流，更是一种医疗合同契约的谈判和缔结。一个没有达成共识的合同会引起争议，最终引起医患纠纷和医疗官司，那么，对医患之间这种合同契约关系而言，无论是从法律视角下还是从医患双方视角来看都是不可缺失的，这不仅是医患双方权利和义务实现的根本保证，也是改善医患关系——医患之间合同契约关系的必要前提。

**（二）医疗法律关系的类型**（types of medical-legal relationship）

目前法学界对医患关系概括起来有三种主要观点：第一，认为医患关系是行政法律关系，属行政法范畴；第二，认为医患关系是消费服务经营关系，属《中华人民共和国消费者权益保护法》调整的范畴；第三，认为医患关系是普通的民事契约合同关系，属民法调整的范畴。现代社会中，医患关系更多的情况下被认为符合医疗服务合同关系，原因如下，①医疗法律关系主体的法律地位是平等的：医患双方是平等的民事主体，不存在依附、命令、管理等纵向关系；②医患双方遵循意思自治原则：患者可有权选择为自己提供医疗服务的医疗机构以及相应的诊治措施和有关的医疗产品；③医患关系遵循等价有偿原则：医疗机构的医疗服务在一定程度上是有偿的。因此，医患双方是平等的民事主体，由患者自由选择的医疗机构为其提供有偿的医疗服务。在这些方面，医患双方之间与普通合同当事人之间并没有本质区别。医患关系符合民事法律关系的特征，应属于《中华人民共和国合同法》所规制的隐名合同关系，应当受《中华人民共和国民法通则》《中华人民共和国合同法》等民事法律规范调整。

在一般情况下，医患关系的法律性质是一种民事法律关系，因为患者和医方的地位是平等的。有的学者认为医生给患者看病时是处于主导地位的，患者只能处于配合的地位，因而双方的地位是不平等的。在传统的主动-被动型医疗模式中医方享有绝对的权威性、主动性，而在现代的指导-合作型和共同参与型医疗模式中，医方依然具有知识和道德上的权威，但这种技术性的优势和在餐厅厨师技术上的优势类似，餐厅的顾客很可能永远都无法知道肯德基烤鸡翅的方法和可口可乐饮料的配方，但这不妨碍两者之间的法律平等性。有学者认为由于医学的复杂性和专业性，患者一方很难对医疗行为的正确与否以及优劣程度作出科学的的判断，在整个合同的履行过程中只能基于对医生的信赖，期待医生依其技能实施适当的诊疗以实现诊治目的。但是，不能因专业知识的差异而形成的双方不对等地位，而否认医患关系的民事法律性质，因为在现在指导-合作型和共同参与型医患关系中，患者对整个医疗行为具有更多的话语权，同时对医疗机构及医生，医疗方法以及药品等都拥有自己的选择权。而在民法中所强调的平等是指民事主体在法律地位上及人格权利上的平等，而不是指双方经济实力、技术能力、政治地位等方面的对等。在医疗服务和管理过程中医患之间存在一定的主动和被动，以及管理与被管理的关系，但这也完全不同于行政上的隶属关系，这种知识和权威性的不平等与行政法律关系中主体地位的不平等性完全不同，因为行政方代表的是国家，行使的是国家的权利，维护的是社会的整体利益，医疗机构一方并不具有这种权利，即使在强制治疗范畴下医疗机构一方也是受行政委托而行使的权利，故医患关系不可能是行政法律关系。而从医患关系对象看，医疗行为也不同于经营者的销售商品和提供服务的行为，因为消费关系的对象是物或行为，而医患关系的对象是医学上的人，医患关系比消费服务经营关系具有更多的特殊性。而医患关系更符合民事契约合同关系，"医疗合同说"目前已为大陆法系的很多国家所采纳。

医患关系的基本形态是民事合同关系，医患关系主体的平等性决定了医患关系属于民事法律关系范畴。但由于医疗机构职业的公益性宗旨，决定了医患关系是一个双务有偿的民事合同关系。《中华人民共和国合同法》明确规定，合同是平等主体的自然人、法人、其他组织之间设立、变更、终止民事权利义务关系的协议。虽然在现实生活中，只有少数的患者与医院签订了合同书（如社区医疗服务合同、群体保健合同等），一般情况下，医患之间并没有规范的合同书，但没有合同书并不等于没有合同关系。患者就医的过程实际上就是一个典型的合同订立过程。患者为治病、预防疾病等目的到医院请医生提供技术服务时，所形成的医患关系是一种平等主体之间的合同关系，医患双方均为平等的民事主体，符合《中华人民共和国合同法》上民事合同的诸项特点，即医疗服务合同关系，医生作为医疗机构的代理人与患者共同构成医疗服务合同的法律关系。虽然《中华人民共和国合同法》对医疗服务合同并未做出明确规定，但是各地人民法院已经参照《中华人民共和国合同法》的基本原则来评判医疗服务合同。从某一角度上来讲，医疗机构一旦正式运作，开展医疗业务，就等于向不确定的相对人——患者或健康人群，发出了以救死扶伤、防病治病为宗旨而具体内容不确定的"邀请要约"，依法承担起了医患关系的先合同义务。当患者来到医院就诊时，即有接受该"邀请要约"的意愿，医患关系也就此开始建立。至此，一个以医方向患方提供医疗技术服务并以此获得利益，患方接受该项服务并为此支付报酬的双务有偿合同事实上已经订立。如果医疗机构认为自己的医疗条件和医疗技术达不到治疗该疾病的要求，则有权要求患者转院或作其他处理；即使在治疗过程中，医疗机构发现自己的医疗条件无法满足治疗某疾病的需要，也可以要求患者转院而终止合同；另外，许多医疗机构公开张贴的就诊须知、要求患者签字的住院须知以及各种术前签字的医疗文书，则具备了格式合同（条款）的基本特征。这种明显的合同行为，正好从另一个侧面体现出医患关系的基本属性是民事法律关系。根据医患之间的这种民事合同关系，可以看到医患之间双方法律地位平等，双方是提供医疗服务和接受服务的关系，允许平等协商。同时根据医疗合同当事人意思自治的原则，患者在医疗合同建立和完成过程中具有不可侵犯和不可忽略的知情同意权和其他相关权益，而医方也具有法定的告知义务，因此医患沟通在医患民事合同关系下具有深层次的法律意义。

医患关系实质上是民事契约合同关系，按照《中华人民共和国合同法》的规定，合同的成立必须双方当事人的意思表示一致。在合同订立的过程中，一方提出内容具体而明确的要约后，相对方在对要约内容充分理解的基础上，根据自己的实际履约能力做出是否承诺的决定，一旦做出承诺并到达要约方，则合同成立。这一过程也是双方为自己设定权利、义务的过程。虽然在一般情况下，医患之间并没有规范的合同书，但由于医患之间合同关系的平等性以及医疗服务的特殊性和风险性，患者作为合同的要约方，医方作为合同的承诺方，根据医疗合同当事人意思自治的原则，医患双方必须就医疗合同关系的具体细节进行磋商和谈判，而这种一致性共识的达成就依赖于医患沟通，因此此时医患沟通不再仅仅是仁心仁术的表现，也不再只受伦理道德规范的约束，它已经成为医患之间合同契约关系建立和完成的必要，已经受到法律的要求和约束。医患沟通不仅是医疗合同建立和完成的基本保证，通常最终成为医疗合同的重要内容，成为医疗合同的注解和补充，也最终成为医患双方权利和义务实现的一种重要形式。需要说明的是，我国目前尚没有专门的医患关系法或医患权益保障法。关于医患双方的权利和义务的规定主要见于《中华人民共和国执业医师法》《医疗机构管理条例》《医疗事故处理条例》等法律、法规。

而在公共卫生领域，医患之间又存在一种行政法律关系，在关乎国家公共卫生安全的时候，如甲类传染病治疗中，医患之间存在着一种强制医疗关系，在这种强制医疗关系中，政府、卫生部门和其他有关部门负有强制诊疗的义务，而患者则负有强制治疗的义务，卫生行政部门是行使行政职权的行政主体。强制医疗关系是国家根据国家安全和社会卫生上的需要而赋予医疗机构的强制诊疗权，强制国民接受医疗检查和治疗而形成的法律关系。其实质不再是医疗机构和患者的关系，而是国家与国民之间的法律关系，医疗机构在这个法律关系中仅处于国家使用人和代理人的地位，并非医患法律关系中的一方当事人。强制治疗是国家基于社会集体防卫的目的，以行政强制措施，强制患者接受的治疗行为。我国医事法律法规有很多都带有公法的性质，如《中华人民共和国传染病防治法》规定了医生对甲类传染病或疑似传染病的患者必须实行强制隔离和强制治疗，而《中华人民共和国执业医师法》和《突发公共卫生事件应急条例》都规定在发生严重威胁人民生命健康的紧急情况时，医师应当服从县级以上人民政府卫生行政部门的调遣等。一个典型的例子就是 2003 年"非典"暴发事件。此类性质的医患法律关系，不是民事法律关系，而是医疗机构受委托行使的国家行政管理权利，医患之间不具有平等的权利和义务，如果患者认为医疗机构在对其进行治疗时，损害了自己的利益，可以向人民法院提起行政诉讼，依据《中华人民共和国国家赔偿法》主张自己的权利。

**（三）医疗法律关系的构成因素**（components of medical-legal relationship）

医疗法律关系本质上是"医"与"患"之间的权利义务关系，医患法律关系同其他法律关系一样也是由主体、内容和客体 3 个要素构成。医患法律关系主体是医疗机构与患者，内容是医疗机构和患者依照双方约定或者相关法律而承担的法定义务和享有的法赋权利，客体是医疗机构的医疗行为。

1. 医患法律关系的主体　是指一定的法律关系中权利的享有者和义务的承担者。主体及其资格——权利能力和行为能力是法律关系中的首要问题，由法律规定。在医患法律关系中，主体为医方和患者，双方地位完全平等。其中，医方为医疗机构，包括医院、卫生院（所、室）、诊所，所有制形式可以为公有、私有（立）或公私混合所有。医疗机构的成立即作为法律关系主体的产生，需经政府审批认可、登记，其权利能力和行为能力于成立时即具有，于终止时消灭。医务人员在一定的医疗机构从业，医务人员的医疗行为实际上就是其所在的医疗机构的职（业）务行为，而医生资格需经行政许可。医患法律关系的另一主体——患者恒定为公民（自然人）。根据《中华人民共和国民法通则》规定，公民有生命健康权、财产权等民事权利；公民的民事权利始于出生，终于死亡，其行为能力受到年龄和精神状况的限制，而行为能力受限制的公民的法律行为由其法定代理人代理。《中华人民共和国民法通则》《中华人民共和国行政许可法》等法律法规对此有相应的规定。

2. 医患法律关系的内容　即法律关系主体——医方和患者的权利和义务。医患关系双方主体的权利和义务都严格地受到医疗目的的制约，主要体现为医方为了患者的生命健康而采取实施一系列的医疗行为。相对于医方，患者一方的权利就明显得多，包括基本医疗权、知情同意权、保护隐私权、监督医疗权、医疗选择权、免除一定的社会责任权、医疗诉讼权、陪护与被探视权等。患者的权利就是医方的义务，医疗行为的性质实际上就属于义务，虽然医疗机构是承担医患法律关系义务的主体，但是这些义务实际上是由医疗机构的工作人员，如医生、护士等来实施。医方主要承担以下义务：①遵守医疗诊疗常规和操作规范的义务；②及时合理诊治患者的义务；③保护患者隐私的义务；④抚慰患者的义务；⑤告知的义务；⑥保护患者健康的义务；⑦经济的义务。即使医方在实施医疗的过程中为抢救患者有权不经患者同意而采取某些具体的行为，也是从医疗的目的出发为有效地履行医疗义务而设计和采取的。医方的权利主要是收取一定的费用，如门诊、住院费等。同时也有管理、默示和中止履行的权利。患者的义务主要是交费，此外还有遵守医方有关规章制度、配合治疗等。上述权利义务以民事法律、行政法律和医疗卫生法规规章为据。

3. 医患法律关系的客体　是指法律关系主体权利义务所指向的对象。医患法律关系的客体主要是患者的生命健康。生命健康是作为法律主体的自然人的人身权中最重要、最基本的权利客体，相应的权利称生命健康权。生命健康权是以不特定的任何人为义务主体的民事权利，其效力于不特定的任何人。在宪政法律中，生命健康权属于最重要、最基本的人权。至于医疗过程中的交费、配合、告知等行为，也是客体，但并非主要的客体。

医疗行为中医患双方的实施主体不明确也是医患沟通实践中存在的一个重要问题。患者并非患方，不应包括患者的家属、朋友、利害关系人及单位，仅指患者本人。在患者因患精神病或者昏迷而暂不能正确表达意志等特殊情况下，其亲属、朋友应理解为患者的代理人或无因管理人，患者本人仍然是医患法律关系的一方主体。但在患者为婴幼儿或精神病患者而无民事行为能力时，一般认为，其父母或法定代理人为缔结医疗契约的患方的当事人，此时医疗契约属于为第三人（即患者）利益的契约。目前从法理角度来看，患者的权利主体只能属于患者，而不能属于患者家属，除非有以下两种情况：①患者放弃或正式委托家属行使权利；②患者缺乏或丧失行为能力。但在我国由于"家文化"的影响，不少有自主能力的患者习惯于将本属于自己的权利交给自己亲属行使，患者亲属也习惯于越俎代庖，有时家属和医务人员常常都忽略患者的自主选择权。在一些重大的医疗决策需要患者同意时，医生通常首先考虑的是患者亲属而非患者。而在我国，不同法律中的知情同意权实施主体也有不同，有的是患者，有的是家属，有的是患者和患者家属。例如，1982 年卫生部颁布的《医院工作制度》中第 40 条"手术室工作制度"中的附则就规定，"实行手术前必须由病员家属或单位签字同意，紧急手术来不及征求家属或机关同意时可由主治医师签字，经科主任或院长、业务副院长批准执行"，即是将家属或单位作为知情同意的主体；医疗机构管理条例（2016 修订）中第 33 条规定，"医疗机构施行手术、特殊检查或者特殊治疗时，必须征得患者同意，并应当取得其家属或者关系人同意并签字；无法取得患者意见时，应当取得家属或者关系人同意并签字；无法取得患者意见又无家属或者关系人在场，或者遇到其他特殊情况时，经治医师应当提出医疗处置方案，在取得医疗机构负责人或者被授权负责人员的批准后实施"，即是将家属或关系人作为知情同意的主体。这一现象与我国的"家文化"的传统以及保护性医疗的观念有关，同时也与我国许多患者权利意识不强有关。由于手术治疗往往要伤及患者的人身，而患者的人身权是具有不可转让性，能决定自己人身权利的人只能是患者本人，在没有接受委托的情况下他人代为手术签字是对患者知情同意权的侵犯（紧急抢救、强制医疗、道德偏向例外）。同时法律强调知情同意权并不仅限于患者本身，特殊情况下包括其利害关系人。按《中华人民共和国人口与计划生育法》第 17 条规定，公民有生育的权利，如已孕妇女终止妊娠必须夫妻共同决定。而已婚妇女在实施计划生育手术前，医生也必须获得已婚妇女夫妻共同决定才能同意为其实施治疗。

医患法律关系中作为主体的另一方医疗机构中的医务人员，包括医师、护士、药剂师等专业技术人员，与患者之间形成一定的社会关系。然而，在医疗业务活动中，他们主要遵循《中华人民共和国执业医师法》和医院的规章制度来执行具体的医疗行为，体现了他们与国家、医院之间的法律关系。在医患法律关系中，他们的行为应理解为医疗机构的行为，医师等医务人员与患者之间的社会关系应属医疗伦理关系，由医学伦理来调整。

## 第二节　医患沟通双方的权利和义务

法律作为一种特殊的社会规范，主要是通过规定人们的权利和义务，以权利和义务为机制，干预和影响人们的行为，并以此调节人们之间的社会关系。而医患关系从法律角度看是指患者基于身心健康的需求在就医过程中与医疗机构及医护人员间形成的权利义务关系。医患沟通就是医患双方权利义务实现的基本过程和重要途径，那么医患之间的特殊民事合同关系下规定了医患双方各自怎样的权利和义务呢？而在医患沟通过程中又要体现医患双方哪些权利和义务呢？首先必须明确医疗行为中医患双方的权利和义务，而医患沟通是医患双方权利和义务实现的重要途径。

## 一、患者的权利

根据 1981 年世界医学联盟在里斯本所发布的《病人权利宣言》（*Declaration of Lisbon on the Rights of the Patient*），患者应有以下权利：①获得良好质量医疗照护的权利（right to medical care of good quality）；②自由选择医疗方式的权利（right to freedom of choice）；③自主决定的权利（right to self-determination）；④获得个人病情信息的权利（right to information）；⑤诊疗秘密被保护的权利（right to confidentiality）；⑥获得卫生教育的权利（right to Health Education）；⑦保有个人医疗尊严的权利（right to dignity）；⑧获得宗教协助的权利（right to religious assistance）。

而在 1997 年，我国中华医学会医学伦理学分会也制定了《病人的权利与义务》，并列举了患者有以下权利：①有维持生命，享受公正医疗的权利；②在诊疗中有获得自己病情、预后及选择和同意治疗计划的权利；③有监督自己医疗权利实现，在支付医疗费用时有要求提供明细账单的权利；④当发生医疗事故，有要求赔偿及诉讼的权利；⑤有要求保护个人隐私的权利；⑥有因病免除一定社会责任及义务的权利。而丘祥兴、孙福川等学者在《医学伦理学（第 3 版）》（人民卫生出版社）中也提出：患者权利一般是指患者在医疗卫生服务中应该享受的基本权利。患者的权利包括基本医疗权、知情同意权、保护隐私权、监督医疗权、医疗选择权、免除一定社会责任权、医疗诉讼权、陪护与被探视权。

1973 年和 1974 年美国相继颁布的《患者权利法案》和《患者权利》等法律；1974 年，法国的《患者宪章》里也患者权利的问题。但我国至今没有制定关于患者权利的专门性法律或者将患者权利作为一个章节集中加以规范，但目前我国相关医事法律有对患者权利的阐述，如《中华人民共和国执业医师法》明确规定患者享有以下权利：生命权、身体权、健康权、平等医疗权、隐私权、知情同意权及复印、复制病历资料的权利等。同时作为患者，首先是一个公民（外国的和无国籍人应享有国民待遇）、消费者，其基本权利在《中华人民共和国宪法》和《中华人民共和国消费者权益保障法》中均有规定，作为医患关系中患方的权利主要有两大类。①知情权：其中包括患者有权在一定范围内对医护人员情况或治疗方案的实施进行了解和选择等，同时也有权了解该院医疗服务的基本情况以及各项医疗费用的开支情况；②请求权：包括患者有权请求医方及时诊治疾病，也有权解除医疗合同并请求医方停止治疗或请求出院，同时有权在自己合法权益受到侵犯时请求赔偿，如患者死亡或成植物状态等情况时，其家属或其监护人有权代替请求赔偿。总的来说，在医患双方的平等合同契约关系中患方主要拥有以下具体权利。

1. 患者享有获得合理医疗服务的权利，其中包括：

（1）患者有权获得公正医疗保健服务的权利，且得到与其就诊医院等级相应医疗技术服务水平的权益。

（2）患者，尤其是急诊患者，有得到及时医疗服务的权利。

（3）患者拥有获知有关医疗信息的权利。

（4）有获得费用节省的医疗服务的权利。

2. 患者享有一定的医疗自主权，其中包括：

（1）除法律、法规规定传染病实施强制治疗外，患者有权决定接受或不接受任何一项医疗服务。

（2）有权选择医疗机构，自主选择医生。

（3）在不违反法律、法规的前提下，患者有出院及要求转院的权利（如果患者要求转院或出院而医师认为患者病情未痊愈而无其他情况不宜转院或出院，应在医嘱和病历记录上特别写明）。

3. 患者有知情同意权，其中包括：

（1）知情权是指患者有权了解和认识自己所患疾病，包括诊治及预后等方面的情况，并有权要求医生作出通俗易懂的解释。

（2）患者有权知道所有为其提供医疗服务的医疗人员，尤其是负责其治疗的医生的身份和专业地位。

（3）有权核实医疗费用，并有权要求医方逐项作出解释。

（4）患者有权知道处方的内容，出院时有权获得处方副本或影印件。

（5）患者依法有权复印或复制门诊病历、住院志等病历资料。

4. 患者有隐私权　在治疗过程中，患者的个人隐私有不受医方不法侵犯的权利；对于医务人员已经了解的患者隐私，患者享有不被擅自公开的权利。

5. 患者在接受治疗时，享有其人格尊严、民族风俗习惯被尊重的权利。

6. 患者享有人身、财产安全不受损害的权利。

7. 患者享有获得有关权益保护方面知识的权利。

8. 患者享有对医疗服务以及保护患者权益工作进行监督的权利。

## 二、患者的义务

医患权利与义务的统一，就在于医患双方不仅享有权利，而且还应履行义务。医患的义务（obligations of patients）是行使其权利的前提。医患行使其权利是为了尽一个医务人员（患者）对患者（医务人员）和社会应尽的义务，行使任何偏离或摆脱对患者（医务人员）和社会应尽义务的权利都是不符合医学道德的，也是有违法律宗旨的。故医务人员在对患者行使治疗的各项权利时必须实现对患者应尽的义务，而要对患者（医务人员）尽义务就必须保护医务人员（患者）权利的完整性。因此，患者也是有责任与义务的，患者的责任与义务是相对于社会所赋予的病患权利，也就是说社会保护患者的权利，患者也应善尽对社会的责任与义务。

患者应当承担的义务有：

1. 服从医疗机构管理的义务　包括应遵循规定或约定按时交纳医疗费、住院费及其他的合理开支。

2. 承担因选择和决定权而负有的风险责任的义务　对于医疗行为的了解和选择后，患者就承担了其所选择的行为方案本身的固有风险，如药物可预见或不可预见的副作用、手术方式本身不可避免的固有后果等。但该义务并不等于患者对属于执业医师个人行为的故意、过失或职业风险失去了赔偿请求权。

3. 配合医师治疗的义务　积极配合医师已拟订的治疗方案的义务，同时承担紧急情况下执业医师变更治疗方案的处置风险，并包括陈述病情的义务和配合治疗的义务。

## 三、医方的义务

医方的义务（obligations of doctors）往往就是患者的权利，医患双方的权利义务存在对立统一的关系。由于医疗活动的特殊性，医方在医患关系中具有优势地位，所以医疗机构的义务也有其特殊性和专业性。另外，虽然医疗机构是承担医患法律关系义务的主体，但是这些义务最终要有医疗机构的工作人员，如医生、护士等来落实。

一般来说医方主要承担以下义务：

1. 遵守医疗诊疗常规和操作规范的义务　医方应当按照《中华人民共和国执业医师法》和其他有关法律、法规的规定履行义务、提供医疗服务，如实施抢救的程序、三查七对制度等。诊治过程是否合理要遵照国家卫生健康委员会及各省《医务人员工作职责》的有关规定。

2. 及时合理诊治患者的义务　医疗合同的特点之一是履行的及时性，但我国目前的医疗规范对医疗行为的及时性少有明确规定。如患者认为医方没有及时诊治，医方要自证自己已尽努力，不能证明自己诊治及时的要负迟延履行的违约责任。

3. 保护患者隐私的义务　《最高人民法院关于审理名誉权案件若干问题的解释》第8条规定："医疗卫生单位的工作人员擅自公开患者患有淋病、梅毒、麻风病、艾滋病等病情，致使患者名誉受到损害的，应当认定为侵害患者名誉权。"《中华人民共和国传染病防治法实施办法》规定："医务人员未经县级以上政府卫生行政部门批准，不得将就诊的淋病、梅毒、麻风病、艾滋病患者和艾滋病病原携带者及其家属的姓名、住址和个人病史公开。"

4. 抚慰患者的义务　医方有在诊治过程中抚慰患者的义务。

5. 告知的义务　是医患关系中医方的一项基本的义务。对医疗机构及其医务人员来说，这种告知应当做到全面、通俗、精确和真实。医方在履行医疗合同过程中，就患者的病情和治疗进程、治疗方案、治疗费用等有义务告知患者或其家属。在患者就诊前也应有导医咨询等。如手术同意书就是医方告知义务的格式规定，患者或其家属在手术同意书上签字只表明已了解了手术的内容并对手术中可能出现的医疗意外及手术固有创伤、风险表示理解。

6. 紧急救治的义务　根据《中华人民共和国执业医师法》第24条规定：对急危患者，医师应当采取紧急措施进行诊治；不得拒绝急救处置。

7. 经济的义务　医患双方在这一特殊性的民事合同关系下均承担各自相应的责任和义务。在医疗活动中，医患关系中任何一方以一定的方式行使自己的权利之时，也就意味着另一方必定以一定的方式对这一方履行义务，如患方享有知情同意权，医方就有解释说明的义务；患方有隐私权，医方就有负责保密的义务；反之，医方享有诊治主导权，患方就有配合诊疗的义务，医方有费用支付请求权，患方就有支付医疗费用的义务，医患双方权利义务在质与量上的对立统一，正是其医患双方法律地位平等的必然体现。

## 四、医方的权利

在医疗合同中由于医方在医患关系中是优势的一方，根据公平原则，其承担着更多的责任和有着更多义务的约束，因此医方的义务要明显多于患者，但其也有自己相应的权利，及医方的权利（rights of doctors）。

1. 收费的权利　医方提供医疗服务后，有权要求患方支付相应的医疗费用。

2. 管理的权利　在医疗行为中医方具有管理的权利。在诊治过程中，医师享有诊断权、处方权、处置权；医务人员有权询问患者与疾病有关的家庭病史以及患者个人生活情况；医务人员有权要求患者作有关各项检查，有权决定治疗、处置方案。

3. 默示的权利　医方在抢救患者生命或患者处于神志不清等紧急情况时，有权按复苏常规和病情需要实施抢救方案，此时视为患者同意该治疗方案。

4. 中止履行的权利　医方在患者故意违约或受领迟延等情况下，如故意拖欠医疗费，并在宽限期内仍不补交时，有权在只保留维持生命必要用药的前提下，停止其他一切治疗。

5. 医疗意外、并发症的免责权　由于医疗行为的高风险、高技术等特点，为保障患者的生命健康权，医务人员在医疗过程中享有医疗意外、并发症的免责权，在特殊情况下享有否定患者拒绝治疗和采取行为控制的权利，如患者因自杀受伤而拒绝治疗时。

6. 医疗机构和医务人员同样拥有的其他合法权益　如名誉权、荣誉权、知识产权、名称权、财产所有权等，同样受法律保护，任何单位组织和个人不得侵犯。

医患沟通是医患双方权利和义务实现的重要形式和手段，因此医患沟通已经在医疗行为中成为法律的基本要求。《中华人民共和国民法通则》第4条规定，民事活动应当遵循自愿、公平、等价有偿、诚实信用的原则。其中的自愿原则可以作为公民知情同意权的基本法律依据之一。良好的医患沟通是双方权利和义务的对立统一。法律视角下的医患沟通，体现了医患双方权利和义务的对立统一。作为医务人员，在执业过程中，应当不断增强法律意识，认识到医患沟通不仅仅是自己的道德责任或医院规定，也是医生这一职业的法定义务，更是医患之间平等合同契约关系下医患双方权利和义务实现的根本保证和基本途径。由于患者在医患沟通中处于被动或弱势地位，所以法律没有对患者在医患沟通中的义务做出明确的规定。但患者也应该明确自己的责任和义务，因患者自身的原因造成沟通不畅、延误诊断或治疗时，对医生应当是免责的。另外，由于目前的医事法律法规对医患沟通的程序、形式、实质要求都没有明确界定，这就为实际操作留下了很大的空间和隐患。而对不履行沟通义务的后果，也仅规定了行政和纪律处分，对刑事责任没有规定。但在现实的司法审判案例中，已有对相关刑事责任的实施判罚。相信随着卫生法律法规的不断完善，医患沟通将会在医疗服务以及构建良好医患关系中起着越来越重要的作用。

知情同意、自主、不伤害、最优化，是国际社会认可的医学伦理学最基本的原则，也是医患沟通中患者所要求享有的最基本权利。医患沟通是医务人员为了促进、维护患者健康，提高患者生活质量，在医疗服务全过程中，与患者及其家属不断交换信息，达成共识，制订并实施适合患者个体需要的医疗护理方案。由于从医学技术认识基础来看医患关系是不平等的：医疗服务存在疗效不确定以及诊疗行为具有创伤性等问题；同时治疗过程中要暴露患者的隐私和秘密，因此患者在就医和治疗过程中有权利从医务人员处了解自己的病情、各种可供选择的诊疗措施及其利弊，也可以拒绝某些诊疗方法。在医患之间平等的合同契约关系下，目前医患关系多为指导-合作型和共同参与型，医务人员在疾病诊疗中必须充分执行这四项原则：加强与患者的沟通，让患者实现其知情同意的权利，多让患者自主选择；医疗过程中向患者提供最优化（包括价格最低）的治疗方案；同时诊疗中尽量避免对患者的伤害，后两项权利实现过程中也要充分体现医务人员的告知义务以及尊重患者的知情同意权。这也体现了医患民事合同关系下患者的基本权利和医方的法定义务，同时这也是医患沟通的基本目标。

## 【思考题】

1. 医疗法的概念是什么？具有什么特征？
2. 医疗法律关系的构成因素包括哪三个要素？具体含义是什么？
3. 医患法律关系中患者具有哪些法定权利？
4. 医患法律关系中患者应履行哪些义务？
5. 医患法律关系中医方有哪些应尽的法定义务？
6. 医患法律关系中医方具有哪些权利？

## 【本章小结】

医疗法是保护人们身心健康的所有法律和规范的总和，根本宗旨是保障公民的生命健康权。医疗法虽然存在多种表现形式，但现有医疗实践证明，医事方面的法律、法规有待于进一步完善和明确。医患关系实质上是一种法律关系，本质上是"医"与"患"之间的权利义务关系，患者和医方的地位是平等的，医患沟通是医患双方权利和义务实现的重要形式和手段，因此医患沟通已经在医疗行为中成为法律的基本要求，良好的医患沟通是双方权利和义务的对立统一。在医疗服务全过程中，加强医患沟通，与患者及其家属不断交换信息并达成共识，促进、维护患者健康，提高患者生活质量，努力构建良好医患关系。

## 【Abstract】

Medical law is the sum of all laws and regulations that protect people's physical and mental health. The fundamental purpose is to guarantee the citizen's rights of life and health. Although there are a variety of forms of medical law，the existing medical practice has proved that the existing medical laws and regulations are not sound and perfect. Health-care legislation needs to be further perfected and the legal relationship，legal responsibilities，rights and obligations between doctors and patients need to be defined. The doctor-patient relationship is essentially a legal relationship，and further the rights and obligations between the patients and doctors. The status of the patients and doctors is equal. Physician-patient communication is the important form and means of realizing doctors' and patients' rights and obligations. Good physician-patient communication is the unity of the rights and obligations of the two sides. In the whole process of medical service, doctors should strengthen the communication with the patients, and constantly exchange information with patients and their families, until reaching consensus. Doctors should also promote and maintain patients' health, improve patient's quality of life and make every effort to build a good physician-patient relationship.

（刘志军　曾国华）

# 第八章 医患沟通相关医疗纠纷

## 第一节 医患沟通相关医疗纠纷的概述

### 一、医患沟通相关医疗纠纷的定义

**(一) 医疗纠纷**

医疗纠纷一般是指在医疗过程中医患双方对医疗后果及其原因认识不一致而发生的医患纠葛，根据纠纷涉及的内容、涵盖的范围及医学的专业性和适用的法律法规及政策的不同，可以分为广义的医疗纠纷和狭义的医疗纠纷。

1. 广义的医疗纠纷 一般是指患者或家属对诊疗护理过程，因各种原因与医务人员、医疗机构及其各岗位工作人员之间出现的较大争议和矛盾，并表现为激烈的冲突。其中既包括对诊疗护理过程中的医疗行为及后果的不同认识引发的矛盾，也包括对诊疗护理过程中非医疗行为引起的广泛意义上的民事纠纷。通常包括以下几种情况：既不是差错，也不是事故，纯属于患者或家属期望值过高而未达到所期望的目标；出现了某些治疗目的以外的并发症或意外；其他医疗之外的问题，如人际关系、语言冲突、医疗环境等，甚至在就诊过程中出现的摔倒受伤、财产被盗等情况；双方存在认识上的误差和分歧；经济因素，患者想借机转嫁医院或者希望通过纠纷而减免医疗费用；其他权益问题，如侵犯肖像权、名誉权、知情权等。

2. 狭义的医疗纠纷 指患方（包括患者及其亲朋好友）与医方（包括接诊的医疗机构内的各方面人员）在诊疗护理过程，因出现与治疗和康复等医疗行为及其后果直接相关的严重分歧而产生的医疗争议和冲突。根据引起矛盾的原因不同，分为两类，第一类为由医方原因引起的纠纷医源性医疗纠纷；第二类为由患者和其他原因引发的矛盾，称为非医源性纠纷。通常有以下几种情况：如在医疗过程中，可能确实存在医疗问题，医疗过程中医务人员有过失，包括服务态度、责任心、技术问题或者已经构成了事故差错；可能没有医疗问题。医源性医疗纠纷又分为有过失医疗纠纷和无过失医疗纠纷。前者主要是缺乏责任心、技术能力不足、制度不完善、管理松弛及经济利益趋动等因素引起，或者包括医疗意外、医疗并发症及猝死，包括诊疗过程中技术差错、延误治疗、加重了患者痛苦，甚至对患者造成不良后果、伤残或死亡等情况。由于医疗纠纷发生在医患之间，涉及的当事人为医患双方，因此，也可称为医患纠纷。医疗纠纷是针对发生的过程和场合而言的，医患纠纷是针对双方当事人而言的，两者的性质、目的和意义基本是相同的。

### （二）医患沟通相关医疗纠纷

医患沟通相关医疗纠纷是指医患双方因沟通因素（包括不予沟通、不及时沟通、沟通不当等）引发的医疗纠纷。随着我国社会主义法治化建设进程的推进，法制观念的普及，全民法制意识日益提高，自我维权意识不断增强；我国社会主义市场经济体制正逐步确立与完善，但与之相配套的上层建筑改革如社会医疗保障体制改革尚未完成，我国现有卫生资源相对匮乏，国家在卫生领域的投入又相对不足，医患比例失调，医疗服务设施、环境等硬件设备还不能满足患者日益增长的需求，同时传统医学模式中"只看病，不看人"的思维定势严重忽视了诊疗活动中医生对患者的人文关怀，忽视了患者的心理因素、家庭和社会因素，甚至医院的环境对疾病的治疗和转归所起的作用等因素，在沟通不恰当的情况下这些因素必将导致医疗纠纷的发生。

## 二、医患沟通相关医疗纠纷的种类

医患关系紧张的原因是错综复杂的，涉及很多方面，既有体制、机制的问题，也有思想观念转变方面的问题及医疗质量不高、服务态度不好、监督管理不力等医疗服务方面的问题。医疗纠纷根据引起矛盾的原因不同分为：医源性医疗纠纷和非医源性医疗纠纷，前者是医方原因引起的纠纷，它又根据医护人员在诊疗过程中有无过失及损害程度分为有过失医疗纠纷和无过失医疗纠纷。后者是由非医务人员以及非医学原因引发的医疗纠纷，是患者自身行为所致（如不遵守院规，不遵从医嘱或隐瞒病史而导致的自身损害结果，或者由于患者缺乏医学知识、对医疗结果抱有不切实际的过高期望，当治疗结果不满足自己的要求时又不能理智面对不良后果，因而迁怒医务人员，引发了医疗纠纷）；还有由社会原因引发的医疗纠纷，如医疗收费标准不合理，医疗资源不足、医疗条件有限不能满足医疗保健要求等引发的患者不满。虽然非医源性医疗纠纷主要是患者和社会等原因，但究其根源，一方面与社会经济文化发展水平较低，医疗条件不足和部分患者文化素质不高等有关；另一方面也常常包括医患之间的不理解和不信任；另外也存在医护人员对患者的尊重不够，缺乏平等的沟通意识，沟通能力不足，缺乏沟通技巧等问题。因此，医患沟通相关医疗纠纷主要表现为无过失医疗纠纷和非医源性医疗纠纷。

根据引起医疗纠纷的医患沟通方式不同，医患沟通相关医疗纠纷分为：不予沟通相关医疗纠纷、不及时沟通相关医疗纠纷和沟通不当相关医疗纠纷。

### （一）不予沟通相关医疗纠纷

医务人员肩负着"救死扶伤，治病救人"的神圣职责。一方面，医务人员对医患沟通的重要性和必要性认识不足，仍习惯于以疾病为中心的医疗服务模式，认为医患关系是一种主动-被动型的关系，即传统医学模式中只"只看病、不看人"的思维定势，在这种思想支配下，容易忽视患者是一个生了病的人，不能充分地倾听患者的诉说并感受患者心理上的需求，故而不予沟通，且以各种名目繁多的仪器检查取而代之，医学"物化现象"越来越严重，同时只顾具体的诊疗操作或医疗文案的书写，不愿花费时间对患者进行解释，使患者对自己的病情预后、目前采取的诊疗措施的目的和意义不甚了解，并难以在心理上与医护人员建立良好的信任关系。另一方面，由于工作繁忙、疏于医患沟通。医务人员承担收治患者、参加手术、门诊会诊、教学科研等繁重工作，常忽略医患沟通，或医患沟通流于形式，造成医患隔阂，引起医患矛盾。因此，一旦发生医疗意外及并发症，即使是医疗过程中不可避免的现象，患方也无法接受，从而导致医疗纠纷。另外，医疗过程中法制观念淡薄也是导致不予沟通的重要原因。《医疗事故处理条例》第11条指出："在医疗活动中，医疗机构及其医务人员应当将患者的病情、医疗措施、医疗风险等如实告知患者，及时解答其咨询。但是，应当避免对患者产生不利后果。"这就要求医务人员充分尊重患方（患者及其家属）的知情同意权，且应在不影响治疗效果的前提下，根据不同的文化背景，结合患者的心理类型，让患者知道病情，将采取的诊疗方案、所需的大致医疗费用及所需检查等选择适当的方式和时机，酌情向患者提供必要的信息或向其家属或委托人提供完整的医疗信息，以完善知情同意权。这一条例是对患者知情权的明确规定，但医疗过程中易因忽视了患者的知情权而引发医疗纠纷，如手术前在无患者的委托前提下，避开患者，与患者家属签署手术知情同意书就是典型不予沟通的实例；此外，医务人员容易忽视保护患者的隐私权，即患者在就诊过程中向医生公开的、不愿让他人知道的个人信息、私人活动或私有领域，如患者生理上的缺陷、有损个人名誉的疾病等，医生未经患者同意向外界公开，就是侵犯了患者的隐私权。这种思想认识薄弱导致不予沟通是医患沟通相关医疗纠纷的主要原因。

（二）不及时沟通相关医疗纠纷

医护人员虽有一定的沟通意识，但沟通不及时，存在明显的滞后现象，往往在医疗风险已经出现时才与患方沟通，造成患方的不理解或拒绝接受现实，从而引发医疗纠纷。例如，一位发热患者，入院后医师按诊疗常规为患者做了必要的检查，并按病情进行了规范治疗，但未及时向患者说明"发热"这一症状的复杂性及确定病因的难度，使患者对自己的病情不予重视而误认为一般的呼吸道感染，以为几天之内就会明显好转。但当治疗数日仍有高热时，患方认定是医护人员诊疗技术太差，连小小的发热都不能治愈，此时再与患者做详细的解释，患者也不能理解，从而引发纠纷。再如，一位肺部感染患者入院时一般情况尚可，医生开出二级护理医嘱，按常规抗感染治疗。在病程中患者出现呼吸困难、高热不退等病情加重表现，医生未及时更改护理级别，亦未及时向患者家属交代病情及预后，以致在患者出现呼吸衰竭时，医生向家属下病危通知，家属拒不接受，在患者死亡之后引发纠纷。又如，一位直肠癌手术患者，因术中失血较多，术后给患者输血治疗，由于输血前未向患者说明输血潜在的风险和签署输血同意书，以致在输血发生严重反应时医生再向患者解释，患方拒绝接受而发生纠纷。这些都是不及时沟通导致的相关医疗纠纷，说明不及时沟通是引发相关医疗纠纷的重要因素。

（三）沟通不当相关医疗纠纷

在医患沟通过程中，医护人员有一定的沟通意识，并进行了一定的沟通，但如果缺乏人文关怀、沟通技巧，或缺失相互信任、缺乏客观实际或沟通前后矛盾也会引起相关医疗纠纷。

1. 医患沟通缺乏人文关怀　人文关怀是利用语言、行为作为人们表达思想、交流情感、传递信息的方法。医学人文关怀就是存在于医护人员对患者进行治疗过程中体现的对患者生命与身心健康上的敬重、尊敬与关爱生命之本的社会人文理念，更深层次地反映彼此间的平等、尊重，既尊重自己，又尊重自己的职业，同时也尊重患者。随着医学的发展，医学模式已经向生物-心理-社会医学模式转变，对医疗服务提出了更高的要求，要求医护人员全方位关爱患者。因此，医学人文关怀在医患沟通中有着非常重要的不可替代的作用。然而，部分医务人员与患者和家属沟通时讲病多，讲情少，较难以同情心去感受患者的心理和感情需求。个别医务人员医德医风淡化，对患者缺少同情心，语言简单，动作粗暴，与患者沟通时"以我为主"，以命令口吻下达指示，不做详细解释。听不进患者倾诉，对患者提问极不耐烦，屡屡打断患者，甚至以患者不懂医为由随意斥责，加深医患隔阂，导致医疗纠纷。

在医疗活动中，医生当着几个患者的面让患者赤裸着躯体进行体检，这是典型的人文关怀淡漠的表现，容易给予患者及家属不被尊重的感觉，从而产生不信任感，因而埋下纠纷隐患。有些医生向患者解释某种检查及治疗的必要性时，不用实事求是的态度向患者说明检查及治疗可能给患者带来的好处及风险，而是含混不清地说"我也不能保证能检查出你的病或是治疗有效，试试看吧"，使患者误以为医生对患者的病情不了解或对患者的诊疗不负责、把患者当作试验品，从而在检查出阴性结果或疗效不佳时引发纠纷。

2. 医患沟通缺乏技巧　医患沟通需要技巧和智慧。一般来说，医患间存在着两种沟通方式：指导性沟通和社会情感性沟通。如何选择沟通的行为方式，对患者理解医学信息至关重要。指导性沟通是指对那些医学专业知识尽量通俗化，用患者可以接受的语言和方式进行解释，以期达到最佳效果。社会情感性沟通则是一种能够抓住患者心理沟通的方式，如果与指导性沟通相结合，将会得到最佳效果。一些医生与患者沟通时只注意患者在不同阶段的病情变化以及相应的治疗原则、用药措施等，仅仅向患者或家属进行单向信息传递，并没有综合考虑到患者的个性特征、年龄、性别、文化水平、宗教信仰、心理变化、社会地位、家庭背景等因素，缺乏互动、互助、互信的医患沟通，不注意对象、场合、情境，不注意语气、语调、表情和姿势，习惯于使用较多的医学专业词汇而不善于运用大众化语言，在医疗活动中与患者沟通时缺乏方式方法，可以想象这种沟通效果较差，易导致医疗纠纷。例如，少数医务人员和患者交往时忽略了患者及家属的心理承受能力，语言不做铺垫、不加修饰、直来直去，尤其是敏感问题，如中晚期恶性肿瘤患者向医生咨询该病的生存期时，医生如实告知，虽然说的是客观事实，但造成患者难以接受，加大其心理压力；与老年患者沟通，由于老年人在社会和家庭地位的特殊性，医务人员谈话不注意用敬语、谦词。又如，医患沟通中倾听是很重要的技巧，在询问病史中，必须耐心当好患者的忠实听众。倾听，让患者的情绪得到了宣泄；倾听，让医务人员了解了患者的需求，倾听，让医务人员的心与患者的心靠得更近；倾听，让沟通在医患之间延伸。当医护人员不能耐心倾听时，就会埋下医疗纠纷隐患。很多医疗纠纷不是治疗水平不够引起，而是沟通能力差引起的。

3. 医患沟通缺失相互信任　患者对医生的信任是医患关系得以建立的前提与基础，是医生职业得以产生的一个极为重要的条件之一，同时患者对医生的信任也是医生工作成就感的一个来源。目前医患相互不信任的原因较多，其中主要来自社会对医院的信任危机。这种危机除来源于患者对医院的服务思想产生怀疑外，还来源于患者对医疗消费的担心增多。患者害怕医生滥检查、滥治疗与滥用药；医生害怕患者看完病后不买单、逃费、欠费。一部分住院患者出院时，对明细单看不明白，讨价还价时有发生；更有甚者，医生每做一件事都让患者签字，患者对检查、用药每天都做记录，医患双方形成了戒备心理。当出现与患者要求不相符时，医务人员又不能设身处地为患者着想，不能换位思考并进行有效沟通，不能及时消除误解，极易引发医疗纠纷。

4. 医患沟通缺乏客观实际 医疗卫生行业是高风险行业，它具有技术水平要求高、医疗情况复杂多变、不确定因素多、风险后果严重等特点。目前医疗技术水平的发展与患者对医疗结果的期望之间还存在巨大差距，同时社会对医疗行为的特殊性缺乏应有的认同。在这种情况下，部分医生在向患者交代疗效及预后时缺乏客观实际，为了取得患者的信任而夸大疗效，导致患者对医疗行为的期望值过高，一旦结果与期望不符时极易引发纠纷。例如，一位晚期壶腹癌患者因深度黄疸需做姑息性胆道引流手术，医生在向患者做术前谈话时，未实事求是地分析手术可能导致的近期及远期并发症，以及疾病的最终发展结果，只是片面地强调手术给患者带来的好处，并说术后可能存活 2～3 年，使患者及家属对手术抱有很高的期望。而此患者术后数天出现癌性腹水，切口裂开，并发感染，全身多器官衰竭，尽管患者的预后与医疗行为并无因果关系，但患者家属坚持认为这一结果是由医方造成的，从而引发医疗纠纷。

5. 医患沟通前后矛盾 医疗行为是集体实施的过程，它需要多方协作，患者最终接受的是这种协作的结果。这就需要医护人员在向患者做解释说明时，保持内容的相对一致，以保证医疗行为的权威性。而有的医护人员，不了解这种协作的重要性，在未全面掌握患者病情的情况下，仅凭了解的片面依据，不经集体讨论，擅自向患者做出诊断及治疗建议，就可能出现多名医师诊查，说法前后不一的情况，使患者对诊疗的正确性产生怀疑。例如，一位心脏病患儿，曾先后多次请他科会诊，几位会诊医师对患儿家长的说法都不一致，而会诊医师与儿科医师的说法也不一致，从而使患儿家长对诊断的正确性产生疑义，在患儿因病情危重死亡后引发纠纷。

### 三、医患沟通相关医疗纠纷的特征

医患沟通相关医疗纠纷同其他医疗纠纷一样，具有医疗纠纷本身的特征：职业性、专业性、复杂性、争议性与责任性，同时具有其本身的特性，如可预防性。由于医患沟通相关医疗纠纷产生的根本原因是医患沟通中不予沟通、不及时沟通和沟通不当所引起，所以只要强化医德医风、自身修养和医学及法制知识、加强人文精神培养、树立人性化服务的理念、掌握沟通技巧，许多相关医疗纠纷即可预防。同时由于医患沟通多表现于医患间语言和思想交流，因此有较强的主观性，且常反映在服务态度上，因有时缺乏客观依据，导致其引起的医疗纠纷在处理过程中责任划分的争议性明显增强。

## 第二节 医患沟通相关医疗纠纷的处理

### 一、医患沟通相关医疗纠纷处理的基本原则

由于医患沟通相关医疗纠纷引起的主体多为医护人员，原因多为医护人员不予沟通、不及时沟通相关医疗纠纷和沟通不当。因此，在处理该类医疗纠纷的过程中，应在坚持实事求是，坚持公正合理、适度可行、互谅互让的前提下，医方应本着尊重、理解、宽容和真诚的原则，加强医患沟通，重新建立良好的沟通渠道，掌握沟通技巧，妥善处理该类医疗纠纷。

## 二、医患沟通相关医疗纠纷处理的基本方法

### （一）医患双方协商解决（consultation between doctors and patients）

医患沟通相关医疗纠纷主要表现于无过失医疗纠纷和非医源性医疗纠纷，为成功协商解决提供了前提条件，使医患双方协商解决成为当前各医院普遍首选的方法。根据医患沟通相关医疗纠纷中医患双方存在的问题和矛盾，医方应敢于承认自己的过失和不足，在兼顾公平的前提下，能双方协商解决的尽量协商解决，防止矛盾扩大、对医院产生不利影响。目前医患双方协商解决的方法主要是耐心说服、开诚布公地与患者及家属交谈，是患者误解的应耐心解释，是自身工作不足的诚恳致歉，不要文过饰非、寻找借口，以免激化矛盾，酿成医疗纠纷。只要态度和蔼、解释得当，多数医患矛盾是可以缓和的。

### （二）行政部门进行调解（medition by administrative departments）

行政部门进行调解是医患双方协商解决失败后的另一条沟通途径。通常有两个渠道：一是由卫生行政部门进行调解，二是由消费者委员会进行调解。它们都是基于医患双方直接协商解决无效的情况采取的方法之一。调解的最终办法常常也是赔礼道歉、减免医疗费和经济补偿等。

### （三）诉诸法律（resort to law）

多数是在前面几种方法无效的情况下采取的。此程序一般是由患方提起诉讼。起诉的目的大多是要求经济赔偿，问题严重的责任人常常既要承担刑事责任，还要承担民事责任。另外，受当前新闻媒体和社会舆论的影响，少数患者对医院和医务人员信任度下降，患者维权意识增强，个别患者对医院和医务人员心存隔阂，对医疗诊治过度敏感，刻意刁难、无理取闹，以达到要挟医院、获取赔偿的目的。对此应义正言辞，用卫生法规和法律手段来调节和规范，以显示权威性和有效性，对于维护正常的医疗秩序是必不可少的。

以上三处理方法是当前处理医疗纠纷的最基本最主要的方法。但是随着我国法律的不断完善和科学技术的飞速发展，目前国内正在积极探索并逐步实践一些新的处理方法。

## 三、医患沟通相关医疗纠纷的预防措施

医患关系是当前极为敏感的社会关系，医患关系不和谐所引发的医疗纠纷已成为社会关注的热点。有很多医疗纠纷是由于医务人员在提供医疗服务过程中服务态度不佳，沟通交流不畅，导致患者产生强烈不满所引发。因此，在预防医患沟通相关医疗纠纷过程中应注意以下方面。

### （一）强化医护人员医德医风、树立服务意识、转变服务理念（strengthen medical ethics，establish service awareness，change the service concept）

"救死扶伤，治病救人"的职责要求医务人员必须具备良好的医德医风，树立"一切为患者，为一切患者，为患者一切"的服务宗旨。充分理解目前医学模式，转变服务理念，是预防医疗纠纷的必要条件。

### （二）加强医患沟通技能培训（strengthen the training of doctor-patient communication skills）

组织医务人员反复学习《医患沟通制度》，使医务人员不断提高医患沟通技巧。要加强对医务人员因沟通不利而影响医疗服务质量的考核，使医务人员充分认识到医患沟通

的重要性和必要性。

### （三）尊重患者权利（respect the rights of patients）

1. 掌握病情、保护患者隐私权　询问病史、体格检查时，医务人员会了解到患者的一些隐私，患者提供隐私也是出于疾病诊治需要和对医务人员的信任，医务人员应具备基本道德素质，自觉保护好患者隐私，尊重患者隐私权。

2. 谈话签字、尊重患者选择权　医疗上重要的操作、手术均需要患者履行签字手续。签字前的谈话应开诚布公，实事求是。谈话时尽可能将操作、手术的必要性、风险性讲清楚、讲透彻。但要注意语言技巧，要让患者及家属了解风险，让患者做出选择、履行签字手续。既不能为挽留患者接受治疗、手术而淡化操作、手术的风险和并发症，又要避免语言刺激引起患者高度紧张、不知所措。

3. 病情交代、强调患者知情权　患者在诊治过程中病情发生变化时，医务人员要掌握好谈话时机，及时与患者和家属沟通，详细分析病情变化原因，仔细讲解病情变化的后果，耐心陈述下一步诊治措施。让患者和家属随时了解病情变化和诊治目的，以便更好地配合诊治。对于病情恶化者，向其家属交代病情更为重要，必要时下达病危通知书，让家属思想上有所准备，防止病情突然恶化或患者突然死亡后家属不理解而发生医疗纠纷。

4. 医疗消费、保障患者查询权　医疗诊治是一类特殊的消费，必然会产生医疗费用。应严格遵循物价局审核的物价收费标准，杜绝乱收费、大处方，实行一日清单制，主动接受患者监督。如患者及家属对医疗费用提出异议，应积极提供资料备查，做好解释工作，消除患者疑虑，维护患者权益，防止因收费问题诱发医疗纠纷。

### （四）严格医院质量管理，确保医疗安全（strict hospital quality management to ensure medical safety）

随着社会和时代的不断发展，人民生活水平的不断提高，人民群众对医疗服务的要求也随之提高，因此，在为患者提供高新精湛技术服务的同时，还必须努力保证医疗服务的安全性。要建立健全的各项工作操作规程，并培训到位、落实到位、检查到位，使各项工作在规范中运行。尽量减少差错事故，提供安全放心的医疗服务。

### （五）统一诊治解释权（unified interpretation of diagnosis and treatment）

主管医师采集病史、书写病历、负责诊治，对患者病情和诊治情况最为熟悉，科室主任、上级医师可通过查房了解病情。患者病情的解释原则上应由以上人员实施。值班医师值班期间解释主要限于疾病本身，特别是有医患矛盾或医患纠纷的患者，解释尤须谨慎，防止众说不一、自相矛盾，造成患者思想疑虑、医疗工作被动。

## 【思考题】

1. 医患沟通相关医疗纠纷的定义是什么？
2. 医患沟通相关医疗纠纷有哪些种类？
3. 医患沟通相关医疗纠纷具有哪些特征？
4. 医患沟通相关医疗纠纷处理的基本原则是什么？
5. 医患沟通相关医疗纠纷处理的基本方法是什么？
6. 怎样预防医患沟通相关的医疗纠纷？

## 【本章小结】

　　医患沟通相关医疗纠纷是指医患双方因沟通因素引发的医疗纠纷，具体包括不予沟通、不及时沟通、沟通不当相关医疗纠纷。在处理医疗纠纷的过程中，应在坚持实事求是、公正合理的前提，本着尊重、理解、宽容和真诚的原则，重新建立良好的沟通渠道。医患关系是当前极为敏感的社会关系，医患关系不和谐所引发的医疗纠纷已成为社会关注的热点，医患沟通相关医疗纠纷有较强的主观性和可预防性。医患沟通需要技巧和智慧，医疗机构应强化医护人员医德医风、树立服务意识、转变服务理念，加强医患沟通技能培训，严格医院质量管理，确保医疗安全；医务人员应当尊重患者权利，统一诊治解释权，才能有效地预防医患沟通相关医疗纠纷的发生。

## 【Abstract】

　　The medical dispute related to physician-patient communication refers to the medical dispute caused by communicative factors between doctors and patients. These factors include lack of communication，delayed communication and improper communication. In the process of dealing with medical disputes，we should insist on the premise of seeking truth from facts，being just and reasonable，follow the principles of respect，understanding，tolerance and sincerity，and establishing good communication. Physician-patient relationship is the extremely sensitive social relations. Medical disputes caused by the weak physician-patient relationship has become a hot social concern. The medical disputes related to doctor-patient communication are preventable and with strong subjectivity. Physician-patient communication requires skills and intelligence. To ensure medical safety，on the one hand，medical institutions should strengthen professionalism and medical ethics，build up the sense of service，enhance training of communicative skills and hospital quality management；on the other hand，medical staff should respect patients' rights，and unify the power of interpretation regarding diagnosis and treatment. Only in this way can we effectively prevent medical disputes related to physician-patient communication.

（李勇坚　唐志晗）

# 第九章　医患沟通案例解析

医患交谈在医疗护理中是收集患者病史、协助诊断治疗等的主要渠道。因此，对于医生、护士来讲，医患沟通技巧与语言艺术是加深医患了解、改善医患关系、提高防治效果、促进医德医风建设的主要方法，是一项医生、护士不可缺少的、重要的基本功。良好的沟通技巧与语言艺术，不仅可以促进患者的心理、生理健康，还能加强临床防治效果，否则就可能导致医疗纠纷、事故的发生，导致医患关系紧张，影响治疗效果和医疗质量。因为医疗护理是在人际关系中进行的，是通过交谈来沟通思想、交流情感和信息的，因此医生、护士必须加强自身的语言修养，提高自己的语言表达能力，掌握医患沟通技巧与语言艺术，以美好的语言艺术鼓舞患者与病魔作斗争。只有这样才能获得患者的信任和配合，建立良好的、符合社会道德规范的医患关系。本章主要通过临床工作中的医患沟通案例来展示医患沟通的技巧与艺术。

## 第一节　医患沟通成功案例解析

### 【案例一】

患者，女性，30岁，由救护车接来收入某医院心内科，该女子在与家人争吵后，突发心悸、呼吸困难，接诊医生立即给患者行心电图检查，心电图未见异常波形变化，不提示心肌梗死，这位医生详细询问患者家属患者此前是否有类似发作，患者家属说之前有发作数次，但症状轻微一些，没有此次持续时间长，接诊医生考虑患者是精神刺激后发作，此前有类似病史，认为患者是心血管神经症，然后跟患者家属说"这是心理疾病，不需要药物处理"，然后就去处理其他患者。患者以为自己患了心肌梗死，在病床上大呼"要死了、要死了"，家属立即要求更换医生就诊，上级医生看过患者后，鼓励患者采取腹式呼吸，详细询问了患者平时是否有失眠、多梦、焦虑、急躁易怒、心烦、食欲缺乏、头晕、耳鸣等症状，同时听诊患者心音区，未听到心音及心率改变，询问患者家属患者是否有抑郁倾向、容易多愁善感，上级医生得到了患者及家属肯定的答复，上级医生反复安慰患者，同时告知患者目前不考虑心肌梗死，可能是心血管神经症，本次发作与情绪改变有关，需要进一步检查明确病因，患者心情平复后，症状缓解。

解析：

本案例医师在沟通中遵循了详尽原则与换位原则。患者一般对医学知识了解有限，在影视作品中常常看到的都是心肌梗死，然后造成严重后果，接诊医师对患者不予重视，而患者自觉症状很重，患者家属不信任医生。随后上级医师的出现及其对患者进行详细询问病史、做体格检查，反复安慰患者，引导患者采取腹式呼吸模式，让患者心情渐渐平复下来，症状也得到了缓解。

医师在接诊患者时，最基本的职业要求是详细询问病史和做必要的体格检查，才能获取诊治患者详细而真实的信息。患者的病情反应必须引起临床医师的足够重视。在诊疗服务中，医患之间互动式的信息沟通十分重要。本案例中上级医生正是与患者进行了耐心细致的信息沟通，充分了解了患者的病情与心态，也对患者详细传递了相关的医学信息和知识，取得了患者的理解、认同和信任。

## 【案例二】

刘某，男性，55岁，国家干部，大专文化。因"头痛、头晕、心悸、血压增高1周"到某大医院心血管内科门诊就诊。患者诉1周前无明显诱因出现阵发性头痛、头晕，先后三次测量血压，均为165/105mmHg，家族中无高血压病史。一位孙医师接诊了他，给他测量血压为140/90mmHg，其他查体无明显异常，于是告诉刘某现尚不能确诊高血压，还要继续观察，也暂不需要服用降压药物。对自己身体很在意的刘某听到孙医师的结论很不满意，认为医师不重视他，小瞧他的病，是随便应付他的。就在此时进来一位唐医师，在仔细聆听患者和孙医师叙述后，笑着对患者解释说140/90mmHg的血压值尚属正常血压的上限值，虽然偏高但还不足以确诊为高血压。血压偏高可能与年龄增大、血管硬化有关，可能与自身心情紧张、休息不佳有关，也可能是其他疾病所致，建议他放松心情，并做些身体其他系统的相关检查，定期监测血压，这样就可进一步明确病情，更好地保证身体健康。患者听了唐医师一番话，心里踏实了，心情也顿时好起来，轻松满意地离开了诊室。

解析：

本案例医师在沟通中遵循了详尽原则与换位原则。高血压、冠心病等都有一个较长的发展过程，早期不易诊断。刘某作为一位有知识文化又重视自身健康的干部，测量到自身血压高而去医院就诊，为的是明确"高血压"的诊断和及时治疗。而首诊的孙医师经过初步查体后对其140/90mmHg的血压不予重视，对病情轻描淡写，反而让其心里不安，认为医师不重视他，引起他对医师的不满。随后唐医师的出现及其对患者病情的耐心解释与分析以及建议，让患者心里顿时踏实下来，满意而又心情轻松地走出诊室。

医师在接诊患者时，最基本的职业要求是要详细询问病史和做必要的体格检查，才能获取诊治患者详细而真实的信息。患者的病情反应必须引起临床医师的足够重视。在诊疗服务中，医患之间互动式的信息沟通具有十分重要的意义。患者由知识分子、干部、工人等不同类型的人群组成，医师应该根据人群的不同情况进行有针对性的信息沟通。本案例中唐医师正是与患者进行了耐心细致的信息沟通，充分了解了患者的病情与心态，也对患者详细传递了相关的医学信息和知识，取得了患者的理解、认同和信任，使患者满意而归。

## 【案例三】

患者，男性，76 岁，因"心肌梗死"入院。入院后行经皮冠状动脉介入治疗。手术相当成功，但术后患者出现持续的腹痛。患者家属表示不满，牢骚满腹、满口怨言，认为是手术所致并发症，表示要找医院理论。医师先耐心倾听患者的不满，然后跟患者家属详细解释病情：患者年岁已高，平时有便秘的症状，腹痛可能是暂时性的肠道不完全性梗阻所致，只要积极治疗，一般无大碍。一开始患者家属对医生充满敌意，但医生对患者更为关怀，积极救治，时刻关注患者病情变化。与患者家属积极沟通，最终得到患者及家属共同配合，不久，患者腹痛好转，原发病也得到有效治疗。患者及家属对医师极其感激！

解析：

本案例医师在沟通中遵循了尊重原则与医方主动原则。患者入院就医大多抱着要把疾病查清楚、治彻底的想法，在治疗的过程中，总会出现一些无法预料的病情变化。患者对疾病的认识有一定的限度，难免会对病情的理解有所偏差，从而对医生产生误解。这时就要像案例中的医师一样主动与患者进行交流沟通，向患者及家属详细交代病情。想想者之所想，站在患者的角度去思考问题。同时，积极采取治疗措施，鼓励患者配合治疗，恢复患者的良好情绪，有利于患者的疾病康复，并建立良好的医患关系。

## 【案例四】

陶某，女性，12 岁，于整形外科就诊。陶某多年前被滚烫的开水烫伤了全身，治愈后全身遗留了许多瘢痕，特别是面部留下一大块伤疤。接诊的小王护士牵着她的手去病房，一路上小王护士感觉陶某的手在颤抖，小王护士亲切地问陶某读几年级了，喜欢唱歌、画画不。陶某始终没说一句话，显得怯生生的，带着较深的忧郁和自卑感。全科的医师、护士都很关心这个不爱说话的小女孩，忙完了工作都要到她那去看一看，陪着她说几句话，给她讲故事、唱歌，逗她笑。但大多数情况下，她都是面无表情、情绪低落，显得很自卑也很自闭。一次，小王护士看见她正全神贯注地读着《唐诗三百首》，刚好小王也很喜欢唐诗，便轻轻为她背诵起该书中一些脍炙人口的诗篇，陶某吃惊地抬头看着小王护士，一边听一边露出了难得的可爱的笑容。小王护士见了非常高兴地舒了口气，心想终于打开了陶某的心扉。从此，小王护士根据陶某喜欢诗词的爱好，买来许多古今中外优美的诗词读本和她一起朗读、背诵，并将《钢铁是怎样炼成的》读给她听，鼓励她要坚强、勇敢和自信。在小王护士和本科室其他医护人员的亲切关怀、共同努力下，陶某终于露出了灿烂的笑脸，话也多了，脸上时常带着甜蜜和自信，还有一股坚强劲。最后，陶某高兴坚强地接受了整形手术，手术非常成功，很快就康复出院了。

解析：

本案例医护人员在沟通中遵循了医方主动原则。医护人员对患者的治疗不仅是针对身体上的疾病，也应包括心理上的不健康。随着医学模式的转变，心理护理和治疗成为重要方式，也是医护人员治疗患者的重要方面。它要求医护人员针对不同病种、不同病程、不同年龄的患者，有针对性地做好心理护理和治疗。本案例中的患者因面部及全身多处烫伤后留下的瘢痕，产生了自卑和恐惧、孤独心理，不愿且不敢与人打交道，也害怕治疗。该护士及本科室其他医护人员细心留意患者的行为、活动和情绪变化，针对患者喜欢诗词的特点，与之交流，建立起信任和良好的情感，从而消除了患者的自卑以及恐惧感、孤独感，让患者心情开朗，建立起信心，树立起接受治疗的勇气，为治疗打下了极好的心理基础，做好了精神准备，极大地促进了患者身心健康的恢复。

## 【案例五】

患者，老年女性，因"大便性状改变1个月"入院检查。因为患者去看病时已快到下班，相关的肠镜检查无法完成。医生遂叮嘱患者第二日早上再行检查。第二日患者来门诊准备接受肠镜检查，却被告知要先预约，又需再推迟一日才能做检查。患者家属表示不满，告知医生老人身体不适，从家里来医院看病不容易，且老人来医院检查并不清楚流程。肠镜室的医生和护士商量后，与患者及家属及时进行了沟通，告知患者及家属医院的规章制度需要大家遵守，但是鉴于老人条件特殊，可以在给所有人检查完后再给她做检查。临近下班时间，医生给患者进行了详细的检查，未查出器质性病变。患者的心理包袱放下后，不久症状便好转了，对医生赞不绝口。

解析：

本案例医师在沟通中遵循了尊重原则。患者到医院就医，不仅需要医师高超的技术，同样需要医护人员美好的心灵和热情的笑脸。患者和医护人员之间做到有效沟通，相互理解，有助于缓解医患双方的矛盾。对当前严峻的医患关系，医护人员需要有一颗包容和关爱的心，要以热情的微笑来融化那一张张冰冷的面孔，温暖和感化一个个焦躁的心灵，创造和谐的医患关系和医疗环境。

## 【案例六】

患者，女性，45岁，因"子宫肌瘤"住院，需行手术治疗。在进行了术前谈话，患者亲属同意手术治疗。该院妇产科一位专家带领一名进修医师及实习同学对其进行手术。由于进修医师技术不熟练、解剖不熟悉，在术中误将膀胱捅破，带教老师及时给予了膀胱修补术，未酿成大的医疗事故。术后，为要不要将只有现场医护人员知道的这一情况告知患者亲属，医护人员发生了争论。经大家的慎重讨论，最后统一了意见，决定向患者亲属说明真相，由手术带教老师对患者亲属作了诚恳负责的说明，并表示愿意承担责任，最终得到了患者亲属的谅解。

解析：

本案例医师在沟通中遵循了尊重原则与平等原则。手术是一种存在各种可能风险和意外的临床操作，在手术过程中，如果出现了手术差错，医师不应隐瞒真相、欺骗患者，而应尊重患者和保护患者利益，实事求是地与患者及其家属沟通。这不仅是对医务工作者伦理道德的要求，也是医学工作者所必备的基本素质。本案例中医务人员的行为是值得肯定和称道的。

## 【案例七】

一对农村夫妇抱着误吸异物的5岁男孩来医院急诊室，患儿呼吸困难，面部发绀，生命危在旦夕。异物通过口腔取出有困难，而且时间上也来不及，需要马上做气管切开，但患儿父母死活不同意。经过当班医师再三解释，孩子父母仍坚决不同意进行气管切开。急诊医师见患儿病情危急，不顾其父母反对、毅然将患儿抱到手术室并以医师特有的权威劝服了患儿父母、成功实施了手术。患儿得救了，患儿父母对医师感激不尽。

解析：

本案例医师在沟通中遵循了详尽原则与医方主动原则。误吸异物导致窒息，抢救需要争分夺秒。在这样紧急的情况下，患儿父母却拒绝为患儿手术。关键时刻，急诊科医师本着"救死扶伤"的职业精神，采取果断措施，为患儿实施了气管切开术，保住了患儿性命，既做到了对患儿生命负责，又做到了尊重患儿父母即监护人的选择权。本案例中医师的果断行为尽到了医师责任，也很好地尊重了患者亲属，维护了医患间的良好关系，是很值得肯定和赞扬的。

## 【案例八】

患者，女性，46岁，初中文化，汉族，体胖，体重85kg，经济条件较差。因"胆结石"入院行胆囊切除术。术中见皮下脂肪厚约9cm，手术顺利，术后4d腹部切口渗液，手术医师考虑为腹部脂肪坏死液化，给予换药、抗炎、对症支持等治疗，术后7d拆线，切口皮肤、皮下脂肪全层裂开。患者对于正常皮肤上的无菌切口出现渗液不能如期愈合并且还发生切口裂开表示不满，牢骚满腹、满口怨言。加之要延长住院时间和增加医疗费用，患者更是不悦。医师不但没有生气，而且面带笑容耐心地倾听完患者的不满，然后首先向患者道歉说术前没向她交代清楚可能存在术后伤口脂肪坏死液化导致伤口愈合延迟；其次向患者解释正是由于她腹部脂肪过于肥厚，手术损伤加之伤口处血运差，容易导致伤口部位脂肪坏死液化，以致伤口积液难以愈合。医师还宽慰患者说只要定时换药、可行二次缝合让伤口顺利愈合。考虑到患者经济状况差，还对她说可适当减免医疗费用。听到医师这番话，患者的愁容舒展开来，心情也舒畅不少，打消了心中的疑虑和埋怨，并积极配合治疗，不久就痊愈出院了。

解析：

本案例医师在沟通中遵循了尊重原则与平等原则。现代医疗服务提倡"以患者为中心""以人为本"，广大医护工作者面对的是有生命求健康的"人"，医护人员对待患者的所有治疗需要认真负责和谨慎周到。但是医疗活动中也难免会出现可估计或不可估计的风险与意外，特别是手术治疗。本案例中患者术后出现伤口脂肪坏死液化可以说是正常的术后并发症，但是由于医师术前未交代清楚，加之患者不理解，引发了患者的不满。可贵的是医师以诚恳的态度向患者致歉，并耐心仔细地向患者解释清楚伤口脂肪坏死液化的原因和说明后续的治疗方案，还"以人为本"地承诺减免医疗费用，得到了患者的原谅以及理解与认可，让患者完全打消了怨气并积极配合治疗，最终获得了满意的结果。所以广大医务工作者在工作中要本着尽心尽力为患者服务、谋求最佳治疗效果的态度，与患者及其家属充分沟通，让他们了解病情、理解医师的医疗行为并积极配合治疗，这样才能取得医患双方均满意的治疗效果。

## 【案例九】

患儿，3岁，因"不慎掉入沸腾的油锅"住进某医院烧伤外科。入院后给予抗休克、抗炎、补液和对症支持等治疗。治疗过程中因患儿烧伤创面面积大且深，发生全身性感染及多器官功能衰竭的可能性大，另外需要大范围的自体皮肤移植，创面修复时间长。患儿父母由于家庭经济条件较差，加之见患儿病情重，认为无治愈的可能，准备放弃治疗。科室医护人员针对患儿实际病情与其父母进行及时反复沟通，耐心解释病情和疾病的转归，并且发动全科人员以及社会为其捐款。家属见此一颗悬着的心放了下来，同意继续为患儿治疗。经过全科医护人员的积极治疗与精心护理，患儿不仅脱离了生命危险，而且治愈出院。家属对医护人员不胜感激，连声致谢。

解析：

本案例医师在沟通中遵循了专业原则与详尽原则。医护人员的天职是救死扶伤，"尊重患者，关爱生命"的理念应扎根于每位医护人员的心中。本案例中医护人员正是本着对患儿生命的高度珍重、怀着对患儿的高度责任感，与患儿家属就病情进行了反复充分的沟通，并在物质上予以帮助，得到家属理解并使其同意患儿继续治疗下去，最终挽回了患儿幼小的生命，获得了医患双方都满意的结果。所以广大医务工作者应时刻牢记自己的职责，应尽自己所能去恢复患者的健康、挽救患者的生命，造福广大人民群众。

## 第二节　医患沟通失败案例解析

### 【案例一】

一位少女因阴道出血在其母陪同下来医院就诊。自述是骑自行车时摔伤后腹痛不止。外科检查未发现丝毫损伤的痕迹，透视也未查出疼痛和出血的原因。接诊医师根据观察和经验，怀疑其为异位妊娠，建议转妇产科进一步检查和治疗。但是患者及其母亲都坚持少女未婚、月经一直正常，何来异位妊娠而拒绝转诊。无奈之下医师只好给予患者常规的止痛止血剂治疗。可是当天夜里患者就因异位妊娠大出血导致休克而紧急住院，经全力抢救虽保住了性命，但却因宫体破裂出血过多而不得不摘除子宫，留下终身遗憾。

解析：

医师要明白，对于上述案例中涉及患者隐私的致病原因，在问诊中，当患者有意识地隐瞒病因时，医者不必强硬追问，但可婉转说明，如果是某种疾病（如异位妊娠、性病、艾滋病等）会有哪些症状和征兆，会有哪些严重的危害，查清病因对有效治疗的重要意义等。给患者一个思索、权衡利弊的时间。让患者从思索中体会到"医师是在治病救人"，从而配合治疗。

患者及家属希望能多了解一些关于自身疾病的信息，而有的告知和沟通具有非常强的时效性和不可重复性。尽管此患者的预后与医疗行为并无因果关系，但患者家属坚持认为这一结果是由医方造成的，从而引发医疗纠纷。

### 【案例二】

医师张某下班后在医师办公室写病历，此时病区一位患者家属匆匆跑来反映，患者头部手术伤口出血不止，请求张医师马上去病房处理。张医师无动于衷，并说："我已下班，又不是我管的患者，去找值班医师吧。"由于当时值班医师正在做急诊手术，只有护士前往查看并做简单处理。等到值班医师赶到，患者因出血过多而出现严重休克，生命危险。后经积极抢救转危为安。事后患者家属向医院提出要追究张医师的责任。张医师辩解说这个患者不是他负责的，情况不清楚，不好插手。后来医院有关部门对事情真相予以调查、弄清了事实，对张医师不负责任的行为做了严肃处理。

解析：

本案例医师在沟通中违反了尊重原则与换位原则。作为一名医师，应该有良好的医德医风和高度的责任感，只要患者健康和生命需要，无论何时何地，均应将患者的生命和需要放在第一位。

患者家属向医院提出异议是合情合理的，虽然护士进行了简单的处理，但是如果张医师前往治疗，可以起到更好的指导作用和获得更好的效果，及时控制住病情往坏处发展，减少患者的痛苦，也能更好地保证患者的生命安全。如此没有医德和责任心的医师是不适合继续从事医师职业的。"健康所系，性命相托。"作为一名好医师，高尚医德和高超技术缺一不可。

# 【案例三】

一位中年妇女被查出患多发性子宫肌瘤，情绪很紧张，怕因此影响生活和家庭，于是去另一所医院找专家咨询。患者问专家："医师，我刚被查出患多发性子宫肌瘤，这病严重吗？"专家回答说："这病当然严重，要赶紧做手术切掉才行啊，弄不好还得切除子宫呢。肿瘤切下来还要去做病理检查，如果是良性的还好，万一是恶性的还得做扩大清扫手术并且需要接受化疗。这是一件很痛苦的事情，也会影响生活的方方面面，你可千万要挺住啊！"专家本是出于好心提醒患者，也表达了对患者的关心与同情。可专家的一番话让患者顿时背上了沉重的思想包袱，她感到自己患上了无可救药的疾病，自己也不再是位正常的女人，整日提心吊胆、郁郁寡欢，结果病情每况愈下，也严重影响了自己和家人的生活。

解析：

本案例医师在沟通中违反了专业原则。医师对患者具有同情心，设身处地为患者着想，这让医患之间往往更容易沟通，也让患者更愿意与医师配合，有利于良好医患关系的建立。在医患沟通中，医务人员应有履行职责所需的情感投入，使自己的工作更好地为患者所接受。本案例中医师本应对患者晓之以理、动之以情，解除患者的忧虑，让她放下包袱，积极接受治疗、早日康复。但这位医师却一味从患者角度考虑问题，理解她的痛苦，强调疾病的严重性及其可能的不良后果，给患者一个负面的消极的暗示，使其情绪极其低落，担忧自己的病情甚至影响了家庭和生活。原本不致命的疾病，很可能被这样的共情强化所致命。本案例中医师的行为容易使医师丧失客观公正的立场，对诊断和治疗产生错误的判断，也对患者造成不良影响甚至严重后果。所以医务人员在表达共情时应把握好自己的角色，要做到体验患者内心"如同"体验自己内心但不"就是"自己内心。从而产生积极的沟通效果，促进患者的早日康复。

## 【案例四】

患者，男性，35 岁，因"车祸导致骨盆骨折"入院。入院后不久，患者出现发热、呼吸困难等症状。主管医师初步诊断为肺炎，给予抗炎、对症等治疗。治疗后病情未见明显好转，发热、呼吸困难加剧。患者家属要求该医师再检查一下，正在值班室打牌的主管医师不耐烦地对家属说："药刚打进去，起效还要段时间，你回病房去吧，我知道了。"在另一位医师的劝导下，打牌正酣的主管医师才极不情愿地去病房看望患者，他用手摸了摸患者的前额后，说："体温是有些高，我给护士说一下，把抗炎药剂量加大些就行了。"患者家属提出请上级医师再看一下，这位主管医师说："不用请了，没必要。"于是主管医师继续打牌。晚上 11 时左右，患者突然出现烦躁不安、神志不清、呼吸急促、大汗淋漓，患者家属立即找来值班医师，发现患者呼吸次数 43 次/min，脉搏 136 次/min，体温 39.9℃，已处于浅昏迷状态，胸前可见散在的出血点。因病情危重，值班医师赶紧请来上级医师，诊断为脂肪栓塞综合征，经尽力抢救无效，患者死亡。

解析：

本案例医师在沟通中违反了尊重原则与换位原则。患者来到医院，理应得到医护人员的精心治疗和耐心照护。该主管医师在值班时沉迷于牌桌，置患者的病情和要求于不顾，对患者采取拖延、应付等不良态度，耽误了抢救患者的最佳时机，导致患者死亡。这位医师也会为自己的玩忽职守付出惨重代价。

在医疗实践中，患者及其亲属最怕的就是遇到这类不以患者利益为重、视患者生命为儿戏的庸医。把患者送到此类医师手中，小病可以治成大病、而大病可能被治死，与送入虎口无异！医务人员的工作对象是人、是人的健康和生命，责任重于泰山，应时刻牢记自己的责任，认真尽力地救死扶伤，才能很好地服务于患者、取信于患者。

## 【案例五】

一位年轻男医生与患者家属正在办公室谈手术知情同意书，因手术部位在颜面部，具有一定的特殊性。患者家属对是否手术治疗尤为慎重，对整个手术计划以及手术风险谈论再三，疑虑颇多，整个谈论过程长达近 1h。同在值班室的女医生，因不能忍受这么长时间的打扰，直接起立，喝道："一个手术知情同意书有必要这么纠结吗？不信任可以选择不做，啰嗦。"患者家属顿时火冒三丈，差点动起手来。

解析：

本案例医师在沟通中违反了尊重原则和换位原则。患者因医学知识的匮乏，对疾病知识的无知，对病情加重的恐慌，这一切都使患者情绪失控、心态失衡，茫然不知所措。越是在这样的情况下，越需要格外的耐心、细心、精心。耐心询问病情，耐心解释。该患者家属因手术部位的特殊性，对手术治疗举棋不定，作为医务人员是可以理解的，可以通过详细地对患者及家属进行讲解、充分沟通，尊重患者的意见。另外，患者愿意手术治疗，也是对医学发展的支持。医务人员要多进行换位思考，站在患者的角度考虑问题。

## 【案例六】

一位男性患者做了一侧睾丸切除术，术后恢复良好。但是，患者为自己失去一侧睾丸而担心害怕，怕从此自己失去男人的特点、不是个真正的男人了。他到医师办公室反复问医师："切除一侧睾丸后，我还是个正常男人吗？"被问的医师未多想，对该患者脱口而出说："两个睾丸都切了一个了，还能是正常男人吗？"这话不仅刺痛了这位男性患者的心，更让他背上了沉重的包袱。

出院以后，那位医师的话一直都在患者的脑海里翻腾，感到自己不再是真正的男人，在别人面前也觉得抬不起头，变得多疑自卑，对妻子的言行十分敏感，经常和妻子吵架，最终还导致了婚姻的失败。

解析：

本案例医师在沟通中违反了尊重原则和详尽原则。一侧睾丸切除会对该患者造成一定的生理影响，但不至于让他失去成为真正男人的资格。本案例中医师对患者的担心、恐惧不用自己的医学知识来耐心开导与安慰，反而口不择言，脱口而出说"两个睾丸都切了一个了，还能是正常男人吗？"让患者背上沉重的思想包袱、产生严重的心理障碍，以至酿成家庭悲剧。

从本案例中可以看出，医患沟通是医务人员履行职务的一项常规工作。在医患沟通中，无论出现何种情况，医务人员一方都应本着有利于疾病康复、有利于患者的身心健康和有利于医患关系良性发展的精神与理念对待患者。切记，医患关系所涉及的是人命关天的大事，一旦失言，后果往往十分严重。

## 【案例七】

有位 22 岁年轻女孩，因"全身多处烧伤后留下瘢痕并右肘关节瘢痕挛缩畸形"入院。入院后经过充分术前准备，医师决定为其先行右肘瘢痕松解、切除和自体皮肤移植术。对于皮肤供应区，主刀医师与患者本人及家属进行了充分沟通协商，患者和家属同意在大腿上取皮，强调因未生育和怕影响美观不能在腹部取皮，之后在手术同意书上签了字。手术时，主刀医师发现患者肘部瘢痕切除后创面面积超出术前估计，所需皮肤面积较大，而患者大腿因瘢痕增生无法供应相应大小的皮肤。在未通知患者及家属的情况下，主刀医师在手术台上擅自作主于患者腹部切取了皮肤进行移植。术后医师将实情告诉了患者，患者及家属大为不满，指责主刀医师损害了患者自身利益和健康，并表示不能接受医师擅自作主的行为和造成的手术后果。

解析：

本案例医师在沟通中违反了平等原则和适时原则。在术前谈话中，主刀医师已和患者及其家属商定由大腿供应皮肤移植，患者家属也签字授权。医师在术中发现病情有变，按常规应先向患者及其家属说明，征得同意后，再改手术方案。本案例中主刀医师在台上发现病情有变，不与患者及其家属重新沟通，擅自作主从腹部取皮，这种"先斩后奏"的办法是不符合医院常规的，也是有损患者利益的。医师的医疗处置权和患者知情权是广大医师需要认真权衡和准确把握的。从医患沟通的流程来说，患者的知情权应是先于处置权得到落实的，这也是医师应尽的职责和义务。广大医务人员应把患者视作一个完整的社会人，而不是一台待修补的机器，应当尊重患者身体的每一个器官、每一个系统、每一个部位，尊重患者的知情权。让每位患者充分享受自己的知情权，也让每位患者在此前提下得到疾病的康复，享受健康的人生。

## 【案例八】

罗某，男性，37 岁。在某省级医院泌尿外科就诊，医师耐心询问患者说："你哪里不舒服？"患者回答说："我没哪里不舒服。"医师说："你没哪里不舒服来医院干嘛。"罗某看看周围的患者，轻声对医师说："我在县人民医院检查时说我可能得了性病，让我速到省城大医院进行检查与治疗。"医师接着问："你怎么得上了性病？"患者回答说："我也不知道，我向来规规矩矩的！"医师听了嘲笑说："你自己怎么会不知道！不要隐瞒病史。好吧，给你仔细检查看看。"诊室的患者听了都大笑起来，患者顿时满脸通红，对医师也极为不满，埋怨医师不顾及他的感受和不尊重他的人格。最后，患者未做检查夺门而去。

解析：

本案例医师在沟通中违反了尊重原则与保密原则。医患相处，首先应该彼此尊重，应尊重对方的意志、行为、人格等。这也是医疗行为开展的前提。作为医师，面对疾病在身的患者，更应首先尊重对方。本案例中医师对前来上级医院就诊以明确病情的患者，不是抱着诚恳负责的态度去为患者检查、诊断，相反当着诊室许多患友的面对患者冷漠、轻视和嘲讽，让患者难堪，以至愤然而去。作为一名医务人员，怎样去好好尊重患者，让前来就诊的患者感到被尊重、被重视和感到温暖；在面对患者时，哪些话该说哪些话不该说，都是值得深思的。

## 【案例九】

一位年轻女医师，在和男友吵架后，到医院值班余气未消、正在气头上时，遇到一位高血压患者病情稳定正待出院，亲属买了些较贵的降压药来，患者便来问她可以用这些降压药不。年轻女医师说："我怎么知道可不可以用。"患者说："你是医生，怎么这样对患者说话，太不负责了。"医师气呼呼地说："那要怎么说话，你去问会说话的医生去。"患者当时气得脸色发白，血往上涌，回到病房便因血压急剧上升并发脑出血了。虽经积极抢救，终因不治而亡。

解析：

本案例医师在沟通中违反了尊重原则与换位原则。语言气死人的事，古已有之。如三国演义中被诸葛亮气死的周瑜。如今，被人气死特别是患者在医院被医护人员气死的事，鲜有耳闻。医师应有良好的医德医风、高尚的情操和博大的胸怀，行仁于世，治病救人。本案例患者原本病情好转，正待出院，却被涉事医师几句恶语气得血往上涌、并发脑出血而死亡。可见恶语伤人后果有多严重。

涉事医师恶语伤人的起因，并非患者之故，而是与男友吵架，余气未消便来医院值班，实属迁怒于人。医护人员如何积极调控自己的情绪和心理，不把负面情绪带到工作场所，值得深思。人生不可能一帆风顺，万事如意、万事顺心这只不过是人们对生活对人生的美好愿望。正如一首歌唱的，生活像一杯酒，包含着人生的酸甜苦辣。人的一辈子不可能没有愤怒、伤心、难过等负面情绪。关键是人们如何对自己的情绪进行调控，不把对工作不利的消极心理和情绪带到工作岗位上来。

由于职业原因，医护人员的情绪较平常人更易受到刺激和影响，调控心理和情绪显得更为重要。医护人员在工作中受到患者病态情绪的影响，受到患者的不恭敬对待，都可以产生消极情绪和负面心理，影响自己对患者的言语交往，甚至产生不良的后果。例如，某医院医护人员正在抢救一位服毒自杀女青年，在为其洗胃治疗时，女青年拼命挣扎，将呕吐物溅了护士满头满脸，该护士顿时火气迸发，忍不住说道："要死就多吃点，省得现在来受这个罪。"听到这话，女青年更是如火上浇油，要死要活，使抢救陷于停顿。

为了更好地为人民服务、救死扶伤，也为了更好地发挥自己的技能、得到最好的治疗效果，医护人员应该学会很好地调控自己的心理和情绪，保持和患者友好有效的语言交流，提高医疗服务质量。

## 【案例十】

患者，男性，15岁，因"受凉后持续发热、咳嗽伴咽喉疼痛"随其父母到当地某医院就诊。一位年轻医师为其查体时发现患者咽喉部充血发红、双侧扁桃体有轻度肿大。该医师认为，患者属上呼吸道感染引发的咳嗽等症状。因工作不久，还未做过扁桃体摘除术，该医师便对患者父母说双侧扁桃体显著肿大并伴有多处脓点，最好是行扁桃体摘除术，以免感染蔓延难以控制。用抗生素行保守治疗，效果会很慢且不明显。在这种情况下，患者父母同意手术摘除双侧扁桃体，并签署了手术知情同意书。手术后发现双侧扁桃体轻度肿大，也无明显脓点。患者父母顿时产生上当受骗的感觉，便上告医院医务部门。医务部经详细调查后，认为该医师夸大病情骗取手术操作，让患者亲属受到欺骗，也给患者带来身体上的损失，应当承担责任。后经调解，予以经济赔偿。

解析：

本案例医师在沟通中违反了尊重原则与适时原则。案例中医师为得到一次扁桃体摘除术的手术机会，不惜以牺牲患者的扁桃体作为代价，已不是一般的医疗技术问题，而是个十分严肃的医德和责任问题。

医师的天职是"救死扶伤"，不是对患者"雪上加霜"。患者患病后就医，是因为相信医师，是为了在医务工作者这里得到疾病的救治和身体的康复。作为医师，应该有高尚的品德、良好的医德医风和对患者高度的责任心。不仅要全力去医治好患者，还要让患者在医师这里有春天般的温暖感。这种为了自己的私心而去欺骗患者、损害患者利益，是绝对不允许也不能让患者容忍的。广大医务工作者应时刻将患者的生命和健康放在第一位。

## 【本章小结】

医患沟通是指医务人员与患者在咨询与治疗过程中交换与了解信息的过程。作为一名医务工作者，语言沟通艺术相当重要，良好的沟通技巧与语言艺术是加深医患了解、改善医患关系、提高防治效果、促进医德医风建设的主要方法。本章案例讲述了医务人员沟通中遵循详尽、换位、主动、平等、尊重等原则后成功沟通和违反原则后造成严重后果的情况。启示：医务人员应加强自身的语言修养，提高语言表达能力，掌握医患沟通技巧与语言艺术，以美好的语言艺术鼓舞患者和病魔作斗争。只有这样才能获得患者的信任和配合，建立良好的、符合社会道德规范的医患关系。

## 【Abstract】

Physician-patient communication refers to information collection and exchange between medical staffs and patients during medical services. As a medical worker，the verbal communication is quite important. Decent eloquence and communicative skills are a crucial tool to build good physician-patient relationship，to enhance medical prevention and treatment，as well as to strengthen construction of medical ethics. The cases of this chapter approve the realization of successful communication when the medical workers follow the principles of details and conversion，initiative，respect，equality，but occurrence of serious consequences when they broke these principles. The inspiration：medical workers should practice and manage communicative skills and eloquence as to encourage patients to cope with diseases. Only in strong physician-doctor relationship，doctors earn trust and compliance from patients.

（郑 军 曾 国）

# 第十章 医患沟通效果的评价

## 第一节 医患沟通评价的概述

### 一、医患沟通评价体系的现状

　　医学生具备一定的沟通技能是全球医学教育的基本要求之一，有效的医患沟通是解决我国当前医患矛盾及建立和谐医患关系的关键之一，因而大部分医学院校已开展医学生的医患沟通教育。但目前国内尚缺乏医学生医患沟通教育有效的评价体系，不能准确检测教学效果及给予学生及时反馈，在一定程度上影响改进教学措施及提高教学效果。国外对医学生医患沟通能力评价比较系统，内容覆盖广、方法丰富、工具成熟、方式多样，而国内医学院校因受传统教育培养模式影响，重医疗技术教育、轻人文教育现象较为突出，大多数只是在问诊技巧中讲授沟通技巧，或临床带教中添加医患沟通的案例，内容涉及深度有限。这些使得医学生医患沟通等社会技能明显欠缺，难以适应新的生物-心理-社会医学模式的转变。其中更为突出的是目前我国的医学院校对医患沟通技能的评价应用甚少，只有少数医院对实习生的医患沟通能力进行过评价，尚未形成完整的规范的评价体系。而且评价内容侧重于问诊技能，忽视其他环节的评价；评价方法单调，一般采用问卷调查法；评价工具多采用自行设计问卷的形式，少数研究者采用国外评价量表；评价方式不全面且无针对性，大多采用教师评价法，少部分采用同事或同学评价。综上所述，迫切需要探索并构建适应我国国情的健全的医患沟通评价体系。

### 二、医患沟通评价体系的内容

　　医患沟通评价体系中内容的设计应依据其教学目标来确定，主要包括：医患沟通理论知识、态度（自我感知的态度、对技能重要性的认识）、素养（职业压力、同情、理解患者）和技能（面谈技能、交流技能、告之坏消息技能）等。内容评价反馈有利于后续教学培养和实施培训活动的改进。

### 三、医患沟通评价体系的功能

#### （一）教育功能

　　沟通能力评价的教育功能主要体现在两大方面：一方面是教育检测和评定功能，是指评定医学生所掌握和具备的沟通知识、技能和能力水平能否满足将来从事临床的需求。另一方面是医学人力资源开发的功能，是指该评价能够测量并分析学生临床沟通能力的实际水平，进而促进医学生和医学院校教师认识自己的不足，不断提高个人能力和素养。

**（二）研究功能**

研究功能是指沟通能力评价能探讨和证明一些教学方法的教学效果和预测医学生临床工作中的交流能力。前者是指通过实施一些新的教学方法分析医学生沟通能力前后的变化。后者是指通过对医学生沟通能力的评价，鉴定医学生临床沟通能力的水平。良好的临床沟通能力对提高患者对医生的满意度，增加患者对医生的信任，缓解医患矛盾具有不可替代的作用。

## 四、医患沟通评价体系的作用

严格考核，建立一套系统、科学、客观的符合我国国情的医患沟通能力评价指标体系，有助于有的放矢地培养医学生和促进医学生学习沟通技巧，是提高培养质量的重要环节和基本保证。

**（一）导向、激励和促进发展的作用**

导向、激励和促进发展作用是指通过对医学生沟通能力的评价，提高医学院校领导对医学生沟通能力培养的重视，提高医学教育资源向医患沟通教学的分配；促进教师学习沟通理论和沟通技巧，提高教学质量；启发和激励学生有目的地进行沟通知识、技能的学习。

**（二）提高医疗服务水平的作用**

患者就诊时，特别渴望医护人员的关爱和体贴，因而对医护人员的语言、表情、动作姿势、行为方式更为关注、更加敏感。如果医护人员稍有疏忽，就会引起误解，甚至诱发医患纠纷。因而，具有良好临床沟通能力的医学生能吸引患者前来就诊，对提高医院的服务水平和声誉具有重大意义。

# 第二节　医患沟通的评价方法

## 一、调查评价法

调查评价法（survey evaluation）主要通过访谈和发放问卷对学生、患者和医务人员进行调查来评价学生的医患沟通能力。其具有直观性好、实施方便、价格低廉等优势。同时该方法对被评价者要求低，更适合对患者进行调查，对于了解医患间关系的融洽程度、医学生沟通态度方面的技巧较适用，被国内外广泛采用。

**（一）访谈调查法**

访谈调查法（interview survey）是一种通过研究者与被研究者直接沟通的方式来收集资料的研究方法。这种方法与其他方法相比，有其独特的重要功能，如与观察评价法相比，访谈不仅可以直接了解到受访者的思想、心理、观念等深层内容，而且可以了解被访谈者的各种行为、事实方面的客观问题。但由于访谈调查法需投入较多的人力、物力、财力和时间，多适用于小范围内的调查，且常与问卷调查法等联合使用。

### （二）问卷调查法

问卷调查法（questionnaire）是调查者运用统一设计的问卷向被选取的调查对象了解情况或征询意见的调查方法。其具有众多优势，尤其是电子问卷的出现，节省了大量的人力、经费和时间，且调查结果容易量化，便于统计处理，适用于大规模的调查，在一定程度上弥补了访谈调查法的不足。但也存在调查问卷设计难、调查结果广而不深、质量常常得不到保证且问卷调查的回收率难以保证等缺点。

## 二、观察评价法

观察评价法（observation and evaluation），是由患者、教师或同学等作为评价者，观察学生平时与患者接触时的表现来评价其沟通能力。该方法能真实地看到学生在与患者接触时的行为和态度，能评价学生的医疗管理能力、问诊能力和人际关系处理能力等。但该方法需要教师花费大量的时间和精力，而且教师要学会使用评价量表，该方法评价者的主观性对结果影响较大，评价者之间的可靠性存在一定的问题。

## 三、考试评价法

考试评价法（examination assessment）主要包括以下三种。

### （一）传统笔试

传统笔试（traditional written examination）是指利用试卷、图片、视听材料等来评价医学生的医患沟通能力，能有效地考查医学生对沟通认知领域知识的掌握情况。其中图片材料可测试学生临床非语言沟通能力：在测试中给出若干张图片，让学生从中找出关于情感状况的临床肢体语言信息，以此来评价学生对于图片中肢体语言表达出来的信息的掌握能力。使用视听材料可用于医学生自评，也可以用于学生间的互评。该方法客观，实施简单，标准化程度高，可进行群体测试，所以在各院校都有普遍应用。缺点主要是考查不全面，尤其在医学生的态度、素养及技能等方面。

### （二）标准化患者考试

标准化患者考试（standardized patient examination）是指教师通过直接观察或间接录像，考查学生与标准化患者（standardized patient，SP）的沟通过程来评价学生沟通能力的一种极为有效的考试方法。标准化患者考试本身不是一种独立的考试方法，它通常是许多临床能力评估方法中的一部分。它具有很高的表面效度，结果真实可靠而且安全。SP 是健康人或专门人员经培训后能模拟症状、体征和情绪等特定医学问题的人。SP 在模拟的特定场景和化妆技巧的辅助下，可依据病例脚本形象、生动地扮演患者，起到了很好的教学效果。在医患沟通技巧的培训中，除要求 SP 能模拟出特定的阳性体征外，还要求 SP 能模拟出特殊患者一些心理活动的外在表现，如痛苦或淡漠的表情、悲观或抑郁的情绪、重复地询问同一问题、答非所问的回答、不友好或不合作的态度等，以此来训练医学生如何与患者进行交流、沟通。每次培训结束后 SP 以患者的观点对学生的表现给予回馈意见并指导改进。这除了对病例脚本更详尽的设计和编写外，对 SP 的自身素质提出了更高的要求，即 SP 要有更好的表演才能、更强的情绪自控性、更多的心理学知识、更多的责任感和奉献精神，而且参与培训沟通技巧的 SP 培训时间也较其他 SP 培训时间长，花费的人力、物力、时间更多。因此，目前利用标准化患者考试大规模培训医学生医患沟通技巧尚存在一定困难。

### （三）客观结构化临床考试

客观结构化临床考试（objective structured clinical examination，OSCE）指考试中设置多个考站，学生在这些考站中轮转，测试学生不同方面的能力。OSCE 经常需与标准化患者考试相结合进行考核，有效使用 SP 避免了采用真正患者评价时的不公平、不客观问题，增强了实际操作性。同时使用同一指标对每个学生进行评价，衡量标准一致，结果客观、准确。教师通过直接观察或间接录像，观察学生与 SP 的沟通过程，评价学生的沟通能力。在 OSCE 中设立医患沟通专题站，主要考核内容包括学生采集病史、与交谈困难患者的沟通、坏消息的告知等方面。目的在于考查学生的医患沟通实践能力，面对患者和/或患者家属质疑时的应变能力和处理纠纷能力，重点考查学生对诊疗策略的有效沟通运用及关于热点问题的处理能力，同时也考查学生运用所掌握的专业知识对患者进行健康宣教的能力。学生在应试过程中需注意一些沟通表达项目，如建立友好关系、了解患者和家属、沟通技巧、收集资料技巧、同情心、适当的医疗解释等几个方面。

## 四、其他评价法

其他评价法（other evaluation methods）如视听录像材料。英国利物浦大学医学院临床心理系工作人员设计了一种被称作客观结构化录像的考试（objective structured video examination，OSVE），评价医学生对各种不同沟通技能的认识和理解。其在评价者中间取得了较好的内部一致性认可，且具有较好的建构效度。

# 第三节　医患沟通的评价工具

## 一、试　　卷

试卷（examination paper）具有方便实施、价廉、可以同时对全体医学生进行测量等优点，能有效地考查学生对沟通认知领域知识的掌握情况，所以较为常用。

## 二、调　查　问　卷

目前国内外各研究者应用的调查问卷（questionnaire）多为自行设计，已有的问卷各不相同，有患者或标准化患者对医学生沟通能力满意度的评价，也有针对医学生沟通意愿等情感领域和认知领域的自评。

## 三、医患沟通的评价量表

### （一）SEGUE 量表

医患沟通技能评价量表（SEGUE framework）是由 Gregory Makoul 等历经 7 年于 2001 年编制成功。SEGUE 框架是根据科学的心理学理论而设计的，共 5 个维度，包括准备（set the stage）、信息收集（elicit information）、信息给予（give information）、理解患者（understand the patient's perspective）、结束问诊（end the encounter），其英文简

写就是由 5 个维度第一个字母组成；25 个子项目，其子项目的先后顺序与病史采集过程基本一致，简单易懂，便于实施。该量表具有很高的信度、效度、区分度和精确度，适用性很强，可以用来作为教学工具以及评价工具，同时还具有很强的科研价值，是目前北美医患沟通技能培训和评价的最常用评价工具。目前国内已有部分机构引进 SEGUE 量表用来评价医学生的医患沟通能力水平并进行总结，提示此量表适合于我国医学生医患沟通能力的评价，而且不同研究者的评价结果基本相同，表明 SEGUE 量表具有较高的信效度。

### （二）AACS 量表

阿姆斯特丹态度与沟通量表（Amsterdam attitude and communication scale，AACS）是阿姆斯特丹大学医学部的教师依据本校开设的临床沟通课程内容设计的。AACS 是对医患沟通技能的一种整体评价，形式简洁但条目详细，标准明确，内容覆盖面广，共有 9 个维度，包括，前 5 个维度评价与患者的沟通能力，后 4 个维度评价团队的合作能力。采用 5 级评分法，每个维度后还有空格，用于评价者填写所观察的内容。使用此量表分两个时间进行评价。学生进入临床实习后的第 6 周，请医师和护士进行现场观察打分。在学生进入临床实习后的第 10 周，请医师再次进行现场观察打分。学生在病房跟患者交流时录像，然后请心理专家观察录像并对学生打分。欧洲许多医学院校都采用此量表评价学生的医患沟通能力。

### （三）LCSAS 量表

利物浦沟通技巧评价量表（Liverpool communication skills assessment scale，LCSAS）由 5 个维度组成，包括问候（introductions）、非语言行为（nonverbal behavior）、尊重和同理心（respect and empathy）、提问能力（questioning）和给出信息的能力（giving information），项目涉及临床沟通内容、技巧和态度。评分采用 4 级评分法，即 0～3 分，分别代表：不可接受、差、可以接受、好。其特点是每个指标的每一个评分等级都有详细的相应的评分介绍，标准明确详细，易实施。每个项目后还有空格，要求评价者在每一个项目后都要填写对学生的评语。此量表不仅可以总结医学生医患沟通能力，还可以让医学生清楚自己在医患沟通中表现出的不足。该量表篇幅少、通俗易懂、填写方便和易于操作，故得到广泛应用。

# 第四节　医患沟通的评价方式

## 一、专家或教师评价

专家或教师评价（evaluation by experts or teachers）是专家或教师作为评价者对学生的医患沟通态度、技能、知识进行评价。该方法可同时测定学生的知识面、态度和技能，通常采用考试评价法。但占用较多的教师时间，且存在主观性因素。

## 二、自我评价

医学生能正确地评价别人，但不能正确地评价自己，往往是低估自己，因而有必要采取干预措施以提高医学生的自评技能。自我评价（self-evaluation）多用于评价医学生医患沟通态度和沟通意愿等主观情感领域方面。自我评价可使学生明确医患沟通能力评价的内容，同时可有针对性地发现自己的沟通优势与劣势，有助于医学生沟通能力的提高。

## 三、患者及家属评价

患者及家属评价（evaluation by the patient and family）是请患者对医学生的医患沟通能力和人际交往能力等进行评价，侧重于患者满意度的评价，通常采用问卷调查法。

## 四、标准化患者评价

标准化患者评价是站在患者的角度对医学生沟通能力进行的评价，这种评价方式较为客观、有效，所以在关键性考试中常用，如美国执业医师资格考试（USMLE）的第二步就是利用标准化患者评价对医学生医患沟通能力进行评价。

## 五、沟通能力 360 度评价

沟通能力 360 度评价（360 degree evaluation of communication ability）也称全方位反馈评价或多源反馈评价，是以 Donaldson & Kurtz 的人际沟通模型为基础发展而成的，其不是医学生个体对自己沟通行为的评价，而是由多个医学生组成团队，对团队内医学生依次进行评价，评价主体具有多元化特点，评价方法具有客观公正、视角全面、较高的信度及效度等特点。评价内容主要包括沟通双方的了解，沟通的态度、方式和沟通目标的达成等几个方面。国外在临床上常用本评价方法评价住院医师的临床沟通能力和职业态度，具有较高的信度及效度。

## 【思考题】

1. 医患沟通评价体系的功能与作用是什么？
2. 阐述什么是标准化患者考试与客观结构化临床考试。
3. 医患沟通的评价方法有哪些？各自具有什么特征？
4. 医患沟通常见的评价量表有哪些？各有什么特点？
5. 医患沟通的评价工具有哪些？各自具有什么特征？
6. 医患沟通常见的评价方式有哪些？

## 【本章小结】

随着医学模式的转变，有效的医患沟通在解决我国当前医患矛盾及建立和谐医患关系中发挥重要作用。我国大部分医学院校已开展医学生的医患沟通教育，但对医学生医患沟通技能方面的评价甚少，且不能够客观、全面地评价他们的医患沟通能力。为此，在借鉴国外医患沟通评价体系的基础上，结合目前国内医患沟通教育现状，本章从医患沟通评价内容、评价方法、评价工具及评价方式等方面构建适合我国国情的医患沟通评价体系。该体系能够全面、客观评价医学生的医患沟通能力，找出他们在医患沟通能力培养中存在的问题，从而有针对性地对医患沟通的教学提出参考意见，以期培养出具有较强医患沟通技能的医学生，提高医疗服务质量，构建和谐医患关系。

## 【Abstract】

With the transformation of medical model，effective physician-patient communication plays a critical role in maintaining a harmonious doctor-patient relationship and lessening physician-patient disputes in our country. Thus，most of the medical colleges in our country have set up the educational program of physician-patient communication，while，the standardized evaluation for this communicative skill is in shortage. Therefore，our editorial committee sought to establish a Chinese-style evaluation system of physician-patient communication，involving various aspects learned from the system from western countries and the current domestic medical education. This system aims to evaluate medical students' skills in physician-patient communication comprehensively and objectively，and to put forward constructive suggestions to weaknesses in the current doctor-patient communication. Therefore，the primary goal of our editorial committee is to cultivate medical students with excellent physician-patient communicative skills，in order to improve the quality of medical service，and build a strong physician-patient relationship.

（陈国栋　贺　军　刘江华）

# 参考文献

[1] 王锦帆. 关于我国医患沟通内涵与目的的思考. 中国医院管理，2007，27（3）：27-29.

[2] 朱春梅，苏振兴. 新形势下医患沟通方式方法探究. 中国医学伦理学，2014，02：293-294.

[3] （美）威廉·考克汉姆. 医学社会学. 高永平，杨渤彦，译. 11版. 北京：中国人民大学出版社，2012.

[4] 邱祥兴. 医学伦理学. 2版. 北京：人民卫生出版社，2006.

[5] 王锦帆. 医患沟通学. 2版. 北京：人民卫生出版社，2006.

[6] （美）桑德拉·黑贝尔斯，里查德·威沃尔. 有效沟通. 李业昆，译. 北京：华夏出版社，2002.

[7] 王明旭. 医患关系学. 北京：科学出版社，2008.

[8] 武亮，陈国栋，王艳，等. 临床医学研究生医患沟通能力现状调查及提高对策. 教育教学论坛，2015，（38）：1-3.

[9] 曹文华，常健，高亚莉. 加强医学生礼仪教育的实践与探讨. 中国医学伦理学，2011，24（6）：808-809.

[10] 田向阳，马辛. 医患同心·医患沟通手册. 北京：人民卫生出版社，2014.

[11] （美）戴维斯. 医患沟通实训指导. 柳艳松，译. 5版. 北京：中国轻工业出版社，2016.

[12] 徐长江，郑桂香. 真情沟通·100篇医患沟通的故事. 北京：人民卫生出版社，2015.

[13] 季萍. 构建社会主义和谐环境下的医患关系初论. 中国医院管理，2007，27（增刊）：49-50.

[14] 吕宜灵，李泽华. 从社会学视角分析医患关系法律制度的确立及走向. 医学与社会，2011，24（4）：73-75.

[15] 陈嫣妍，龚林美. 如何正确地处理好医疗纠纷. 中国卫生事业管理，2011，12：43-45.

[16] 黎志敏，徐翻翻，章桦，等. 解决医疗纠纷第三方处理模式的探索与创新——以国内外医疗纠纷解决的不同模式为视角. 医学与哲学，2013，34（10A）：57-61.

[17] 陈国栋，李小艳，王艳，等. 关于我国医学生医患沟通评价体系的构建. 中国医学教育技术，2015，29（6）：708-710.

[18] 陈国栋，刘江华，王梦瑶，等. 医学生医患沟通教学改革的探索性研究. 医学与哲学，2017，38（3A）：86-88.

[19] EPSTEIN R M，HUNDERT E M. Defining and assessing professional competence. JAMA，2002，287（2）：226.

[20] MAYNARD D W，HERITAGE J. Conversation analysis，doctor patient interaction and medical communication. Med Educ，2005，39（4）：428-435.

[21] SHIRAZI M，LABAF A，MONJAZEBI F，et al. Assessing medical students' communication skills

by the use of standardized patients: emphasizing standardized patients' quality assurance. Acad Psychiatry, 2014, 38 (3): 354-360.

[22] BAIG L A, BERAN T N, VALLEVANND A, et al. Accuracy of portrayal by standardized patients: results from four OSCE stations conducted for high stakes examinations. BMC Med Educ, 2014, 14 (1): 97.